KB041379

생긴 대로 병이 온다

형상의학 최고 권위자가 알려주는
당신이 아픈 이유와 낫는 방법!

생긴 대로 병이 온다

• 조성태 박재준 조윤희 지음 •

라의눈

머리말

손가락을 보고
30년 된 기침 환자를 고치는 것,
그것이 형상의학이다

한의학은 실로 위대한 학문이다. 공부하면 할수록 그 깊이와 넓이가 무한하다는 사실에 경탄하게 된다. 그러나 이론이 아무리 우수하고 정연한들 임상에서 효과가 없다면 학문으로서의 가치가 없는 허구가 된다. 그런데 이론을 적용해서 임상에서 놀라운 효과를 보는 숱한 사례를 보면서 더욱더 최고의 학문임을 실감한다.

그러나 나만 한의학이 위대하다고 느끼면 무슨 소용이 있겠는가. 환자나 일반인들에게도 이런 사실을 널리 알리고 싶어 이 책을 쓰기 시작했다. 그러나 책을 쓴다는 것이 쉬운 일은 아니었다. 더군다나 환자를 보면서 틈틈이 시간을 내야 했으므로 시간에도 쫓겼다. 특히 이 책이 일반인들에게는 한의학에 대한 인식을 개선하는 계기가 되고, 후배 한의사들에게는 현장에서 도움이 되도록 하겠다는 생각이었기에 조심스럽기도 했다.

현장에서 30년 이상 임상을 하면서 보람 있는 일이 많았다.

무려 30년 동안 기침으로 고생했던 80세 어르신은 한약을 복용 후 편히 지내신다고 한다. 늦은 나이에 아기를 가지려고 2년 동안 시험관 시술을 받다가 복수가 차서 포기했던 여성은 자연임신으로 세 명의 똘똘한 자녀를 가지게 되었다. 응급실에 실려 갈 정도의 심각한 알레르기성 두드러기 환자, 30년 된 어지럼증 환자 등등 이루 헤아릴 수가 없다. 생긴 대로 병이 온다는 형상의학을 만나지 않았다면 아마 지금도 고통 속에서 살고 있을지 모르는 분들이다.

사람들은 모두 흠이 있다. 흠은 병을 치료하는 결정적인 요인이 된다. 흠은 맥이 될 수도 있고, 숨소리나 생긴 모습, 생활상의 특징, 피부의 점, 사마귀, 귀의 혹, 입과 코, 귀의 모양, 수술 경력일 수도 있다. 이 밖에도 많다. 대략 13,500개나 된다. 이 모든 흠이 그 사람의 불편함을 해결해주는 중요한 포인트가 된다. 저마다 갖고 있는 흠은 나쁜 것이 아니라 삶의 원동력이 된다. 또한 흠은 병의 원인을 찾는 중요한 요소로 작용하여 어려운 병을 치료해준다.

앞에서 얘기한 유명한 곳에서도 치료를 포기했던 30년 된 기침 환자의 경우, 손가락의 이상한 모습을 흠이라고 보고 그것을 보완해주는 한약을 투여해 기적 같은 일이 일어났던 것이다. 아직도 한의학을 잘 모르고 오해하는 분들이 많다. 참으로 안타까운 일이다. 어쩌면 모르는 사람만 손해란 생각도 든다. 이렇게 훌륭한 학문을 모른 채 비판만 하면서 일생을 마치는 것도 그 사람의 팔자일 것이다.

평생 약을 먹어야 한다든지, 병은 치료가 되었다는데 안색이 나쁘고 일상생활을 제대로 할 수가 없다면 과연 올바른 치료인지 다시 한

번 생각해보아야 한다. 물론 의사가 모든 병을 치료할 수는 없다. 병을 치료하는 것은 일차적으로 환자다. 환자의 피눈물 나는 노력이 필요하다는 얘기다. 환자의 오랜 생활습관과 타고난 체질에서 병이 비롯되었을 것이기 때문이다.

그 다음에 올바른 치료를 해주는 의사를 만나는 것이 중요하다. 병을 치료하는 방법은 다양하다. 같은 병이라도 올바른 섭생을 통해서 이겨 나가기도 하고, 수술을 통해서 치료하기도 하고, 한약이나 침으로 치료하기도 한다. 불편한 증상은 없어졌으나 부작용이 심각한 경우도 있고, 불편함은 서서히 느리게 해결되지만 몸 상태가 점점 좋아지는 경우도 있다. 나는 환자의 안색이 좋아지고 정상적인 생활에 문제가 없어야 치료가 되었다고 본다.

내가 형상의학에 입문한 길도 쉽지는 않았다. 한의사로서 첫 출발을 하면서 여기저기서 닥치는 대로 배울 것을 찾던 시기였다. 나의 아버지께서는 큰 한의학자셨는데 웬일인지 나는 만족스럽지가 않았다. 침은 잘 하시는데 한약을 쓰시는 것을 보면 뭔가 다른 게 있을 것 같다는 느낌이 들었다.

하루는 아버지께서 봉천동에 도사분이 계신데 동의보감을 열심히 연구하니 가서 배우라고 하셨다. 한달음에 찾아갔으나 자리가 없으니 지금은 안 된다는 대답을 들었다. 당시만 해도 비방, 비방 하던 때라 좋은 학문의 공개를 꺼렸다. 더욱이 하나의 구에 한 명씩만 제자로 둔다는 원칙인데, 당시 내가 살던 관악구에는 다른 누군가가 이미 배우고 있다는 얘기였다.

그렇게 5년을 기다린 끝에 드디어 연락이 왔다. 처음엔 분명 한국 말인데 하나도 알아듣지 못하는 지경이었다. 하지만 나의 스승인 지산 박인규 선생님께서 예쁘게 보아주셨는지 5년을 열심히 공부할 수 있었다. 새벽 5시에 일어나 관악산에서 공부하고 오전에 선생님의 한의원에서 임상 실습하는 것을 열심히 했다.

　　어느 날 선생님께서 한의사들을 상대로 강의를 하라고 말씀하셨다. 그때 같이 공부하던 한의사들이 지금까지 30년 이상을 함께 공부하면서 우리 학회를 이끌어가고 있다. '생긴 대로 병이 온다'는 책을 쓰라고 하신 것도 선생님이었다. 그때 하신 말씀은 아직도 뇌리에 남아 있다. "나는 뿌리가 될 터이니 달콤하고 맛있는 열매는 너희들이 차지해라." 참으로 대단한 스승이셨다. 지금은 하늘에서 제자들을 계속 응원하고 계시리라 믿는다.

　　『생긴 대로 병이 온다』 증보판을 출간하게 된 것은 그동안 축적된 치료 사례를 추가하고 새로운 내용을 보강해서 가족을 위한 건강백과 형식의 책을 공동 집필하자는 의견이 있었기 때문이다. 아무쪼록 이 책이 한의학에 대한 편견을 버리고 한의학을 건강한 삶의 동반자로 생각하게 되는 계기가 된다면 더 이상 바랄 것이 없다. 언제나 내 옆에서 묵묵히 조언을 해주고 많은 치료 사례를 제공해준 안사람이자 은혜한의원 원장에게도 말로 표현할 수 없는 고마운 마음을 전한다.

조성태

차 례

CHAPTER 04 생긴 대로 병이 오고, 생긴 대로 치료한다

CHAPTER 05 이렇게 하면 건강해질 수 있다

CHAPTER 06 이렇게 하면 무병장수한다

생긴 대로 살아야
건강하다

01

의사 선생님이
관상도 보세요?

청진기로 몸속의 소리를 듣는 것도 아니고, 혈액을 채취하거나 엑스레이를 찍어 과학적으로 분석하는 것도 아니면서, 도대체 한의사들은 어떻게 진료를 할까? 물론 누구나 한 번쯤은 한의원에 가보았을 테니 나름대로 짐작하는 바가 있을 것이다.

일단 환자가 한의원에 내원하여 의사와 마주하게 되면, 현재 자신이 고통받고 있는 증상들과 그동안 겪은 병의 내력에 대해 이야기한다. 의사는 그것을 바탕으로 진맥을 통해 병의 원인을 판단하고 그에 따른 처방을 내는 게 일반적인 진료법이다.

그러나 대부분의 환자들이 미처 눈치 채지 못하는 사이에 말없이 이루어지는 또 하나의 진찰 방법이 있다. 바로 환자의 형색形色을 살피는 일이다. 키가 큰지, 얼굴이 네모난지, 코가 큰지, 입이 작은지 등 사람의 생긴 모습形을 파악하고 얼굴빛이나 전체적인 피부색의 특징을 가려내는 것이다. 어려운 말로 표현하자면 관형찰색觀形察色 또는 망진望診이라고 한다.

결국 한의원에서 이루어지는 진단은 '형색맥증'의 네 가지 요소에 의해 이루어진다. 즉 환자의 생긴 모습(形), 얼굴빛과 피부색(色), 맥의 상태(脈), 환자가 호소하는 증상(證)을 종합하여 질병의 원인을 찾아내는 것이다. 이 네 가지가 모두 더해졌을 때에야 비로소 정확하고 완전하게 환자를 진단하고 치료할 수 있다. 환자의 형색만으로, 혹은 진맥만으로 하는 진단은 불완전할 수밖에 없고 치료 역시 더딜 뿐만 아니라 치료 후 재발하는 문제도 생길 수 있다.

그런데 최근의 한의학 풍토를 보면 형색보다는 맥증에 많이 치우친 감이 있다. 진맥과 환자의 증상만 보고 '이런 병에 무슨 약을 썼더니 낫더라' 하는 문제만 생각한다. 필자 역시 형상의학을 접하기 전에는 똑같은 오류에 빠져 있었음을 고백한다. 병이란 다양한 원인에서 비롯되며, 동시에 복합적인 증상으로 나타나기 때문에 '형색맥증'에 의한 종합적인 진단과 치료가 무엇보다 중요하다.

특히 그간 소홀히 생각해 왔던 형색의 중요성은 아무리 강조해도 지나치지 않다. 죽은 사람도 살려냈다는 전설적인 명의 편작도 "병이란 내부의 반응이 밖으로 드러나는 것이어서 체표體表의 사소한 증상으로도 먼 미래의 예후를 알 수 있다"라고 하였다. 우리나라 한의학의 고전인 『동의보감』만 보더라도 사람의 형색이 병을 진단하고 치료하는 데 중요한 단서가 됨을 보여주고 있다. 한 대목만 간단히 살펴보자.

귀가 든든하면 신장도 든든하고 귀가 얇고 든든하지 못하면 신장도 연약하다. 귀가 앞에 있는 하악골(아래턱뼈) 부위에 잘 붙어 있으면 신장의 위치와 모양이 똑바르고 한쪽 귀가 올려 붙어 있으면 한쪽 신장이 처져 있다. ─「내경」편

이목구비의 하나인 귀가 오장육부 중 신장의 상태를 그대로 반영한다는 얘기다. 따라서 귀를 보면 선천적으로 신장이 좋은지 나쁜지를 가늠할 수 있다. 바로 이런 식으로 『동의보감』에서는 이목구비 하나하나를 오장과 연결시킨다. 눈은 간, 입은 비위, 코는 폐, 혀는 심장과 이어지는 신체 부위로 생각하는 것이다. 물론 형색으로 병을 치료한다는 것이 말처럼 간단치는 않지만, 의서에 기록된 기초 공식만 가지고도 오장육부의 상태를 웬만큼 추정할 수 있다. 따라서 진맥을 하거나 환자의 얘기를 듣지 않고도, 어느 정도 환자의 병증病證을 알아맞히는 일이 가능하다.

예를 들어 콧구멍이 유난히 밖으로 드러나 보이는 사람은 방광이 약한 경향이 있다. 만약 그런 환자가 한의원에 내방했다면 이렇게 묻는다.

"어릴 적에 소변을 늦게 가리셨죠? 그리고 요즘에도 몸이 많이 피곤하면 소변 실수를 하실 때가 있지 않습니까?"

그러면 대부분의 환자는 깜짝 놀란다. 사실 필자 자신도 형상의학 이론이 현장에서 딱 맞게 적용될 때마다 스스로 놀라곤 한다. 하지만 한의학이란 것이 수천 년 동안 축적된 임상 결과를 바탕으로 체계화된 학문이라는 점을 떠올리면 그리 놀랄 일도 아니다.

어쨌든 이쯤 되면 환자들 입에서 이런 소리가 나온다.

"맥도 안 짚고 어떻게 그런 것까지 아세요? 혹시 관상도 보시나요?"

아울러 '이거 혹시 진짜 한의사가 아니라 어설픈 관상쟁이 아냐?' 하는 의혹의 눈빛이 역력해진다. 얼핏 보면 관상학과 혼동되는 점이 없지 않다. 우선 그 판단의 기준이 사람의 생김새에 있다는 점에서 비슷하다. 관상학에서도 얼굴 모습과 피부색에 따라 질병이나 건강 상태를 알아보기도 하니 말이다. 또한 생김새를 통해 그 사람의 성격을 파악한다는 점에서 혼동하기 쉽다.

하지만 관상학과 형상 의학은 대상을 바라보는 시각 자체가 다르다. 관상학은 생김새로 그 사람의 길흉화복이나 운명을 점치려고 하지만, 형상의학은 병의 원인을 정확하게 진단함으로써 치료와 보양補養을 목적으로 한다. 그래서 같은 대상을 두고도 서로 다르게 볼 때도 있다.

앞에서 얘기했던 귀의 경우가 그렇다. 관상학에서는 부처님처럼 귀가 크고 귓불이 늘어져 있는 것을 좋은 상으로 본다. 그러나 형상의학에서는 귀가 큰 것을 좋게 보지 않는다. 귀가 크면 신장이 크고, 신장이 크면 허리가 아프거나 나쁜 기운에 상하기 쉽다고 보기 때문이다. 귀는 작으면서 단단한 것이 좋다.

형상의학은 질병 치료뿐만 아니라 예방의학의 차원에서도 새롭게 조명되어야 한다. 형상의학의 개념을 한마디로 정리하자면 '형상形象, 즉 생긴 대로 병이 온다'는 것이다. 여기서 말하는 '생긴 대로'란 겉모습만을 의미하지 않는다. 기본적인 성정性情과 살아가는 방식까지를 포함한다. 호랑이는 육식을 하고 등뼈 운동을 하는 동물이므로 병에 걸렸다면 모두 거기서 비롯된 것이다. 즉 썩은 고기를 먹었거나 너무 과식했을 때 병이 온다. 또한 등뼈 운동을 하며 살기 때문에 등뼈 쪽으로 병이 오기 쉽다. 그것이 바로 '호랑이 병'이다. 호랑이에게 결코 '토끼 병'이 올 수는 없다. 풀을 먹고 사는 토끼는 또한 그 때문에 병이 찾아오게 되어 있다.

사람도 마찬가지다. 뚱뚱한 사람은 뚱뚱한 것이 병의 원인으로 작용하며, 마른 사람은 마른 것이 병의 원인이 된다. 간단히 말해 '생긴 대로 병이 오는' 것이다. 따라서 뚱뚱한 사람은 뚱뚱한 대로, 마른 사람은 마른 대로 자신에게 필요한 생활의 법도가 다르고 건강을 유지하는 방법도 다를 수밖에 없다. 이렇게 자신의 형상에 맞게 생활하면 누구나 병을 예방할 수 있다. 형상의학이 궁극적으로 추구하는 목적도 바로 여기에 있다 하겠다.

건강은 건강할 때 지키라는 말이 있다. '기름독 깨고 나서 풀밭에서 깨알 찾는 것'처럼 어리석은 일이 어디 있겠는가.

02

존재 그 자체가
병이다

모든 인간은 병 없이 건강하게 살기를 원한다. 이 말을 뒤집어보면 인간은 어떤 형태로든 병으로 고통받을 수밖에 없는 존재라는 것이다. 아무리 건강한 사람이라도 태어나면서부터 죽을 때까지 병에 걸리지 않고 살 수는 없다.

그렇다면 왜 인간은 아프지 않으면 안 되는가, 일평생 병에 걸리지 않고 건강하게 살 수 있는 방법은 없는가, 하는 의문이 생긴다. 이 문제를 나름대로 해결하기 위해 사람들은 몸에 좋은 음식과 보약을 찾아다니고, 건강에 좋다는 운동을 하고, 병을 잘 고친다는 의사에게 매달린다. 하지만 이런 눈물겨운 노력도 질병에 대한 올바른 개념이 서지 않는다면 곧 한계에 부딪치고 만다.

대부분의 사람이 병이란 절대 걸려서는 안 되는 것, 혹시라도 병이 생겼다면 완전히 뿌리 뽑아야 한다고 생각한다. 그야말로 병은 절대 악이다. 그러나 형상의학에서는 질병을 부정적인 시각으로만 바라보지 않는다. 인간에게 질병은 부정적이면서 동시에 긍정적인 요소로 작용하기 때문이다. 질병이란 인간이 흠(모순)을 가진 불완전한 존재이기 때문에 생기는 것이지만, 그 불완전함을 극복하고 완전할 수 있도록 해주는 삶의 원동력이 되기도 한다.

형상의학에서는 '존재 그 자체가 병'이라고 본다.

사람을 포함해 이 세상에 살아 있는 모든 존재들은 형상을 지니고 있다. 형상으로 나타나지 않는 것은 오로지 신神뿐이다. 모든 존재를 창조한 신이 완전한 존재라면, 피조물들은 불완전한 존재다. 하지만 역설적으로 이런 불완전성 때문에 존재의 가치가 생겨난다. 불완전에서 완전으로 나아가려는 여정이 모든 존재들을 아름답게 한다.

백사장에 널려 있는 수많은 모래알도 가치가 있다. 큰 주춧돌과 멋진 나무가 없어도 집을 지을 수 있지만, 모래 없이는 불가능하다. 모래알이 이럴진대 사람은 더 말할 나위가 없다. 더욱이 사람에겐 정신과 혼백이 담겨 있고 오행五行이 갖추어져 있다. 그래서 사람을 단순한 존재물과 구분해 태극太極이라 한다.

그렇다면 이렇게 잘 만들어진 사람이 왜 불완전한 걸까? 사람을 이루고 있는 오행 자체가 편협된 까닭이다. 결국 사람 안에 불완전성이 내포되어 있는 것이다. 인간 그 자체가 흠이라는 이유가 그것이다.

쉬운 예를 하나 들어보자. 우리에겐 손이 있어 물건을 집고, 피아노를 치고, 사랑하는 사람을 쓰다듬을 수 있다. 하지만 손이 있기 때문에 손을 다치기도 하고, 손이 시리기도 하고, 손으로 병균을 옮기기도 한다. 하지만 손을 없애버린다면(다시 말해 흠을 제거한다면) 엄청난 고통이 따를 것이다. 이렇듯 존재물이란 있어도 흠, 없어도 흠인 셈이다.

병이란 절대 무無에서 생겨나지 않는다. 원래부터 내 몸 안에 지니고 있던 것이다. 단지 몸이 허약해졌을 때, 몸 안에 있던 '흠'이 '병'이란 형태로 드러나게 된다.

다시 예를 들어보자. 입술이 크면서 힘이 없는 사람은 비장이 약하므로, 이것이 곧 흠이다. 귀가 얇고 든든하지 못하면 신장이 약하다는 흠, 피부색이 희면 폐 기능이 약하다는 흠이 된다. 지나치게 살이 찌면 습濕에 약하므로 이로 인해 병이 올 수 있으니, 이 또한 흠이 된다. 눈가의 주름은 심心이 허하다는 것이고, 콧등의 주름은 간肝이 허하다는 것이므로 이 모두가 흠이다.

얼굴에 핀 기미의 상태나 부위로도 흠을 찾을 수 있고, 남성이 여성화 되었거나 여성이 남성화 된 것도 흠이다. 과로도 흠이지만 게으른 것도 흠이다. 엉덩이가 너무 크거나 너무 작아도 흠이다. 피부색이 너무 희거나 검어도 흠이며, 푸른빛을 띠거나 누른빛을 띠어도 흠이다.

안타까운 일이지만 그저 나이를 먹었다는 것도 흠이 된다. 가령 일흔이 넘은 어르신이 "아무 일도 안 했는데 허리가 아프다"고 말한다고 해보자. 70년 동안 어찌 아무 일도 하지 않았겠는가. 튼튼하게 지어진 집도 70년이 되면 문제가 생긴다. 사람도 나이가 들면, 오장육부의 기능이 저절로 쇠약해지고 정기도 흐려진다. 원기가 떨어지고 진액이 부족해지니 허리 쪽으로도 불편한 증상이 찾아온다.

그런데 여기서 주의해야 할 점이 있다. 흔히 장점이라고 생각하는 것도 흠이 되기 때문이다. 형상의학에서는 관골(광대뼈)이 나오면 뼈가 굵은 체질이라 본다. 타고난 골격이 튼튼하기 때문에 강단이 있으며 웬만한 일에 힘들어하지도 않는다. 그래서 대체로 열심히 일하는 특성을 보인다. 한마디로 뼛골 빠지게 일하는 것이다. 그러다 보니 이런 사람들은 뼈 쪽으로 병이 오는 경우가 많다. 한 번 병이 오면 고치기도 힘들다. 건강 체질이 오히려 흠이 된 것이다.

이렇게 인간이란 존재가 내적으로 가지고 있는 흠 외에 외적인 환경도 흠이 된다. 즉 풍한서습조화風寒暑濕燥火(바람, 추위, 더위, 습기, 건조, 화기)와 같은 외부적 조건을 이겨내지 못할 때 병이 생긴다.

흠 없이 태어나는 사람도 없고, 흠 없는 곳에서 살 수도 없으니 존재하는 것 자체가 흠이 된다고 한 것이다. 따라서 우리 모두는 제 몫의 병을 가지고 살아간다. 하지만 다행인 것은 흠이 있다고 해서 반드시 병이 되는 것은 아니기 때문이다.

흠을 배제하기 위해 부단히 노력하면 오히려 발전의 원동력, 건강의 원동력이 된다. 옛말에 '골골 팔십'이라 했다. 본래부터 몸이 약한 사람, 즉 흠이 많은 사람은 그 흠을 보충하며 조심조심 살아가기 때문에 더 오래 산다는 뜻이다. 반대로 자신의 건강을 과신하는 사람들 중에 요절하는 경우를 많이 본다. 타고난 건강을 믿고 과로와 과식, 과음 등 불규칙하고 바람직하지 못한 생활을 함으로써 얻게 되는 불행한 결과다.

흠이 병으로 나타나 고통받을 것인가, 흠을 건강의 원동력으로 활용해 행복하게 살 것인가는 오로지 자신의 손에 달려 있다. 오늘 내가 어떻게 살고 있는지, 내일 어떻게 살 것인지 되돌아봐야 할 시간이다.

03

똑같이 생긴 쌍둥이는
병도 똑같나요?

"저는 무슨 병에 걸릴 것 같나요?"

"쌍둥이는 똑같은 병을 갖고 있나요?"

"나는 우리 엄마를 닮았는데, 병도 닮을까요?"

"관상학과는 어떻게 다른가요?"

'생긴 대로 병이 온다'고 얘기하면 호기심 어린 질문이 쏟아진다.

이런 질문은 모두 같은 의문으로 귀결된다. 형상의학이란 것이 어떠한 의학적 근거를 갖고 있느냐, 그리고 실제로 환자를 치료하는 데 얼마나 효과적이냐 하는 의문이다.

환자의 모습과 겉으로 드러나는 여러 가지 징후와 증상을 바탕으로 병을 치료하는 방법은 형상의학이란 이름을 갖기 이전부터 존재해왔다. 아니, 의학이라는 학문이 성립되기 이전부터 있었다고 할 수 있다. 병을 치료하기 위해서는 그 대상(사람)을 면밀히 살펴보는 것이 우선이기 때문이다.

사람의 형상을 바탕으로 병을 진단하고 치료하는 방법을 의학적으로 정리하는 일은 중국 한의학의 최고最古 의서로 꼽히는『황제내경』으로부터 시작되었다. 이 책은 복희, 신농과 함께 중국 삼황三皇(삼황이 누구누구인가에 대해선 여러 가지 설이 있다)이라 불리는 황제가 기백이라는 신하와 의학의 원리에 대해 문답한 내용을 정리한 것이다. 여기에는 오장외후五臟外候(몸 바깥의 형상과 징후로 몸 안의 오장육부 상태를 살피는 것)를 비롯하여 생활 법도까지 상세히 기술되어 있다.

우리나라 한의학의 뿌리인『동의보감』도『황제내경』의 의학 이론들을 수용하고 있는데,「내경內景」편과「외형外形」편을 보면 인체의 형상이 여러 가지 질병과 어떻게 연관되어 있는지가 상당히 구체적으로 나와 있다. 특히 사람의 형색을 살피는 일이 매우 중요하다고 강조한다.

일반적으로 사람의 형체는 긴 편이 짧은 편만 못하고, 큰 편이 작은 편만 못하고, 살찐 편이 여윈 편만 못하고, 흰 편이 검은 편만 못하다. 더욱이 살이 찌면 습濕이 많고, 여위면 화火가 많으며, 살결이 희면 폐기肺氣가 허하고, 검으면 신기腎氣가 족足하다. 이렇듯 사람에 따라 형색形色이 다르고 오장육부도 다르니, 겉으로 나타나는 증상은 비록 같을지라도 치료하는 방법은 사람에 따라 다르다.

이는 형상의 중요성을 단적으로 말해 주고 있다. 예를 들어 콧물이 줄줄 흐르고 목이 따갑고 기침을 해대는 식으로 똑같은 감기 증상을 보이더라도 그 환자가 살이 쪘는지 말랐는지, 피부색이 흰지 검은지에 따라 병의 원인이 다르므로 치료법을 달리 해야 좋은 효과를 볼 수 있다.

『동의보감』「잡병」 편에는 얼굴의 모양과 빛깔로 병을 진단하는 방법을 설명한 그림(관형찰색도觀形察色圖)과 얼굴에 나타난 빛깔을 보고 병증을 찾아내는 방법을 담은 노래(면상형증가面上形證歌)가 등장한다. 그림과 노래로까지 기록을 남겼다는 것은 그 활용도가 매우 높았음을 의미한다.

'생긴 대로 병이 온다'라고 하는 형상의학은 이러한 의학 이론을 토대로 하면서 주역을 비롯한 동양 철학과 실제 임상 경험을 의학적으로 체계화한 학문이라 할 수 있다.

그렇다면 실제로 형상의학이 환자를 진단하고 치료하는 데 어떻게 적용되는지가 무엇보다 중요하고 궁금한 문제가 아닐 수 없다. 다음 장에서 본격적으로 다룰 테지만, 여기서 간단히 개념만 살펴보자.

임상 환자들의 증상은 이루 헤아릴 수 없을 정도로 다양하지만 그중 요통으로 고생하는 사람들이 아주 많다. 직립 보행하는 인간의 특성상 허리가 쉽게 손상되는 까닭이다. 그런데 요통의 증상 역시 다양하다. 허리가 은근히 아픈 사람도 있고, 아침에 일어나려면 몸이 개운치 않으면서 허리가 바늘로 콕콕 찌르듯이 아픈 사람도 있다. 또 오전에는 괜찮다가 오후만 되면 아픈 경우도 있고, 허리가 아프면서 두통과 식욕부진 등 다른 증상까지 겹쳐 나타나는 경우도 있다.

이렇게 겉으로 나타나는 증상이 복합적이기 때문에 요통의 원인을 정확히 가려내 치료하기란 쉬운 일이 아니다. 이때 환자의 형상을 보면, 형상에 따라 증상이 조금씩 차이가 난다는 것을 알 수 있다.

피부색이 검은 사람은 대부분 요통의 증상이 은근하게 나타난다. 뻐근하고 은근하게 아프다고 표현한다. 이런 경우 변비의 경향도 보이며 구취도 심하고 발바닥이 화끈거리기도 한다. 배에 가스가 차고 뒷목이 뻣뻣하면서 어깨 통증도 수반된다. 이것은 신허腎虛, 즉 신장 기능이 약해져 생기는 요통이다. 피부색이 검은 사람은 체질상 신기능에 문제가 생기기 쉽다. 이럴 경우 신장의 기능을 돌워주는 '가미신기환'을 쓰면 전체적인 몸의 기능이 좋아지면서 허리 통증도 사라진다.

피부색이 희면서 뚱뚱한 사람은 요통과 함께 땀이 많이 나고 설사의 경향을 보이면서 항상 피곤하다고 호소한다. 또한 소변이 잦고, 낮에 꾸벅꾸벅 졸기도 하며, 식욕이 나지 않아 통 먹으려 들지 않는다. 이런 증상과 함께 발병하는 요통을 한의학에서는 양허陽虛 요통이라 한다. 즉 양기가 부족한 것이 원인이므로 체질에 맞게 '보신탕'을 처방하면 효과가 아주 좋다. 물론 보신탕은 복날에 먹는 그 보신탕이 아니라 한약 처방 중의 하나이므로 착각하면 안 된다.

마지막으로 깡마른 사람들은 대체로 오전보다는 오후에 요통이 더심해지는 경향이 있다. 아울러 불면증과 변비 증세가 같이 나타나기도 한다. 이는 음허陰虛(음의 기운이 약함)로 인해 발병하므로 음의 기운을 보해주기 위해 '보음산'이나 '대조환', 혹은 '보음익기전'을 처방하면 된다. 물론 어떤 처방이든 개인의 체질에 따라 모두 다르므로 전문 한의사의 정확한 진단이 필요하다. 이렇게 요통 하나만 보더라도, 환자의 형상을 살피는 것이 얼마나 중요한지 알 수 있다. 거의 모든 질병이 다양한 증상을 수반하므로 치료에 어려움을 겪는데, 이때 형상의학이 중요한 잣대가 될 수 있다.

환자의 형상을 살피는 것, 즉 관형찰색觀形察色의 중요성은 아무리 말해도 지나침이 없다. 하지만 관형찰색만이 중요한 것은 아니다. 맥을 보고 진단하는 것 또한 그에 못지않게 중요하다. 특히 여성의 경우에는 더욱 그렇다.

옛말에 "남자 열 사람의 병을 치료하기보다 부인 한 사람의 병을 치료하기 어렵고, 부인 열 사람의 병을 치료하기보다 어린아이 하나의 병을 치료하기가 어렵다"고 했다. 아이들에겐 구체적인 증상을 묻기 어렵고 맥을 진찰하기도 어렵기 때문이다. 이와 비슷하게 여자들은 속마음을 솔직하게 털어놓지 않는 경향이 있어 진찰하는 데 어려움이 따른다. 물론 모두가 다 그런 것은 아니다. 상대적으로 여성의 경우 진맥의 중요성이 더 크다는 얘기를 하는 것이다.

맥을 살펴보면 병의 원인과 진행 상황뿐만 아니라 환자의 성격도 파악할 수 있다. 지금 약을 복용하고 있는지 아닌지도 알 수 있다.

형색맥증은 어느 하나만을 분리해서 생각해선 안 된다. 네 가지 모두를 종합적으로 활용했을 때 비로소 완벽하고 효과적인 진단과 치료가 가능하다. 형상의학이 모든 것을 무시하고 형상만을 강조하는 것이라 생각해서는 곤란하다.

형상의학의 기본은 형색맥증의 합일에 의한 진단과 치료다. 그래야 검사상 아무 이상이 없는데 병으로 고통받는 사람이나, 원인이 밝혀졌는데도 치료가 되지 않는 사람에게 도움을 줄 수 있다.

마지막으로 앞에서 던져놓은 질문에 대한 대답을 하겠다. 과연 똑같이 생긴 쌍둥이는 같은 병을 앓을까? 비슷하게 생긴 가족은 비슷한 병으로 고통받을까?

주변에서 흔히 '병내림'이라는 현상을 보게 된다. 아버지가 간암으로 돌아가셨는데 아들이 간암을 진단받았다든가, 가족 대다수가 당뇨병으로 고생하고 있는 경우다. 형상의학에서는 이런 현상을 어떻게 해석할까?

우선 '똑같이 생겼다, 비슷하게 생겼다'라는 말의 의미를 생각해볼 필요가 있다. 가족이 닮았다는 것은 체질을 결정짓는 유전적인 형질이 비슷하다는 것을 의미한다. 더욱이 한날한시에 태어난 일란성 쌍둥이의 경우는 더 말할 것도 없다. 체질이 비슷하니 병을 일으키는 소인도 비슷하고, 같은 공간에서 함께 생활하니 환경 요인도 무시할 수 없다.

하지만 체질이 똑같다고 똑같은 질병을 앓는 것은 아니다. 앞에서 흠이 곧 병이 되는 것은 아니라고 했던 것을 기억하기 바란다. 아무리 큰 흠이 있어도 건강한 상태에서는 겉으로 드러나지 않는다. 지나친 육체적, 정신적 노동이나 과도한 성생활, 노화 현상 등의 원인이 작용해 신체적으로 허약해졌을 때 질병이 나타나는 것이다.

거꾸로 말하자면 이러한 부정적 요인이 작용하지 않도록 건강하게 생활하면 병이 생기지 않는다. 쌍둥이라 해도 개인이 어떤 환경에서 어떻게 생활하느냐에 따라 완전히 달라질 수 있다. 건강을 유지하는 데는 선천적인 체질도 중요하지만, 올바른 생활 습관도 그 못지않게 중요하다는 점을 명심해야 한다.

04

남자는 코, 여자는 입이
잘생겨야 한다

　최근 한의원을 찾아오는 사람들 중에 불임으로 고통받는 사람들이 많다. 호르몬 요법이나 인공 수정, 시험관 아기 등 현대 의학의 발전에도 불구하고, 아기를 갖지 못해 시름에 잠긴 부부들이 많은 것이다.

　본원을 찾은 32세의 여성은 두 번에 걸친 시험관 아기 시술과 함께 인공수정도 여러 번 시도했다. 도중에 나팔관이 막혀 뚫는 수술까지 받는 등 온갖 애를 썼지만 임신이 되지 않았다. 또 다른 38세의 여성도 결혼한 지 10년이 되도록 아이가 없어 인공수정을 여섯 차례나 시도했다고 한다.

불임으로 고통받는 여성들은 생김새에 있어 몇 가지 공통점을 갖고 있다. 훤칠한 키에 골격이 굵고 어깨가 넓은 유형이 많고, 피부에 윤기가 없고 거칠며 색이 좋지 않는 경우가 많다. 또 손발이 차고 배에 살이 많이 쪘다는 특징이 있다. 한마디로 남성성이 두드러지는 모습이라 할 수 있다.

여성성이 풍부할 때 드러나는 모습은 몸에 비해 머리의 크기가 작으며, 얼굴 중에서도 특히 눈과 입이 크고 단정하며, 뼈는 가늘면서 살이 통통하다. 가슴과 엉덩이가 잘 발달되고 상체보다 하체가 풍만하다. 서양 의학의 관점에서 여성성이 풍부하다는 것은 여성 호르몬이 충분히 분비된다는 것이다. 에스트로겐과 프로게스테론 같은 여성 호르몬이 충분해야 여성의 고유 기능인 월경, 임신, 출산이 순조롭다. 남성성이 두드러지는 외모란 여성 호르몬의 분비가 원활하지 못하다는 의미이므로 불임이라는 문제를 일으키는 것이다. 그렇다면 여성성이란 무엇이며 남성성이란 무엇일까에 대해 고민해봐야 한다.

여자는 키가 작고, 남자는 키가 큰 것이 원칙

여성성이 풍부한 여성의 모습은 비너스 상을 떠올리면 된다. 몸에 비해 얼굴이 작고, 뼈가 가늘면서 살이 통통하고, 상체보다 하체가 발달한 모습이다. 전체적으로 삼각형의 구도를 갖고 있다.

반면 남성성이 풍부한 남성은 미켈란젤로의 다비드 상처럼 근골형이다. 머리가 크고 어깨와 등이 발달했으며 뼈가 굵다. 전체적으로는 역삼각형의 구도를 갖고 있다. 여자에 비해 어느 정도 배가 나온 것도 특징이다.

이러한 차이는 남녀가 본래 지니고 있는 내적 특성에서 비롯된다. 『동의보감』에는 '남자는 양陽이고 여자는 음陰이며, 남자는 천기天氣가 성하고 여자는 지기地氣가 성하며…'라고 쓰여 있다. 천기는 인간을 '바로 세워주고 지켜주는' 성질이 있으며 지기는 '채워주고 길러주고 살찌게 하는' 성질이 있다. 남녀의 특성은 바로 이 기본 성질에서 발현된다. 천기를 지닌 남자는 하늘과 좀 더 가까우므로 하체보다는 상체가 발달한다. 지기를 지닌 여자는 땅과 가까운 하체 쪽이 발달한다. 이를 그림으로 표현하면 좀 더 이해가 쉬울 것이다.

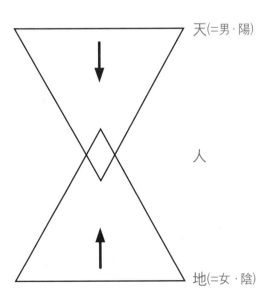

천기를 지닌 남자는 땅과 떨어져 있으므로 아래로 내려오고자 하고, 지기를 지닌 여자는 하늘을 향해 올라가고자 한다. 남자는 위에서 아래로 내려오려는 성향이 강하므로 키가 크게 된다. 위에서 아래로 내려오는 것이 훨씬 쉽고 자연스럽기 때문이다. 반면 위를 향해 힘겹게 올라가야 하는 여성은 키가 조금씩 크게 된다. 따라서 남자는 키가 큰 것이 원칙이고, 여자는 작은 것이 원칙이다.

하지만 요즘에는 키 큰 여성들을 어렵지 않게 볼 수 있다. 키가 큰 여성은 지기보다 천지가 성하다는 얘기이므로, 남자처럼 기를 소모하는 사회 활동이 어울린다. 하지만 이는 여성성의 관점에서는 다소 미흡할 수 있다는 말이 된다. 형상의학의 관점에서 키가 큰 여성은 생리불순이나 불임을 겪을 가능성이 크다. 반대로 키가 작은 남성들은 지기가 성하여 여성스러운 성향을 보이며 성생활을 즐기는 경향이 있다.

남자는 코, 여자는 입

|

남자의 코와 여자의 입을 성기에 빗대 말하는 경우가 있다. 결론적으로 완전히 맞는 말도 아니고 완전히 틀린 말도 아니다. 흔히 말하듯 코와 성기의 크기는 별 상관이 없지만, 남자의 코는 기氣에 해당하기 때문이다. 코가 잘생긴 남자는 기가 강한 사람으로 가정과 사회에서 제 역할을 훌륭히 해내는 경우가 많다.

인간에게는 기氣와 혈血이 있는데, 남자는 기 위주로 생기고 여자는 혈 위주로 생겨야 한다. 기 위주로 생긴 남자는 양적陽的이고 주관이 뚜렷해서 한 집안의 가장으로 가정을 잘 이끌어 나가고, 밖에서는 사회생활을 잘한다.

반면 여성은 혈 위주로 되어 있기 때문에 생리를 하고 아기를 낳아 기르고 살림을 한다. 물론 기 위주로 생긴 여성도 있다. 이런 여성은 살림하는 것보다 사회생활을 더 좋아하는데 불임이 될 가능성이 상대적으로 크다. 의사, 변호사 같은 전문 직종의 여성들 중에는 혈보다 기 위주로 생긴 사람들이 꽤 많다.

기와 혈은 얼굴의 이목구비 가운데 코와 입에 해당한다. 그래서 남자는 코가 잘생겨야 하고, 여자는 입이 잘생겨야 하는 것이다. 예전의 관념으로는 남자에게 사랑이든 재물이든 잘 받아먹는 여자가 팔자가 좋은 여자였다. 그런데 받아서 먹는 것은 코가 아니라 입이다. 그래서 입이 반듯하고 보기 좋게 생겨야 한다는 말이다. 그런데 여성이 코 위주로 생겼다면, 평생 직업을 갖고 활동하거나 확실한 취미생활에 심취해야 한다. 그래야 건강하게 살 수 있다.

53세의 여성이 손발이 너무 저려 고통스럽다며 한의원을 찾아왔다. 환자는 코가 크고 오똑하며 살이 없는 요즘 미인형이었다. 하지만 의사인 내 눈에는 코, 그러니까 기氣 위주로 생긴 남성성이 강한 여성이었다. 한의학에서는 이를 기실氣實하다고 하는데 쉽게 말해 '기가 세다'는 의미다. 환자는 손발 저림이 심해서 여러 가지 검사를 했지만 원인을 알 수 없다고 했다. 유명하다는 병원을 다녀도 효과가 없다는 것이다. 신경을 조금만 써도 통증이 심해 밤잠을 설치고, 어떨 때는 너무 고통스러워서 팔을 잘라버리고 싶은 심정이라고 했다.

병원의 온갖 검사에서 이상을 발견할 수 없었다는 것은 당연한 일이다. 아무리 현대의학이 발달해도, 기가 제대로 운행하지 못해 생긴 증상을 잡아내기는 어렵다. 환자는 전업주부인데 집에 가만히 있지를 못한다고 했다. 집에 있으면 가슴이 답답하다는 것이다. 환자의 기를 소모시켜 제대로 운행시켜주어야 했으므로, 향부자를 중심으로 한 '정기천향탕'을 처방했다. 얼마 안 있어, 그렇게 오랫동안 고생하던 손 저림이 신기하게 사라졌다는 소식을 들었다. 코 위주로 생긴 여성의 문제를 알지 못했다면 치료가 어려웠을 사례다.

남자는 검고, 여자는 흰 것이 원칙

아무리 시대가 변해도 아기를 잉태하고 양육하는 여성의 고유 기능은 변하지 않는다. 여자가 이렇게 집안에서 아이를 낳고 기르는 동안 남자는 가족을 부양해야 한다. 원시시대엔 사냥을 했고 농경시대엔 농사를 지었으며 요즘엔 직장을 다닌다.

'바깥양반'과 '안사람'이라는 말이 있다. 집이라는 공간을 중심으로 주로 어디에서 생활하느냐를 기준으로 남녀를 구분한 호칭이다. 생활공간의 차이는 사람의 생김새에도 영향을 미친다. 밖에서 생활하는 사람은 추위, 바람, 더위라는 환경적 요인을 극복해야 하는데, 그러기 위해선 여리고 흰 피부보다는 강하고 검은 피부가 적합하다. 이와 반대로 주로 집 안에서 생활하는 사람은 피부가 저절로 희어질 수밖에 없다.

여기에서 남자는 검고 여자는 희다는 원칙이 나온다. 물론 여기서 말하는 남자와 여자는 생물학적 남녀 구분을 넘어선 것이다. 남성성과 여성성을 의미한다고 봐야 한다. 피부색이 검은 여자는 남성성이 강한 사람으로, 외부의 나쁜 여건들과 맞서 이길 수 있는 강한 기질을 지녔다. 전업주부보다는 활동적으로 사회생활을 하는 것이 어울린다. 이런 여성이 집 안에만 있으면 강한 기氣가 울체되어 신경성 두통, 신경성 위염, 우울증, 생리불순, 감상선 질환 등에 시달리기 쉽다. 생긴 모습은 병을 치료하는 단초도 되지만 보다 넓게 보면 삶의 지혜라고도 할 수 있다. 사람은 각자 생긴 모습대로, 다시 말해 자신의 성향대로 살아야 건강하고 행복하다.

이제 피부가 흰 남자의 경우를 살펴보자. 피부가 희면 기허氣虛하다고 해서 쉽게 지치고 진취성이 부족한 경향이 있다. 추위, 바람 등 외부 환경에 적응하는 힘도 약하다. 그래서 알레르기성 비염, 축농증, 만성 위염에 시달리는 경우가 많다.

추운 겨울날, 30대 중반의 남자가 마스크를 쓰고 내원했다. 그는 안면마비 증상으로 벌써 2개월째 이곳저곳을 돌아다니며 치료를 하고 있는데 도통 기운만 빠질 뿐 아무런 효과가 없다는 것이다. 진맥을 하려고 손을 잡으니 땀을 너무 많이 흘려 끈적끈적했다. 피부가 흰 남자에게 나타나는 상풍傷風 현상임을 직감하고, 그에게 바람이 싫지 않냐고 물어보았다.

"바람이 조금만 불어도 금방 눈에서 눈물이 나오고 코가 꽉 막힙니다. 제가 영업 일을 하고 있어 밖에 있는 시간이 많은데 이렇게 골골거리니 정말 힘이 듭니다. 안면마비가 온 날도 그랬어요. 땀을 많이 흘린 상태에서 바람을 맞으니 오싹하면서 감기가 올 것 같더군요. 그러더니 저녁을 먹을 때부터 감각이 이상했고, 다음날 아침에 안면마비가 온 것을 확인했습니다."

피부가 유난히 희고 땀이 많으며 바람이 싫다고 하는 것으로 보아, 안면마비의 원인이 상풍傷風이라 판단하고 '삼소음蔘蘇飮'을 처방했다. 감기나 기침에 쓰는 삼소음을 안면마비에 처방했다니 의아해할 수도 있다. 안면마비엔 무조건 침을 맞아야 한다고 생각하는 사람들이 많다. 이 환자 역시 침은 필요 없다는 내 말을 못 미더워하는 눈치였다. 아무튼 삼소음을 복용하고부터 땀이 덜하고 피곤도 가시면서 마비 증세까지 차츰 풀리기 시작했다.

이 환자의 경우, 피부가 흰(기운이 부족한) 사람이 힘든 일을 함으로써 땀이 나고 추운 겨울의 찬바람을 이기지 못해 안면마비가 발생한 것이다. 만약 남자에게 있어 흰 피부가 어떤 의미인지 모르고 안면마비 증상에만 치중했다면 정확한 진단과 치료가 이루어질 수 없었을 것이다.

그 밖의 남녀 차이

앞에서 설명한 내용 외에도 여자와 남자는 여러 면에서 서로 다른 원칙을 갖고 있다. 이것들이 각자의 여성성과 남성성을 특징짓고 삶의 방식을 달라지게 만든다. 여기서는 간단히 개요만 살펴보기로 하자.

① 여자는 살결이 곱고, 남자는 거친 것이 원칙

여자는 원래 습濕하기 때문에 살결이 부드러울 수밖에 없으며, 남자는 조燥하기 때문에 대체로 살결이 거칠다. 물론 남자이면서도 살결이 곱거나 여자이면서도 살결이 거친 사람도 있다. 피부가 거칠거나 희끗희끗한 반점이 있는 여성 중에 불임이나 유산 등으로 고생하는 경우를 종종 본다.

그런데 여성이 너무 습할 경우에도 문제가 생긴다. 지나치게 습한 것을 막는 방법은 부지런히 사는 것이다. 여자는 땅의 기운으로 만들어지는데, 이 땅의 기운 자체가 습하므로 무기력하게 살면 습에 손상되기가 쉽다. 반대로 남자는 본래 건조한 기운이 우세하므로 습을 배제하기 위해 따로 노력할 필요가 없다. 그래서 예외는 있지만 남자들이 여자보다 게으른 것인지도 모르겠다.

② 여자는 추위에 강하고, 남자는 더위에 강한 것이 원칙

여자는 추위에 강한 만큼 더위에 약하고, 남자는 추위에 약한 만큼

더위에 강하다. 생리적으로 여자는 땀이 적으며 남자는 땀이 많기 때문이다. 땀이 많다는 것은 뜨거운 열기를 밖으로 내보내기 쉽다는 것이므로 여자에 비해 더위를 잘 견딘다. 여자들이 여름에 양산을 쓰는 것도, 땀이 적은 체질이라 몸을 식히기 어려워 뜨거운 햇볕을 가려야 한다는 생리적 근거가 있다.

이렇듯 여자는 땀이 적은 것이 원칙인데, 만약 지나칠 정도로 땀을 많이 흘린다면 혈한血汗이라고 해서 음혈陰血이 새는 것으로 본다. 이럴 경우 피부가 거칠어지거나 변비가 생기기도 하고 자궁이 메말라서 불임이나 난임이 되기도 한다.

③ 여자는 가슴과 엉덩이, 남자는 배

여자는 살이 찌면 가슴과 엉덩이부터 커지고, 남자는 배부터 살이 찌게 된다. 이는 체질상 남녀의 구조가 다르기 때문이다. 여자가 배에 살이 많이 찌면 임신이 잘 되지 않는다. 배 부위에 지방이 과도하게 쌓이면 자궁과 그 부속 기관들이 압박을 받아서 순환장애를 일으키고, 난소와 자궁이 제대로 기능을 발휘하지 못하기 때문이다.

계류유산을 무려 20여 차례나 겪었다는 환자가 내원했다. 자궁 경부를 꿰매는 시술까지 했으나 유산을 피하지 못했다고 한다. 임신을 거의 포기하고 살다가 지인의 소개로 본원을 찾은 것이다.

형상의학의 관점에서 환자는 남성성이 강했다. 즉 기氣는 실하고 혈血은 부족한 체질이었다. 혈이 부족하니 아기를 뱃속에 담지 못하고 유산이 거듭된 것이다. 겉으로 보기엔 예쁜 여성이었으므로 남성성이 강하다는 내 말이 이상하게 들렸을지도 모르겠다. 하지만 그녀는 피부가 검고 거칠며 손발이 냉했으며, 특히 코가 컸다. 한의한적으로는 확실하게 남성성이 강한 여성이다. 그렇다고 남성성이 강한 모든 여성이 임신에 어려움을 겪는다는 얘기는 아니니 오해하지 말기 바란다. 이 여성 역시 본원에서 기를 흩어주고 혈을 보강하는 치료를 받고, 간절히 원하던 두 명의 자녀를 출산하는 데 성공하였다.

05

보약도
생긴 대로 먹어라

요즘도 봄가을이 되면 보약을 지으러 오는 사람들이 많다. 특별히 아픈 데가 있어서가 아니라 다가올 계절을 잘 넘기고 건강하게 생활하고 싶어서다. 특히 주부들의 내원이 많은데 거의 남편이나 아이들의 약을 지으러 온다.

"초등학교 5학년 딸아이 때문에 보약을 지으러 왔어요. 학교에서 수영 선수로 뛰고 있어서 체력 소모가 많은 편이거든요. 워낙 건강한 아이라 크게 아팠던 적은 없어요. 보약도 한 번 먹이지 않았고요. 그런데 다른 엄마들을 보니까 보약을 먹인다, 민물고기를 고아 먹인다고 야단들이에요. 그래서 저도 큰맘 먹고 왔어요."

제 자식 위하는 부모 마음을 누가 탓하겠는가. 하지만 경쟁적으로 아픈 데도 없는 아이에게 보약을 지어 먹인다니 마음이 편치 않았다. 어쨌든 먼길을 마다않고 찾아온 엄마에게 아이가 어떻게 생겼는지부터 물어보았다. 아이 엄마는 키가 크고 말랐다고 대답하면서 뭐든 가리지 않고 잘 먹고 잔병치레도 한 적이 없다고 대답했다.

한의사로서 내가 할 수 있는 말은 딱 하나뿐이었다.

"그렇게 건강한데 뭐하러 보약을 먹이려고 하세요? 그냥 평소에 좋아하는 음식을 많이 해주세요."

전혀 예상치 못한 말에 엄마는 어리둥절한 표정이었다. 지어달라는 보약은 안 지어주고 엉뚱한 말만 하는 내가 이상했던 모양이다.

흔히들 보약이라고 하면 예방주사 같은 걸로 생각하는 경향이 있다. 보약이 만능이라도 되는 양, 보약만 먹으면 절대로 병에 걸리지 않을 거라고 과신하는 이들도 있다. 하지만 어떤 종류의 약을 먹든 우리 몸에 불편한 증상이 나타났을 때에 한해야 한다. 잔병치레를 한다거나, 감기에 잘 걸린다거나, 밥을 제대로 못 먹거나 하는 경우 말이다. 조금 전의 사례처럼 뭐든 잘 먹고 건강하게 지내는 아이들에게 굳이 보약을 먹일 필요는 없다.

일반적으로 뚱뚱하고 체격이 좋은 아이들이 건강하다고 믿지만, 오히려 그런 아이들이 잔병치레도 많고 땀도 잘 흘리며 체하기도 잘한다. 반대로 잘 먹어도 살이 안 찌고 마른 체질들이 병에 대한 저항력도 강하고 차돌같이 단단하다. 이는 성인도 마찬가지다. 따라서 이런 체질은 비싼 보약을 먹기보다 균형 잡힌 식습관으로 평소의 생활 리듬이 깨지지 않도록 하는 것이 최고의 보약이다.

한의학에서 말하는 치료란 찬 것은 따뜻하게 해주고, 열熱한 것은 식혀주며, 놀란 것은 안정시키고, 응어리져서 맺힌 것은 풀어주는 것이다. 이것이 치료의 기본이자 치료의 궁극적인 목적이다. 보약도 이런 관점에서 생각해야 한다. 기능이 이상 상태로 항진된(실한) 부분은 덜어내고(사하고), 이상 상태로 약한(허한) 부분은 기능을 돋워(보하여) 건강한 육체를 유지할 수 있도록 도와주어야 한다.

기계도 오래 사용하면 고장이 난다. 그러면 기름을 치고 부속을 바꿔 끼우는 등 수리가 필요하다. 인체 역시 선천적이거나 후천적인 여러 원인에 의해 허약해지고 갖고 있던 약점이 드러나서 불편한 증상들이 나타나는데, 이럴 때 쓰는 것이 바로 보약이다. 어떤 약, 어떤 민간요법이든 그 사람의 체질에 맞아 불편함을 없애준다면 그것이 보약이다. 보약이라는 개념을 좀 더 폭넓게 봐야 한다는 뜻이다. 어떨 땐 따뜻한 말 한마디가 보약이 되기도 한다.

항상 피곤하고 온몸이 아프다는 주부가 내원했다. 갖가지 검사를 해봤지만 원인을 알 수 없으니 보약이라도 지어달라는 것이다. 특히 집에만 들어가면 가슴이 답답하다고 했다. 의사인 내 눈에 그녀는 남성성이 강했고 성격도 아주 예민해 보였다. 첫 질문으로 직업이 있느냐고 물었더니 대뜸 눈물을 보이는 것이 아닌가. 사연인즉슨 결혼 전에는 유능하다는 소리를 듣는 학원 강사였는데 남편의 반대로 직장을 그만두고 전업주부로 지낸다는 것이다.

보약 이전에 환자가 자신의 가치를 발휘할 수 있도록 해주어야겠다는 생각이 들었다. 나는 환자에게 자세한 설명과 함께 '선생님' 소리를 들을 수 있는 일을 해보라고 권했다. 얼마 뒤, 그녀가 다시 찾아왔다. 예전과 달리 안색도 좋고 얼굴에 생기가 돌았다. 자신이 다니는 교회에서 주일학교 선생님을 하게 되었다는 것이다. 바깥일을 열심히 하고부터는 여기저기 아프고 불편했던 것들이 싹 사라졌다는 얘기다. 결국 그녀에겐 '일을 갖는 게 좋겠다'는 말 한마디가 보약이 된 셈이다.

보약이란 개념 자체가 이렇게 폭넓듯이 보약의 종류 또한 다양하다. 열 사람이면 열 가지 보약, 백 사람이면 백 가지 보약이 있다. 인삼, 녹용, 십전대보탕 등이 흔히 알고 있는 처방이지만, 사실 한의학에서 처방 종류는 수만 가지이고, 이것들도 각 개인에 따라 달리 처방되어야 한다. 모든 사람에게 녹용이 좋은 것도 아니다.

편의상 보약은 보기약補氣藥, 보혈약補血藥, 보음약補陰藥, 보양약補陽藥으로 나눌 수 있다. 보기약과 보양약, 보혈약과 보음약을 같은 개념으로 해석할 수도 있다. 보기약과 보양약은 양기陽氣가 부족하여 몸이 불편할 때 쓰는 보약이다. 주로 얼굴빛이 창백하거나 눈에 정기가 없고 살이 찐 사람들 가운데 양기 부족으로 인한 허약 증상이 많이 나타난다.

수험생이나 뚱뚱한 중년 여성들이 낮에 꾸벅꾸벅 조는 것, 늘 무기력하고 모든 일에 자신이 없으며 겁이 많고 소심한 것, 고무풍선이 부풀 듯 체중은 늘어나지만 오히려 기운은 더 없어지는 것 등, 이런 현상들은 모두 양기가 부족해서 생기는 것으로, 보기약이나 보양약을 투여하면 불편한 증상들이 개선된다. 대표적인 약으로는 인삼이 중심이 된 '사군자탕'을 들 수 있다.

보혈약과 보음약은 음혈陰血이 부족할 때 이용한다. 보통 얼굴빛이 검으면서 몸이 마른 체질들에게 많이 쓰인다. 음혈이 부족하면 몸이 자꾸 마르면서 오후가 될수록 더 피곤해지고 정신을 차리지 못한다. 그러다가 밤에는 정신이 맑아지면서 잠이 오지 않아 괴롭다. 음혈은 밤에 충분한 수면을 취함으로써 채워지는데, 이것이 제대로 이루어지지 않으니 몸이 고단할 수밖에 없다. 또한 노인이 되어 허리가 구부러지는 것도 음의 부족으로 나타나는 현상이다. 이럴 때 쓰는 대표적인 약은 숙지황이 중심이 된 '사물탕'이다.

이처럼 보약은 체질과 증상에 따라 달리 써야 하므로 전문가의 정확한 진료가 우선되어야 한다. 섣불리 짧은 지식으로 덤벼들었다가는 몸에 좋으라고 먹는 보약이 독약이 될 수도 있다. 모두가 알고 있는 보약인 인삼과 녹용도 마찬가지다. 체질과 증상에 맞추어 쓰지 않으면 부작용을 일으키는 경우도 있다.

생긴 대로 약을 써야 한다는 형상의학적인 관점에서 볼 때, 인삼은 피부색이 희고 비교적 뚱뚱한 체질의 사람들에게 좋은 효과를 발휘한다. 피부색이 검고 살이 없는 체질이 인삼을 복용하면 오히려 좋지 않다. 때로는 숨이 차는 천식이 되기도 하고 두통을 일으키며 피부에 붉은 반점이 나타나기도 한다. 특히 인삼의 경우, 여러 가지 다른 한약재와 혼합해서 투여할 때는 부작용이 덜하지만 '독삼탕'이라고 해서 인삼 한 가지만을 달여서 복용하면 부작용이 더 심할 수 있으므로 아주 조심해야 한다.

녹용은 대체로 뼈가 굵은 체질들에게 효과가 좋다. 녹용은 어린아이들에겐 '인신의 근본'을 튼튼하게 하고, 성인들에겐 보정補精을 시키고 골수를 튼튼하게 한다고 알려져 있다. 뼈가 굵은 사람은 대부분 과할 정도로 일을 열심히 하는 경향이 있어 뼈에 쉽게 손상이 갈 수 있다. 바로 이럴 때 녹용을 쓰면 좋다. 또한 녹용은 안태安胎의 성약聖藥이라 해서, 한의사의 정확한 진료에 따라 임신 중에 한약에 넣어 복용하면 건강한 아이를 출산할 수 있다.

아무리 좋은 명약이라 해도 체질에 맞지 않으면 아무 소용이 없다. 아니 오히려 해가 될 수도 있다. 함부로 보약을 복용해서는 안 되는 이유다.

06

그 형形에
그 병病이 온다

 40대 후반의 이 씨는 요즘 걱정이 많아 밤잠을 설치고 있다. 회사
는 구조조정이다 뭐다 해서 어수선하고, 재작년에 전세를 놓았던 집
의 세입자는 전세금을 돌려달라고 난리였다. 전세는 나가지 않고 수
중에 현금도 없으니 하루하루 속만 탔다. 너무 속을 끓인 탓인지, 마
치 심장병에라도 걸린 듯 가슴이 두근거리고 불편했다. 눈도 충혈되
면서 깔깔한 느낌과 함께 눈물이 자꾸 났다. 무얼 먹어도 입이 썼고
목에 가시가 걸린 듯 따갑고 답답했다.

 이 씨는 어렵게 휴가를 내서 병원에 가보기로 마음을 먹었다. 그런
데 안과에 가야 할지, 내과에 가야 할지, 이비인후과에 가야 할지 가

늠이 되지 않았다. 한참을 망설이던 그는 종합 클리닉을 찾았다. 1층부터 4층에 걸쳐 이곳저곳을 들른 그의 손에 묵직한 약 봉지가 3개 쥐어졌다.

서양 의학에서는 여러 증상이 한꺼번에 나타나더라도 통증 부위에 따라 따로따로 진료를 받아야 한다. 하지만 한의학은 병증을 하나하나 분리해서 보지 않는다. 질병이란 몸속 오장육부와 유기적인 관계 속에서 발현되는 것이라 보기 때문이다. 이 씨에게 나타나는 가슴 두근거림과 눈의 통증, 입맛이 쓴 것, 목의 불편함은 모두 하나의 원인에서 비롯되었다. 즉 심장의 화火가 과하게 쌓일 때 나타나는 증상이다.

좀 더 자세히 설명하자면, 한의학에서는 정신 기능을 담당하는 기관이 뇌가 아니라 심장이라고 본다. 그러니까 이 씨의 병은 일종의 신경성 질환으로, 불안초조한 상태가 계속되거나 신경을 지나치게 많이 써서 나타난 심장 기능의 이상이다. 심장이 제 기능을 다하지 못하면 심장과 연관된 기관에 병증이 나타나는데, 입맛이 쓰다는 것은 혀와 심장이 밀접한 관계에 있기 때문이다. 입맛이 쓴 것은 특히 심장에 열이 많이 쌓였다는 증거다. 눈이 충혈되면서 까끌까끌하고 눈물이 나면서 아픈 것도 심장의 화 때문이다. 눈, 목, 입의 증상이 아니라 심장에 쌓인 화부터 다스려야 한다.

자동차는 내부 기관에 이상이 생겼을 때 경고등이 켜진다. 눈으로 확인되지 않는 내부의 이상을 미리 알려주어 사고를 방지하기 위해서다. 우리 몸도 다르지 않다. 병에 걸렸다는 것은 오장(간장, 심장, 비장, 폐장, 신장)과 육부(담, 위, 대장, 소장, 방광, 삼초)에 이상이 생겼다는 것인데, 이렇게 되면 몸의 여기저기에 빨간 경고등이 켜진다. 이 씨에게 나타난 눈과 목의 증상과 입맛의 이상 증세가 경고등인 셈이다.

특히 얼굴에 있는 눈, 귀, 코, 혀, 입술의 다섯 기관은 오장의 건강을 표시해주는 바로미터다. 『황제내경』「영추」편은 얼굴의 다섯 기관과 오장과의 상관관계를 이렇게 설명하고 있다.

- 코는 폐에 속한 기관이므로 폐에 병이 생기면 숨이 차고 코를 벌름거리게 된다.
- 눈은 간에 속한 기관이므로 간에 병이 생기면 눈시울이 퍼렇게 된다.
- 입술은 비장에 속한 기관이므로 비장에 병이 생기면 입술이 누렇게 된다.
- 혀는 심장에 속한 기관이므로 심장에 병이 생기면 혀가 뻣뻣하게 오그라들어 짧아지고 광대뼈 부위가 벌겋게 된다.
- 귀는 신장에 속한 기관이므로 신장에 병이 생기면 광대뼈 부위와 얼굴이 검어지고 귀가 몹시 마른다.

이렇게 5개 기관의 생김새와 상태를 보면 병을 찾아낼 수 있다. 즉 생긴 대로 병이 오는 것이다. 한의학에서 얼굴과 오장육부의 관계를 그림으로 표현한 것이 『동의보감』의 '관형찰색도觀形察色圖'와 장개빈의 '장부색현면부도臟腑色見面部圖'이다. 두 가지 그림은 장기와 얼굴 부위의 관계를 보는 관점에 따라 조금씩 차이가 난다.

얼굴뿐만 아니라 신체의 각 부위와 전체적인 피부색도 우리 몸의 건강 상태를 반영한다. 예를 들어 옆구리와 겨드랑이는 간담의 상태를, 허리는 신장의 상태를, 살은 비위의 상태를, 근육은 간의 상태를 반영한다. 이제부터 이런 상관관계를 자세히 알아보고 이를 통해 몸에 나타나는 다양한 증상들이 어떤 원인에서 비롯되는지를 살펴볼 것이다. 특히 그동안 직접 치료했던 임상 사례를 통해 보다 쉽게 설명할 예정이다.

CHAPTER
-02-

생긴 모습이
곧 체질이다

01

나는 어떤 동물을 닮았을까?
: 어조주갑 분류법

한의학의 수많은 이론 중에는 사람의 체질을 동물의 형태에 빗대 분류하는 방법이 있다. 바로 어류, 조류, 주류, 갑류 구분법, 즉 어조주갑류魚鳥走甲類이다.

짐작하듯이 어류는 물고기, 조류는 새, 주류는 말과 같은 짐승, 갑류는 거북이를 말한다. 목화금수의 속성에 따라 동물 분류에 적용했던 내용을 사람의 형상 구분과 진단, 치료에 활용할 수 있게 발전시킨 것이다. 지금부터 네 가지 유형에 대해 자세히 알아보자.

어류: 입이 튀어나온 모습에 맺고 끊음이 확실

'어류魚類'는 그 생김새나 성질이 물고기와 많이 닮았다.

대체로 얼굴색이 검고, 입이 아주 발달되어 앞으로 튀어나온 듯 보인다. 걸음을 걸을 때 엉덩이를 약간씩 흔들면서 걷는 특징이 있다. 흑인들을 떠올리면 될 것이다.

이런 부류의 사람들은 무척 영특하여 똑똑하다는 소리를 많이 듣는다. 행동은 느린 듯 재빠르며, 겁이 많고 잘 놀란다. 이는 물고기의 행동 특성을 생각하면 금방 이해할 수 있다. 수족관의 물고기들을 가만히 살펴보면, 한참을 죽은 듯 가만히 있다가도 갑자기 몸을 돌려 재빨리 헤엄친다. 이와 마찬가지로 행동이 느린 것처럼 보여도 막상 어떤 일을 시작하면 타의 추종을 불허할 만큼 신속하게 움직인다.

또한 어류는 성격상 아주 냉정하고 몹시 차다. 자신과 관계없는 일이라 생각하면 냉정하게 돌아선다. 부정적으로 비칠 수도 있지만, 바로 이런 특성 때문에 일 처리에 있어서 맺고 끊음이 분명하여 사회에서 인정을 받는다.

어류는 오행 중에서 수水의 성질을 띠는데, 수는 신장과 연결되어 있다. 따라서 신장의 허실에 따르는 여러 가지 질환으로 고생하는 경우가 많다. 헛배가 부르고 소화가 잘 안 되며 변비로 고생하기도 한다. 평소보다 과로하면 금방 피로를 느끼고 허리가 자주 아프다. 뒷목과 어깻죽지가 아프고 입에서 냄새가 날 때도 많으며 입에서 짠맛이 난다고 호소하기도 한다. 또 불면증이나 어지럼증으로 고생하기도 한다.

이렇게 신장이 상하기 쉬운 어류들은 지나친 성생활과 과로를 피해야 한다. 또한 땀이 났을 때 찬물로 목욕을 하거나 축축한 땅에 오래 앉아 있는 것도 피해야 한다. 잘못하다가는 신장이 상해서 질병이 찾아오기 때문이다.

신장을 따뜻하게 해서 신수기腎水氣를 보하려면 신장의 모양과 비슷하게 생긴 오미자를 달여 먹으면 좋다. 소의 콩팥도 신을 보해준다. 밤을 구워서 수시로 먹는 것도 좋고 검정콩에 소금을 넣어 삶아 먹어도 좋다. 아니면 산수유를 달여 먹거나 굴, 조갯살을 삶아 먹는 방법도 있다.

조류: 입이 작고 눈이 동그란 모습에 완벽주의 성향

생김새와 성향이 오행 중 화火에 가까운 '조류鳥類'는 하늘을 나는 새와 비슷한 생김새와 특성을 지니고 있다. 우선 생긴 모습을 보면, 입술이 얇고 작으며 하관이 좁고 뾰족하다. 눈은 아주 동그랗고 눈동자에서 빛이 난다. 시각이 발달해 많은 군중 속에서도 사람을 잘 찾는다. 마치 새의 가슴처럼 흉골이 약간 앞쪽으로 불거져 있고 얼굴이 붉은 경우가 많다.

조류는 대부분 성격이 불같이 급하다. 무슨 일을 하든 꾸물대는 법이 없고 신속 정확하게 해치운다. 약속 시간이나 약속한 일에 대해선 칼로 무릎 베듯 한 치의 어김도 없이 반드시 지키고야 만다. 예의범절 또한 깍듯하다. 또 가만히 있질 못하고 뭔가를 해야 직성이 풀린다. 이렇게 성격이 불같이 급하면서 동시에 정확해야 하므로, 스스로 마음이 편치 못할 때가 많고 가슴이 자주 두근거린다. 그러면서도 언제나 웃는 모습이다.

조류는 오행의 원리상 심장과 밀접하게 관련되어 있다. 흔히들 화병을 '심화心火병'이라 하고 '심화가 끓어오른다'라고 표현하는 것도 심心과 화火가 밀접하게 관련되어 있기 때문이다. 조류가 잘 웃는 것은 심心이 실하기 때문이다. 그래서 가슴 두근거림 등 심장병이 오기 쉽다.

마음이 편치 못하고 항상 불안 초조하므로 신경성 질환으로 고생한다. 잠이 없는 편이고, 식욕도 없어 먹는 것에 관심이 없다. 또 변비의 경향이 있으며 허리와 다리가 잘 아프다. 화는 오르는 성질이므로 조류는 높은 곳을 좋아한다. 이상이 높고 자기가 제일이라 생각한다. 그래서 남 아래에서 일하거나 누가 뭐라 간섭하고 억압하는 것을 제일 싫어한다. 가능하면 밖이 내려다보이는 높은 곳에 사는 것이 좋다.

가슴, 잔등, 어깻죽지 사이가 아플 때도 있고 허리와 잔등이 맞당기면서 아프기도 하다. 그런데 조류의 경우 어깨가 아프기 시작하면 잘 낫지 않는 특징이 있다. 이는 조류의 근본을 이루고 있는 심장에 깊은 병이 들었기 때문이다.

이렇듯 조류는 심장과 깊은 관계에 있으므로 평소 생활할 때 심기를 안정시키고 심장을 보하도록 신경을 써야 한다. 심장의 기능을 도와주는 식품으로는 연자(연씨), 밀, 달걀, 살구, 씀바귀, 붉은 팥 등이 있다. 연자는 심장을 도와주고 마음을 안정시키며 심기를 원활히 순환하도록 도와준다. 달걀은 마음을 진정시키는 효과가 있는데, 특히 달걀흰자는 명치 아래에 있는 열을 없애준다.

주류: 몸체에 비해 팔다리가 길고 다정다감한 성격

오행 중 목木에 가까운 '주류走類'는 네 발로 잘 달리는 동물의 성향과 비슷하고 냄새를 잘 맡는다는 특징이 있다. 얼굴형은 갸름하고, 코가 길쭉하게 크고, 눈꼬리가 위로 들려 있다. 위로 치켜 올라간 눈꼬리 때문에 약간 신경질적으로 보인다. 또한 서양인처럼 몸체에 비해 팔다리가 길고 털이 많은 편이다. 전체적으로 보아 늘씬한 체형이다.

이런 부류의 사람들은 주류답게 달리기뿐 아니라 모든 운동에 능하다. 그런데 성격이 급하고 예민해서 화를 잘 내고 항상 무엇엔가 쫓기듯 불안해하는 경향이 있다. 그렇지만 한편으로는 인정이 많고 자식을 매우 사랑한다. 또한 슬기롭고 꾀가 많다. 성격이 강직하고 추진력도 있다. 결론적으로 화를 잘 내기도 하지만 너그러울 때는 한없이 너그럽고 따뜻한 사람이다.

주류는 간목肝木이라 해서 간 쪽으로 병이 올 가능성이 크다. 간은 근육을 주관하므로 근육 질환으로 고생하는 경우도 많다. 또 몸에 털이 많다는 것은 몸에 습열이 쌓이기 쉽다는 뜻이므로, 이로 인해 류머티즘이나 허리나 다리의 병이 오기 쉽다.

따라서 평소에 결명자나 냉이씨, 복분자, 산수유, 더덕, 모과, 밀 등을 자주 섭취하여 간기肝氣를 보해주면 좋다. 결명자는 간에 문제가 생겼을 때 열을 내리고 간을 보하는데, 연한 줄기와 잎으로 나물을 만들어 먹어도 된다. 모과는 간으로 들어가서 힘줄을 풀어주고 피를 보하는 역할을 하며, 냉이씨는 간기가 막힌 것을 치료하고 눈을 밝게 한다.

갑류: 목이 짧고 어깨가 넓은 체형에 아이디어맨

생김새와 특성이 오행 중 금金에 가까운 '갑류甲類'는 거북이와 비슷한 유형이다. 생김새를 보면 목이 짧고 어깨는 넓은 편이다. 얼굴은 대체로 둥글넓적하게 생겼고 피부색이 흰 편이다.

갑류의 사람들은 의리가 있고 기세가 등등하며 영감과 상상력이 탁월하다. 그래서 주위 사람들로부터 아이디어맨이라는 얘기를 자주 듣는다. 새로운 일을 기획하고 추진하는 데도 탁월하며 사람을 잘 이끈다. 그러나 쉽게 우울해지는 성격이라 가끔은 혼자 있기를 원하고 눈물도 많다. 때로는 숨고 뒤로 물러나는 성향이 있어 게으르고 진취성이 결여된 것처럼 보이기도 한다.

'폐금肺金'이라 하여 갑류의 사람들은 폐와 관련된 호흡기 계통에 병이 오기 쉽다. 감기가 들어도 기침을 유난히 많이 하며, 약간만 심해져도 천식이 되어버린다. 또 폐는 인체의 피부를 주관하기 때문에 피부병이 잘 생기는데, 한 번 생긴 피부병이 쉽게 낫지 않는다는 특징이 있다. 어깨 역시 자주 아픈데 이 또한 잘 낫지 않는다. 우울해지기 쉬워서 우울증을 위시한 신경성 질환에도 취약하다.

갑류의 경우, 도라지를 상복하면 폐기肺氣를 고르게 해주므로 아주 좋다. 특히 폐에 열이 있어 숨이 찰 때는 도라지를 가루 내어 먹거나 달여 먹으면 효과를 볼 수 있다. 오미자를 차나 알약으로 만들어 수시로 먹어도 좋다. 귤껍질을 가루 내어 먹거나 달여 먹어도 폐기의 순환이 원활해진다. 호두, 복숭아, 우유, 기장쌀, 살구씨도 폐에 좋은 식품이다.

어류 여성의 만성피로

39세의 여성이 내원했다. 이혼한 지 2년쯤 되었다는 그녀는 요즘 들어 땀을 많이 흘리고 몸이 굉장히 무겁고 나른해서 아침이면 일어나기 힘들 정도라고 호소했다. 게다가 허리도 아프고 입병이 자주 난다고 했다.

"집에만 들어가면 가슴이 답답해요. 심장이 두근두근할 때도 있고, 특별히 걱정되는 일도 없는데 불안 초조하고요. 게다가 오른쪽 무릎에 멍울 같은 게 잡히는데 왜 그럴죠?"

그녀는 몸에 비해 머리가 컸으며 골격도 크고 단단했다. 또 입이 앞으로 튀어나온 것으로 보아 어류형에 속하는 체질이었다. 이마와 광대뼈 부위엔 기미가 많이 올라와 있었고 눈은 유난히 반짝반짝 빛났다.

맥을 짚어보니 비장에서 떨어졌는데, 이는 그곳의 기혈이 순조롭게 운행되지 못함을 뜻한다. 어류형이면서 기혈의 운행이 나쁘고 얼굴에 기미가 있는 것으로 볼 때, 아무래도 한습寒濕에 상한 듯싶었다. 지난해 겨울 이후로 증상이 심해졌다고 말하는 것으로 보아 거의 틀림없어 보였다. 한습으로 인한 불편한 증상을 없애기 위해 '오적산'을 체질에 맞게 가미하여 투여했는데 예상 외로 빨리 효과가 나타났다. 광대뼈 부위에 끼어 있던 기미가 점점 옅어지면서 다른 증상들도 많이 호전되었다.

사실 이 경우는 혼자 사는 여성들에게 흔한 증상들과 많이 일치했기 때문에 '시호억간탕'을 쓸 수도 있었다. 하지만 그녀의 외모가 어류형이었음을 중요하게 보고 그에 따라 처방한 사례이다.

조류 남자아이의 소변 불통

소변 문제로 고생하는 8세 남자아이 이야기다. 소변이 보고 싶은데 잘 안 나온다는 것이다. 잠을 자려고 누웠다가도 소변보러 화장실을 들락거리고, 고추가 아프다고 할 때도 있다고 한다. 그 외에도 자다가 쥐가 나거나 저린 증상이 있고, 칵칵대며 가래를 자주 뱉고 토하기도 한다는 것이다. 엄마 말에 따르면 깜짝깜짝 잘 놀라는 성격이라고 한다.

아이들이 소변이 안 나온다고 울고불고하면 여간 당황스러운 일이 아니다. 검사를 해도 원인이 나오지 않는다. 밤에 오줌을 가리지 못하는 아이들은 많아도 이렇게 잘 안 나온다는 경우는 흔치 않은데, 최근 임상에서 증가하는 추세다. 대개 이런 증상은 노인들에게서 자주 관찰되는데, 같은 증상을 보이더라도 아이와 노인의 경우 원인이 다르다.

어린이 소변 불통의 원인은 크게 3가지로 구분된다.

첫째는 선천적으로 방광이 약한 경우이다. 앞에서 설명했듯이 콧구멍이 드러나 보이는 아이들에게 자주 나타나는 증상으로, 소변을 참지 못하거나 지리는 경우도 있고 소변이 잘 안 나온다고 하는 경우도 있다. 이때 방광을 튼튼하게 하는 한약을 투여하면 저절로 치료된다. 체질적 흠을 보완해주는 처방이라 하겠다.

둘째는 하초에 열이 찬 경우이다. 하초에 열이 차면 소변색이 붉어지거나 소변이 원활하지 않다. 선천적으로 허약한 아이들에게 나타나는 현상으로, 화성을 띤 경우가 많다(화성이란 예쁘고, 눈이 동그랗고, 코가 오똑하거나, 윗입술이 들리거나, 웃을 때 잇몸이 드러나는 것을 말한다).

셋째는 혈이 부족해서 기의 운행을 방해하는 경우이다. 너무 마른 아이, 눈이 크거나 입술이 두툼한 아이들이 여러 가지 이유로 체력이 저하되면 소변에 이상이 나타난다. 음허陰虛하면 소변에 이상이 나타난다는 이야기가 여기에 해당한다. 변비로 고생하거나, 멍이 잘 들거나, 허리와 다리가 아프거나, 배가 아프거나, 입술이 마르고 트는 증상들이 동반된다.

내원한 8살 남자아이의 생긴 모습을 보니 코와 윗입술이 들려 있었다. 화火의 성향을 가진 아이로 체형 역시 조류형이었다. 심장이 허해서 소변이 잘 안 나오는 것으로 판단해 '적복령탕'을 투여하였다. 효과는 아주 좋았다. 소변을 잘 보게 된 것뿐 아니라 여러 불편하던 증상들도 전반적으로 좋아졌다. 어린아이의 경우는 이렇게 체질적 흠을 보완해주는 것이 가장 확실한 치료법이다.

―――― *Case 03* ――――

조류 남성의 등과 가슴 통증

올해 60이 되었다는 박 씨가 부인과 함께 진료실로 들어섰다. 어디가 불편해서 왔냐는 질문에 그는 잔뜩 찡그린 얼굴로 대답했다.

"얼마 전부터 오른쪽 갈비뼈 아래가 가끔씩 끌어당기는 것처럼 불편하기 시작했어요. 그러더니 요즘은 가만히 앉아 있을 때도 자꾸 아프네요. 지난번엔 밥 먹다가 갑자기 등이 땅기고 아파오는 바람에 그 자리에 한참을 누워 있기도 했어요. 근데 통증이 올 때 손을 대고 누르면 좀 편해집니다."

우선 환자의 생김새를 살펴보았다. 작은 키에 뾰족한 턱, 입술은 얇았고 동그란 눈이 반짝반짝 빛났다. 전체적으로 상당히 예민하고 급한 성격에 빈틈없어 보이는 인상이었다.

"성격이 무척 급하실 것 같군요. 또 매사에 철저해서 남한테 싫은 소리는 절대로 듣기 싫어하는 편이고요. 물론 다른 사람에게 싫은 소리 하는 것도 좋아하지 않으실 텐데요."

이렇게 물어보자 환자 본인은 아무 말 없이 고개만 끄덕이는데, 옆에 있던 부인이 호들갑스럽게 "그냥 급한 정도가 아니라 뭐라도 쫓아오는 듯 서두른다"고 대답했다.

생김새와 성격으로 보아 박 씨는 조류에 속했다. 조류형은 성격이 몹시 급하면서도 동시에 꼼꼼하고 철두철미해서 스스로 스트레스를 많이 받는 타입이다. 게다가 싫은 소리를 하기도 싫고 듣기도 싫어하니 혼자 속을 끓이는 일이 많을 수밖에 없다. 환자의 유형을 정확히 파악하기 위해 다시 한 번 물어보았다.

"약속 시간엔 꼭 미리 가서 기다려야 직성이 풀리고, 한 번 약속한 일은 목에 칼이 들어와도 반드시 지키는 성격이시죠? 먹을 게 있어도 절대 혼자 먹지 않고요."

박 씨는 얼굴만 보고 어떻게 알았냐는 표정으로 그렇다고 대답했다. 박 씨의 맥을 짚어보니 방광이 좋지 않은 걸로 나왔다. 환자에게 방광과 관련된 몇 가지 증상을 물어보니 모두 그렇다고 고개를 끄덕였다. 확진을 위해 마지막 질문을 던졌다.

"혹시 소변보는 데 불편한 점은 없습니까?"

박 씨는 소변을 자주 보고 밤에 자다가도 두 번 이상 소변을 보기 위해 일어난다고 대답했다. 여러 정황으로 보아 심장 기능이 약해지면서 전신의 기운이 떨어져 있다고 판단되었다.

원래 조류는 체질상 심장 쪽으로 병이 오기 쉽다. 그런데다 급한 성격에 매사 빈틈없어야 하니 스트레스를 받게 되고, 그것이 심폐心肺 기능을 상하게 한 것이다. 심폐란 자동차의 엔진과 같아서, 여기에 문제가 생기면 전체적으로 기력이 떨어지면서 기氣의 순환이 제대로 이루어지지 않는다. 기가 순환되지 않고 상초 上焦(인체를 3등분했을 때 가슴 이상 부위)에 맺히면 옆구리나 등, 가슴 등이 결리고 아프다. 박 씨의 경우가 그런 경우였다. 나이로 보아 심장이 허해서 나타나는 현상으로 보고 '천왕보심단'을 투여했고 좋은 결과를 볼 수 있었다.

Case 04

조류 수험생의 불안증

학교에서 반장을 맡고 있다는 고3 수험생 소녀가 엄마와 함께 내원했다. 첫눈에도 똘똘하고 당차 보였다. 그런데 학생의 엄마는 아이가 학교에서는 씩씩한 척하는데 집에만 오면 통 말이 없고 제대로 먹지도 않으면서 맨날 아프다고 하니 걱정이 많다고 했다. 구체적으로 어디가 어떻게 아프냐고 물으니 가슴이 항상 두근거리면서 답답하고 불안하다고 했다. 조금만 신경을 써도 금방 체하면서 명치끝이 아프고 어지러울 때가 많다는 것이다. 게다가 생리 주기도 불규칙하다고 했다.

여기 오기 전에 들른 병원에서는, 수험생에게 흔히 나타나는 신경성 질환으로 보고 올해만 잘 넘기면 된다고 한 모양이었다. 하지만 내가 보기엔 일시적인 현상이 아니었다. 기질상 늘 안고 있던 문제가 고3이 되어 표면화된 것이니 반드시 치료가 필요했다.

학생의 모습을 살펴보니 이마가 넓은 데 비해 턱은 좁고 뾰족했다. 또 미간에는 여드름 같은 것이 많이 돋아 있었다. 입은 작고 얇으면서 야무져 보였고, 마치 새가슴처럼 가슴이 약간 앞으로 나왔다.

내가 가장 유심히 본 것이 넓은 이마와 미간의 여드름 같은 것이었다. 이마가 넓다는 것은 꿈과 야망이 남다르다는 의미다. 다시 말해 욕심과 샘이 많다는 것이다. 그러니 일이 자기 뜻대로 안 되면 심기가 불편할 수밖에 없다. 마음이 편치 않으니 미간에 뭔가가 잔뜩 돋은 것이다. 사람의 미간은 속마음을 겉으로 드러내는 기상대 역할을 한다. 속상하고 화났을 때 얼굴을 찡그리면 제일 먼저 미간에 주름이 잡힌다.

맥을 짚어보니 매우 울鬱했다. 심기가 몹시 불편한 상태라 판단해, 마음을 가라앉히고 심기를 다스려주는 '향사평위산'을 처방했다. 그 후 학생의 어머니로부터 가슴 두근거림도 없어지고 몸이 좋아져서 전보다 더 열심히 공부한다는 소식을 들을 수 있었다. 그런데 어머니가 이런 말을 덧붙였다.

"혹시 공부 잘하게 하는 약도 있냐고 옆집 엄마가 물어봐 달래요."

세상에 그런 약이 어디 있겠는가. 다만 너무 긴장한 나머지 시험을 망치는 아이들에게 심지불령心志不寧(중요한 일이 닥치면 긴장하고 과민성대장, 수족다한증, 두근거림, 건망증 등이 생기는 증상)을 치료하는 한약을 투여하면 도움을 받을 수 있다. 이런 증상도 조류형 체질에 많은 것이 특징이다.

주류 여학생의 생식기 주변 습진

여러 환자들을 대하다 보면, 환부의 위치나 증상에 따라 증세를 숨기는 경우가 있다. 특히 미혼여성이 생식기에 문제가 생겼을 때 그렇다.

얼마 전 의대를 다닌다는 여학생이 어머니와 함께 내원했다. 키는 165센티미터에 몸무게 45킬로그램의 날씬한 체형이었고, 코가 오똑하면서 살이 없고 허리가 길게 빠진 전형적인 주류형이었다.

주류형이란 나무가 쭉쭉 뻗어 올라간 모양새처럼 일자형으로 늘씬하게 생긴 사람을 말한다. 나무의 속성대로 매사에 정직하고 곧은 성격이어서 염치없는 짓은 도무지 하지 못한다. 또 남이 염치없는 행동을 하는 꼴도 못 봐준다. 그런데 목木에 해당하는 장기는 간이므로 항상 간을 조심해야 하고, 증상들이 복합적으로 나타날 때도 간을 염두에 두어야 한다. 여학생은 평소 소화가 잘 안 되고, 가끔씩 몸을 꼿꼿하게 펴기 힘들 때가 있다고 호소했다. 그녀는 근시라서 안경을 쓰고 있었는데 담음痰飮의 증상도 보였다.

진찰을 해보니 깔깔한 삽맥이 나왔다. 이는 스트레스로 인해 기氣가 울체된 상태로 여러 장기가 서로의 기능을 방해하고 있는 맥이다. 그리고 진맥 도중에 살펴보니 손바닥에 땀이 흥건했다. 손바닥의 땀은 위가 좋지 않거나 심장에 부담이 갈 정도로 긴장을 했을 때, 또는 진액이 샐 때 나타나는 증상이다.

복진을 해보니 아픈 부위는 오목가슴, 즉 위가 아닌 명치였다. 한방에서는 이 부분이 아픈 것을 심구작통心口作痛이라 하여 마음이 편치 못해서 일어나는 현상으로 본다. 과중한 공부로 인한 스트레스 탓이라고 짐작되었다.

"여기 오기 전에 피부과에 다녀왔어요. 엉덩이 쪽에 습진이 생겨서요."

어머니는 왜 이렇게 병치레가 잦은지 모르겠다며 한마디 거들었다. 곧장 본원으로 왔으면 다른 증상들과 피부병을 한꺼번에 치료할 수 있었을 텐데, 아마도 피부 질환은 한방으로 고칠 수 없다 싶어 피부과와 한의원을 따로 찾은 것 같았다. 환자에게 습진이 어디에 있냐고 물었지만, 항문 가까이의 엉덩이 부분이라고만 할 뿐 자세히 말하려 들지 않았다. 아무래도 좀 더 정확한 진찰이 필요할 듯싶어 한사코 꺼려하는 환자에게 환부를 보여 달라고 했다.

예상대로 환부는 항문과 생식기 주변이었으며 질로도 연결되어 있었다. 며칠간 양약을 바른 탓에 상처는 많이 말라 있었지만 음부에서 시작된 상처가 확실했다. 간에 습열이 맺혀 나타나는 증상으로 판단되어 다시 학생에게 물었다.

"질 주변이 축축하면서 콧물처럼 뭉클뭉클한 냉이 나오지 않았어요?"

학생은 그렇다고 대답하면서, 그제야 아래가 가렵고 습하며 진물이 나기도 한다고 말했다.

이러한 증상은 간장의 습열로 인한 생식기 이상에서 비롯된다. 바로 그 형에 그 병이 온 것이다. 대개 주류는 간 계통에 병이 오기 쉬운데, 간경맥은 아랫배와 생식기에 연결되어 있으므로 스트레스나 과로로 인해 간에 습열이 생기면 생식기 쪽으로 반응이 나타나기 마련이다. 얼마 전 음경이 짓무르고 고름이 차는 심각한 증상을 가진 주류형 남자 환자를 치료했는데 이번 경우와 유사한 사례다.

대개 간장에 습열이 있으면 입이 쓰고 소변이 시원찮으며 옆구리가 걸리는데, 여학생도 같은 증상들을 호소했다. 그래서 간장의 습열을 치료하는 '용담사간탕'을 처방하여 꾸준히 복용토록 했다. 며칠 후, 증세가 빠른 속도로 호전되어 소화가 잘 되고 습진도 많이 좋아졌다는 소식을 들을 수 있었다.

흔히 생식기 질환(칸디다 질염, 요도염, 방광염 등)이나 성병, 피부병은 한방으로 고칠 수 없다는 생각들을 갖고 있지만, 환자의 체질을 정확히 파악하고 근본적인 원인을 찾으면 한의학적 치료가 오히려 더 큰 효과를 볼 수 있다.

주류 주부의 불면증과 천식

환자에게 어디가 불편해서 왔냐고 물었더니, 함께 따라온 다섯 살짜리 딸아이가 대뜸 이렇게 말하는 것이었다.

"우리 엄마는요, 매일 아프다고 화만 내요."

환자의 생김새를 보니 피부가 검고 눈꼬리가 위로 바짝 올라간 것이, 언뜻 보아도 보통 성질이 아닌 듯싶었다. 환자는 아이를 낳고 몸무게가 10킬로그램이나 빠졌는데, 그 후론 별것 아닌 일에 자꾸 신경이 곤두선다고 했다.

본인은 체중이 줄고 건강 상태가 나빠진 탓에 신경이 예민해졌다고 말했지만, 원래부터 그런 기질을 타고났기 때문에 그런 증상이 나타난 것으로 보였다.

"가슴이 두근거리고 답답해서 통 잠을 이룰 수가 없어요. 낮에는 목에서 카르르 소리와 함께 헛기침이 나고, 밤이면 노란 가래침까지 나와요. 작년 가을부터는 아예 천식에다 알레르기성 비염까지 생겼다니까요."

그 밖에 다른 증상은 없느냐고 묻자 손발이 차고, 여름인데도 땀이 안 나고, 허리가 뻐근하고, 아랫배가 묵직하면서 아프다고 한다. 또 냉이 심해서 어떨 때는 물처럼 주르륵 쏟아질 정도라고 했다. 이쯤 되면 모든 증상의 원인은 확실해진다.

이 여성은 팔다리와 목이 늘씬한 전형적인 주류형이다. 이런 사람들은 인정이 많고 운동을 좋아하며 냄새를 잘 맡는다는 장점이 있다. 하지만 성질이 급하고 예민하다는 단점도 갖고 있다. 그러다 보니 마음에 맺히는 게 많아서 항상 무엇엔가 쫓기는 것 같고 심리적으로 불안정한데, 이것이 바로 병의 원인이다. 심리적인 원인으로 육체의 병이 생긴다는 것을 믿지 않으려는 사람도 있으나 이는 분명한 사실이다.

게다가 이 환자의 생긴 모습은 남성성이 강해서 언제나 가슴이 두근거리고 답답한 담음의 증상이 나타나고, 그로 인해 불면증에 시달렸던 것이다. 이런 유형의 사람들은 관절에 병이 오기 쉬우므로 어깨, 허리, 무릎이 시원찮고 손발이 저리면서 항상 피곤한 것이 특징이다.

불면증과 천식이 가장 고통스럽다는 그녀에게 '가미이진탕'을 처방하여 다른 증세들까지도 다 좋아지는 효과를 보았다. 후일 건강을 회복한 그녀가 어떻게 다른 병까지 다 나을 수 있었는지 신기해하기에 "그건 보너스"라고 했더니 어찌나 호탕하게 웃던지 예전의 그 사람이 맞나 의심이 갈 정도였다.

갑류 여성의 숨이 차는 증세

가슴이 결리고 숨이 차서 고통스럽다는 38세의 여성, 황 씨가 내원했다. 일 년 전부터 가슴이 결리더니, 최근에는 숨이 차기 시작해서 종합병원에서 폐기능 검사와 심전도 검사까지 받았는데도 특별한 이상은 없다는 얘기였다.

그녀는 145센티미터의 키에 몸무게가 52킬로그램으로 좀 뚱뚱한 편이었으나 배는 나오지 않았다. 얼굴은 각이 진 사각형에 가까웠고 코는 약간 펑퍼짐했다. 피부색은 흰 편이었다. 언뜻 봐도 갑류형이었다. 자녀는 어떻게 되느냐고 물었더니 고등학생 아이가 하나 있고 소파수술을 세 번 했다고 대답했다.

본래 갑류형은 폐질환, 그러니까 기관지염이나 천식 등을 조심해야 한다. 더욱이 황 씨는 피부색이 희므로 폐의 건강에 신경을 많이 써야 하는 체질이다. 황씨처럼 얼굴이 각진 사람은 기氣가 맺혀 울체되기 쉬워서 화에 의한 병이 오기 쉽다. 기氣란 화의 싹이고 가슴은 기의 바다인 까닭에, 가슴이 결리고 숨이 찬 증상이 온 것이다. 한의학에서는 이런 증상을 '기천氣喘'이라 한다. 기천의 경우 호흡 곤란은 있어도 가래 끓는 소리는 없는 게 특징이며, 신경이 예민한 부인들에게 많이 나타난다.

기천 증상에 가장 좋은 치료는 약이 아니다. 약보다는 자신에게 맞는 운동이나 취미 생활을 통해 기를 풀어주는 것이 최선이다. 그러나 이런 방법으로도 되지 않을 때는 향부자, 소엽, 감초 등으로 이루어진 '정기천향탕'이나 '가미사칠탕'을 체질에 따라 가감해서 처방하면 효과를 볼 수 있다. 체질과 증상, 진맥을 종합해 황 씨에겐 '정기천향탕'을 썼고 좋은 효과를 보았다.

Case 08

갑류 여성의 두통

51세의 여성 정 씨는 가게를 운영하면서 아이들을 키우는 워킹맘인데, 한창 의욕적으로 살아갈 나이인데도 몸은 벌써 10년쯤 더 늙어버린 느낌이라고 하소연했다.

"4년 전쯤 겨울에 전철을 타려고 발을 디디는데 무릎이 뜨끔하더라고요. 그러더니 감각이 없어지면서 엉치부터 다리까지 팍팍하고 아픈 거예요. 그때부터 건망증도 심해진 것 같고, 저녁이면 몸이 너무 아파 손가락 하나 까딱 못 해요. 일을 조금만 해도 금방 몸살이 나고 작년부터는 이명까지 들리네요."

정 씨는 목이 짧고 어깨가 넓고 얼굴은 둥글넓적했다. 자세히 보니 잠시도 가만히 있지 못하는 성격인 듯했다. 없는 일도 만들어서 하는 사람이었다. 그러니 다른 사람보다 몸이 빨리 고장 날 수밖에 없다. 진맥을 해보니 맥이 위에서 떨어졌다. 늘 피곤하고 관절 마디마디가 좋지 않으며 눈이 침침하고 머리가 맑지 않은 체질이었다.

정 씨는 두통이 여간 심한 게 아니라고 했다. 한 번 아프기 시작하면 사나흘은 꼼짝없이 앓아누울 지경이라는 것이다. 열이 훅 났다 식었다 하거나 식은땀이 흐르지 않느냐고 물으니 그렇다고 고개를 끄덕였다. 거기에 덧붙여 목에 가래도 끼고 기침도 난다고 호소했다. 짚이는 데가 있어 입이 자꾸 마르지 않느냐고 물었다.

"마르다 뿐일까요. 열 받는 일이라도 있으면 입이 마르다 못해 말문이 막혀서 물을 떠다 놓고 마시면서 얘길 하는걸요. 숨도 콱콱 막힐 때가 있고, 놀라기는 어찌 그리 잘 놀라는지 문 닫는 소리에도 깜짝깜짝 놀라요."

이 정도의 증상이면 허로증虛勞症치고도 굉장히 심한 경우에 속한다. 사람은 나이가 들면 어쩔 수 없이 이곳저곳에서 고장 신호가 오게 마련이지만, 정 씨는 그 시기가 너무 빠르다고 할 수 있다. 바깥일에 집안일에 아이들 키우기까지 일이 너무 많은 데다, 타고난 성격상 가만히 있지 못하니 허로증이 빨리 찾아온 것이다. 기계를 쉴 틈 없이 돌린다거나 고장 난 기계를 계속 가동시키면 더 빨리 망가지는 건 정한 이치가 아니겠는가.

허로증의 여러 가지 증상을 보이던 정 씨에게 '가미인삼양영탕'을 처방하였다. 그리고 되도록 힘든 일을 피하고 부부관계를 자제하라고 일렀다. 하지만 워낙 가만히 있지를 못하는 성격인지라 꽤 오랜 시간 약을 복용해야 했다. 그래도 치료한 보람이 있어 지금은 자기 나이에 맞는 건강 상태를 유지하고 있다.

02

얼굴이 둥근가, 네모인가, 세모인가?
: 정기신혈 분류법

마흔이 되면 자기 얼굴에 책임을 져야 한다는 말이 있다. 사람의 표정에는 마음과 생각이 담기고, 지금까지 살아온 인생살이까지 배어 있기 때문이다. 더욱이 얼굴에는 몸속 오장육부의 건강 상태까지 드러나 있다. 한의학적으로도 얼굴 부위는 인체의 근본을 이루는 오장육부와 연결되어 있다고 본다. 『동의보감』에서도 이 점을 특히 강조하고 있다.

천중, 천정, 사공, 인당, 액각, 방광 부위에 나타나는 빛을 보면 병의 예후를 판단할 수 있다. 이곳은 생기가 드러나는 곳인데도 의사들이 잘 살피지 않는다.

천중天中은 코에서 곧장 위로 올라가 머리털이 난 짬을 말하며, 천정天庭은 이마, 사공司空은 이마의 바로 아랫부분, 인당印堂은 양쪽 눈썹 사이, 액각額角은 사공의 좌우 부분, 방광方廣은 양쪽 이마 모서리를 가리킨다. 얼굴은 생명의 근원이므로 의사들이 환자를 진찰할 때 반드시 살펴보아야 함을 강조한 말이다.

얼굴은 인체 내의 기와 혈이 운행하는 통로인 경맥들이 모였다 흩어지는 곳이기 때문에 손끝 발끝 등 몸의 구석구석까지 연결되지 않은 곳이 없다. 따라서 몸의 어딘가에 병이 들면 얼굴에 나타날 수밖에 없다. 경맥 중에서도 모든 양경맥이 머리까지 올라오므로 다른 신체 부위에 비해 얼굴은 추위에 잘 견디며 땀도 더 많이 흐르는 것이다. 이처럼 얼굴은 전신의 건강 상태를 살필 수 있는 신호등이다. 얼굴로 건강을 진단하는 데는 여러 가지 방법이 있다.

눈, 코, 귀, 입 등 얼굴의 각 부위별로 그 모양과 색을 살필 수 있으며, 전체적인 얼굴색으로 질병을 진단할 수도 있다. 여기서는 얼굴형만을 중심으로 살펴보려 한다. 얼굴색에 관해서는 피부색 부분에서 다룰 것이며, 얼굴의 각 부위도 따로 항목을 나누어 자세히 살펴볼 것이다.

많은 환자들을 보다 보면 얼굴형이 둥근가, 네모난가, 세모난가에 따라 성격도 다르고 질병의 종류도 상이하다. 생긴 대로 병이 오는 것이다. 주변에서 흔히 볼 수 있는 대표적인 얼굴형을 중심으로 자세히 알아보자.

얼굴이 동그랗다면, 정과형

동그란 얼굴형을 '정과精科'라고 하는데, 이런 유형은 대개 통통하게 살이 찌는 편이며 기색이 밝다. 성격이 낙천적이라 실의에 빠지지도 않는다. 성격도 원만하고 밝다. 웬만큼 심각한 일이 아니면 크게 상심하거나 고민하는 일이 없는데 무슨 일이든 긍정적으로 받아들이는 성향 때문이다. 움직이기를 싫어하는 경향이 있고 눕기를 좋아한다는 것도 특징이다.

정과형의 사람들은 몸이 잘 붓는데, 이는 원래 습濕이 많은 체질이라서 그렇다. 그래서 류머티즘 관절염도 오기 쉬우며 허리와 등이 아프다는 말을 입에 달고 산다. 특히 누설(몸 밖으로 영양분이 빠져나감)이 잘 되는 체질이므로 항상 당뇨병을 조심해야 한다.

정기를 보해주는 식품으로는 구기자, 산수유, 복분자, 참깨, 부추씨 등이 있다. 구기자는 정기를 보호하는 데 아주 좋은 식품으로 환으로 만들거나 술을 담가서 먹어도 된다.

얼굴이 네모라면, 기과형

얼굴이 사각이면서 각이 진 사람이 있다. 이를 '기과氣科'라고 하는데 기과형의 사람들은 한마디로 부지런한 노력가라 할 수 있다. 기氣는 한 곳에 머물러 있지 않고 계속 순환하는 성질을 갖고 있다. 체질적으로 기를 많이 지닌 기과형들 역시 항상 부지런히 일하고 끊임없이 노력한다. 주관이 뚜렷하고 절도가 있으며 신의를 잘 지킨다. 또한 그렇게 해서 기를 소모하고 순환시켜야 심신이 편안해진다.

기과형들은 기가 실하거나(이상 상태로 항진됨) 허한한(이상 상태로 쇠약함) 데서 오는 기병氣病을 많이 앓는다. 그런데 기병은 상대적으로 여자들에게 많이 나타난다. 남자는 양에 속하므로 기가 많아도 흩어지기 쉬운 반면, 여자는 음에 속해서 기를 만나면 막히는 일이 많기 때문이다.

기가 원활히 운행하지 못해서 생기는 것이 기병이다. 기가 울체되면 가슴이 더부룩하면서 아프고 배와 옆구리, 허리 쪽으로도 통증이 온다. 간혹 이유 없이 혼절하거나 목에 가래가 많이 끼고 몸 전체가 부어오를 때도 있다. 여성의 경우 기가 울체되면 어깨통증, 매핵기(목의 이물감), 자궁에 혹 같은 증상이 잘 생긴다.

폐는 기를 간직하는 곳이라서 기가 부족하면 천식이 오기도 하고 숨쉬기가 곤란하며 기운이 쭉 빠진다. 그 밖에도 대소변이 시원찮거나 갑상선 질환, 치질, 불면증 등이 찾아오는 수가 있다.

주변에서 쉽게 구할 수 있는 것 중에서 기를 돋워주는 식품으로는 인삼, 생강, 황기, 귤껍질, 무, 총백(뿌리가 붙어 있는 파의 흰 부분), 소고기 등이 있다. 특히 무는 매운맛과 단맛이 같이 있어서 기를 천천히 풀어주면서 동시에 빨리 내려주는 특징이 있다.

얼굴이 세모라면, 신과형

세모 중에서도 역삼각형(▽)으로 생긴 얼굴은 '신과神科' 또는 '천수형'이라고 한다. 이와 반대로 삼각형(△)의 얼굴을 가진 사람은 '지적형'이라고 한다.

천수형들은 머리가 좋고 변화무쌍하며 예민하다. 그런 까닭에 기쁘고 슬픈 감정에 마음의 병이 생기기 쉽다. 신과 사람들 중에 신경성 질환으로 고생하는 경우가 흔한 이유다. 예민하고 날카로운 성격이라 사소한 일에도 마음을 끓인다. 평소에 마음을 가라앉히고 느긋하게 생활할 수 있도록 노력하는 게 중요하다. 이 유형은 허리와 다리가 아프기 쉽고, 가슴 두근거림으로 힘들어하는 경향이 있다. 건망증도 있는 편이다.

한편 지적형의 사람들은 천생 여자의 기질을 갖고 있다. 만약 남자가 지적형이라면 주위 사람들로부터 여자 같다는 소리를 들을 정도로 매사에 꼼꼼하고 성실하다. 너무 꼼꼼하여 소심하게 보일 수도 있다.

천수형이든 지적형이든, 얼굴이 세모난 사람들은 예민하고 날카로운 성격이 만병의 원인이므로 평소 마음을 안정시키는 식품을 먹는 것이 좋다. 인삼과 연밥(연실)이 대표적이다. 인삼은 마음을 진정시키고 심기를 통하게 하며 기억력을 높여주는 효과가 있다. 연밥은 정신을 보양해주므로 장복하면 마음이 안정되고 화가 나는 것을 진정시킨다. 연밥으로 죽을 쑤어 자주 먹도록 하자.

얼굴이 갸름하다면, 혈과형

|

얼굴이 아래로 내려올수록 조금씩 넓어지면서, 전체적으로 달걀처럼 갸름하면서 부드러운 형태를 가진 사람들을 '혈과血科'라 한다. 혈과형은 섬세하고 자상한 성격이 많은데, 남성들이 혈과형이라면 매사 꼼꼼하지만 다소 소심한 기질을 보인다.

기과의 사람들에게 기병氣病이 잘 오듯이 혈과에 속한 사람들은 혈병血病이 오기 쉽다. 혈허血虛에 의한 두통으로 고생하기도 하고 생리불순이나 어혈로 인한 병이 오기 쉽다. 따라서 혈과의 여성들은 어혈을 제대로 풀어줄 수 있도록 산후조리에 특별히 신경을 써야 한다. 그렇지 않으면 산후병으로 고생하게 된다. 기병은 주로 낮에 심하고 날이 저물면서 증상들이 점점 가벼워지는 데 반해, 혈병은 밤에 심하고 낮에 가벼운 양상을 보인다.

혈을 고르게 하고 어혈을 풀어주는 식품으로는 당귀와 부추즙이 대표적이다. 당귀는 피를 고르게 하고 원활히 운행시킬 뿐 아니라 피를 보충해주기도 한다. 부추즙은 가슴속에 뭉친 어혈을 풀어준다.

얼굴이 동그란 여성의 만성피로

57세의 여성 장 씨는 작은 키에 통통한 몸매, 동그란 얼굴을 갖고 있어서 부드러운 인상이었다. 그녀는 여기저기 안 아픈 데가 없다고 했다.

"왜 이렇게 피곤한지 모르겠어요. 원래부터 누워 있길 좋아하는 편이지만 요즘엔 이상하다 싶을 정도로 몸이 무겁고 자리에서 일어나기가 힘들어요. 소화가 잘 안 돼서 그런지 트림도 자주 나오고요. 다리랑 무릎도 자꾸 아파서 저녁이면 온찜질을 하고 있어요."

장 씨처럼 동그란 얼굴에 통통한 체형을 갖고 있는 사람들은 식습관이 건강하지 않은 경우가 많다. 뭐든 잘 먹지 않느냐고 물었더니 가시를 삼켜도 꿀꺽 넘길 정도였는데, 요즘 입맛이 없고 소화도 안 된다는 대답이 돌아왔다. 혹시 저녁을 많이 먹지는 않는지, 어떤 음식을 좋아하는지 자세히 물어보았다.

장 씨는 가족들 식사를 챙기다 보니 아무래도 저녁을 많이 먹고 냉면을 무척 좋아한다고 했다. 물은 냉장고에서 방금 꺼낸 찬물을 마시는데 몸속에 열이 있는 것 같아 따뜻한 물은 질색이라고 했다.

형상의학에서 볼 때 장 씨는 전형적인 양명형 체질이었다. 뒤에서 자세히 설명하겠지만 양명형은 위열胃熱이 많아서 배고픈 걸 참지 못하고 과식하게 되므로 비위가 상하기 쉽다. 비위가 상해서 소화불량 증세가 나타나고 트림도 자주 하는 것이다. 특히 오장육부 중에서 비위는 팔다리(사지)를 주관하므로 무릎과 다리가 아플 수밖에 없다.

손상된 비위 기능을 보하고 음혈을 돋우기 위해 '육군자탕'에 황기, 산조인을 넣어 처방했는데 좋은 효과를 볼 수 있었다.

얼굴이 네모난 여성의 변비

여성은 남성에 비해 변비 증상을 더 많이 겪을 수밖에 없다. 여성의 몸은 생리적으로 '2양 1음'이기 때문에 음혈이 항상 부족한 상태라 봐야 한다. 또한 남성에 비해 사회적, 가정적 제약이 많다 보니 스트레스에 노출될 기회도 많다. 스트레스, 즉 화火는 진액을 말리는데 특히 음혈을 고갈시킨다. 혈이 고갈되면 장이 제대로 운동할 수 없어 변비가 생기는 것이다.

여성 중에서도 양명형 체질이 변비에 취약하다. 양명조금陽明燥金이란 말이 있다. 내리 쬐는 태양에 금기金氣가 뜨거워지니 변이 굳어 보기 어려워진다는 의미다. 눈 아래 다크 서클이 있는 사람도 변비 증상을 보이기 쉬운데, 이를 담음 변비라 한다. 흔히 변비는 고치기 어렵다고 알려져 있지만, 생긴 모습에 따라 체질을 감별하면 변비의 원인을 알 수 있고 한방으로 치료가 가능하다.

변비를 예방하는 생활습관은 일정한 시간에 충분한 수면을 취하는 것이다. 또 음혈을 보충하기 위해 조반석죽朝飯夕粥의 원칙을 지켜야 한다. 아침은 든든히, 저녁은 간단히 먹으라는 뜻이다. 특히 찬 것과 날것을 적게 먹는 것이 좋다.

33세의 여성이 변비로 고생하다 내원한 적이 있다.

얼굴이 네모나고 각진 기과형이었고 관골이 나와 있었다. 눈썹이 진하고 눈이 컸으며 유두가 큰 편이었다. 맥을 짚어보니 간 대장에서 떨어졌다. 그곳이 허하다는 의미다.

그녀는 변비가 심해서 약을 먹지 않으면 일주일 이상 변을 보지 못한다고 했다. 또 방광염이 자주 재발해 한 달에 보름을 양약을 먹는다는 것이다. 방광염이란 아랫배 전체가 묵직하고 허리가 아프며 소변볼 때나 소변을 보고 나서도 아픈 증상이다. 그러니 밤에 잠을 잘 수도 없다. 신경을 쓰거나 피로하면 영락없이 재발한다고 했다.

게다가 속이 쓰리고 열이 나는 증상도 있고 생리통도 심하단다. 그녀가 늘어놓는 증상은 끝이 없었다. 멍이 잘 들고 구내염이 자주 생기고 다리도 묵직하다고 한다. 가슴이 항상 답답하고 졸리고, 머리가 자주 아프고, 교통사고 후에 출혈성 방광염을 앓은 적이 있는데 소변 검사를 하면 잠혈이 있다고 한다. 결혼한 지 6개월째인데 임신을 원한다고도 했다.

기과형은 혈이 부족하기 쉬운 체형이다. 눈이 큰 것은 혈이 허한 것이고 맥도 허하게 나왔다. 또한 유두가 큰 것은 간경에 이상이 올 수 있음을 암시한다. 눈썹이 진하다는 것은 소기다혈少氣多血한 형상이므로 기가 부족해서 병이 오기도 하고 혈이 많아서 병이 오기도 한다. 환자는 야간에 요도가 아파서 잠을 못 잔다고 하므로, 혈에 의해서 대변과 소변에 이상이 나타난 것으로 판단되었다. 이를 한의학에서는 혈림血淋이라고 한다. 소변에 피가 섞여 나오는 임질성 요도염을 말한다.

임질은 스트레스나 소변을 오래 참거나 고량후미膏粱厚味(맛이 진하고 기름진 음식)를 많이 먹거나 성생활을 많이 하거나 술을 과음했을 때 나타난다. 사물탕+지모, 황백, 택사, 적복령을 투여하니 변비도 풀리고 요도가 아파서 잠을 자지 못하는 증상과 아랫배의 묵직함, 허리 아픔, 소변 이상, 위가 쓰리고 열나는 듯한 증상들이 동시에 사라졌다. 여러 가지 불편한 증상들이 있더라도 혈이 보일 때는 이를 우선적으로 치료하는 것이 원칙이다. 그것이 근본 치료다.

얼굴이 네모난 여성의 끊어지지 않는 감기

일 년 열두 달 감기를 달고 산다는 이 씨는 재봉 일을 한다고 했다. 생김새를 보니 직업을 가질 수밖에 없는 사람이었다. 이런 사람은 조금만 한가하거나 쉬게 되면 병이 오게 되어 있다. 이 씨는 일 년 내내 감기가 떨어지지 않아서 걱정이라며 이렇게 말했다.

"감기에 걸리면 머리가 아프고 가슴이 답답해요. 또 팔다리가 저려서 매일 주물러야 할 정도예요. 제가 재봉 일을 하는데 그것 때문에 아픈 게 아닌가 싶어요. 오른팔은 물건을 들고 다닐 수 없을 정도로 아파요. 아니, 아픈 게 아니고 저리다고 해야 하나? 아무튼 뭐라고 표현하기 힘들어요."

이 증상들은 결코 감기 때문에 오는 것이 아니다. 원인은 다른 데 있다. 짚이는 데가 있어 혹시 신경성 위염이 있지 않느냐고 했더니, 아니나 다를까 위염 때문에 몇 년 동안 병원에 다녔고 공복에는 속이 쓰리고 늘 가스가 차서 헛배가 부르다고 대답했다. 나는 혹시 만사가 귀찮지 않느냐는 마지막 질문을 던졌다.

"어머, 맞아요. 그저 귀찮은 정도가 아니라 아침에 눈을 뜨기가 싫어요. 또 한 번 누우면 다시 일어나기 싫고 움직이는 것도 힘들어요."

이 여성은 기과형으로 실하게 생겼는데, 그 기氣가 제대로 풀리지 않고 맺혀 있으니 머리도 아프고 감기도 낫지 않는 것이다. 신경성 위염도 그것 때문이다. 기과형 여성은 마음씨가 곱지만 고집이 세고 애교가 없으며, 마음이 항상 편치 못하다. 명랑하고 활발한 면도 있지만, 한편으로는 매우 예민하여 슬픈 장면을 보면 남들보다 더 많이 우는 경향이 있다. 또 항상 가슴이 답답하다는 소리를 달고 산다.

남자는 생리상 양陽에 속하기 때문에 기氣가 흩어지기 쉬워서 기병氣病이 적다.

하지만 음에 속하는 여자는 기가 울체되기 쉽다. 따라서 기병을 치료하기 위해서는 기를 풀어주는 방법밖에 없다. '향소산'처럼 향부자, 소엽 같은 약재를 쓰기도 하고 담음이 있을 때는 '이진탕'에 창출, 백출을 사용한 '이진탕 가감방'을 쓰기도 한다. 화火가 있을 때는 '황련해독탕'으로 풀어준다.

이 환자는 아랫배에 가스가 차고 헛배 부른 증상이 있으므로 '평위산'을 쓰면 될 것이다. '평위산'은 비위를 조절해주는 약이라 알고 있는 분들이 많아서 기가 실한 여성에게 이 약을 썼다고 하면 고개를 갸웃거릴 수 있다. 하지만 평위산을 체질에 맞게 처방하면 기가 실한 여성에게 탁월한 효과를 보인다.

이 환자에게 '가미평위산'을 투여한 결과 오랫동안 그녀를 괴롭히던 그 많은 증상들이 눈에 띄게 좋아졌다.

Case 04

얼굴이 네모난 여성의 치질

멀리 성남에서 왔다는 이 씨는 치질이 고민이라고 입을 열었다.

"치질이 심해요. 출혈량도 많고요. 그래서인지 늘 피곤하고 어지러워요. 밥을 먹으면 식곤증 때문에 꼼짝하기가 싫고 소화 기능도 좋지 않아요."

그녀는 넓적한 사각형 얼굴이었고 얼굴에 기름이 많아 번질거렸다. 사각형 얼굴의 기과들은 감정에 무척 예민해 신경성 증상들이 많이 나타난다. 게다가 이 씨처럼 얼굴이 넓으면 비장의 기능이 좋지 않다. 비장이 부실하니 음식을 소화시키기 어렵고 식곤증이 따르는 것이다. 그녀는 대변을 볼 때 배가 아프면서 뒤끝이 개운치 않고, 생리량도 많다고 했다.

맥을 짚어 보니 빠르고 힘이 있었다. 이 씨의 경우, 비장의 운화運化 작용이 원활하지 못한 것이 원인으로 몸에 습濕이 쌓여 치질이 생긴 것으로 판단되었다. 습 때문에 소화가 잘 안 되어 몸이 무겁고, 양기가 올라가지 못해 치질 증상이 나타난 것이다.

습을 제거하고 양기를 끌어올리기 위해 '보중익기탕'에 피를 맑게 하는 약과 항문 주위와 직장의 어혈을 제거하는 약을 적절히 가감하여 투여하였다. 약의 효과가 매우 좋아 한 제를 복용하던 중 출혈이 멈추고 다른 증세들도 좋아졌다는 반가운 소식을 들었다.

하지만 이 병은 오랫동안 치료를 해야 완치될 수 있으므로 잠시 증상이 멈춘 것으로 안심해서는 안 된다고 주의를 주었다. 그러나 이런저런 핑계로 이 씨는 치료를 멈추었고, 결국 두 달 후 다시 출혈이 시작되었다고 한다. 길을 가다 쓰러져 응급실에 갔는데, 빈혈이 너무 심해 수혈까지 받았다는 것이다.

다시 내원한 그녀에게 보혈補血, 양혈養血, 생혈生血, 익양益陽을 목적으로 '전생활혈탕'을 투여하였다. 그랬더니 어지럽고 기운 없는 증상이 좋아졌다. 한 번 놀란 탓인지 이번에는 꾸준히 치료한 결과 치질과 출혈, 그리고 빈혈까지 좋아질 수 있었다.

사실 드러내서 말하기 힘든 병이 치질이다. 흔히 치질이 심해지면 수술로 완쾌될 수 있다고 생각하지만, 원인 치료가 제대로 되지 않으면 재발하거나 간혹 수술로 인한 후유증으로 고생하는 경우도 있다.

치질의 원인은 대체로 다음과 같다. 피곤한 상태에서 저녁을 많이 먹으면 간에 부담이 가서 항문 주위의 근육이 탄력을 잃고 치질 증상이 발생한다. 또는 음식을 지나치게 먹어 비장이 음식의 운화運化를 제대로 하지 못하면 대장에 식적食積(먹은 것이 소화되지 않아 생기는 적)이 모여 치질이 생긴다. 그리고 과음이나 과식 후에 성생활을 하면 정기精氣가 심하게 손상되어 치질이 생길 수도 있다. 그러니 한약으로 치질이 치료되었다 해도 평소 생활습관을 바꾸지 않으면 반드시 재발한다는 사실을 명심해야 한다.

역삼각형 얼굴 남성의 불안증

'자신의 말에 귀 기울여주는 친구가 한 명만 있어도 절대 자살하지 않는다'라는 말이 있다. 그래서인지 자살률이 높은 나라일수록 정신과 의사들이 돈을 잘 번다고 한다. 마음 편히 대화를 나눌 대상이 없는 사람들은 비싼 돈을 지불하면서까지 정신과 의사 앞에서 신세한탄을 늘어놓는다.

53세의 김 씨에게 "어디가 아파서 왔느냐"고 물으니 대뜸 신세타령이었다. 가만히 두었더니 거의 30분 가까이 자신의 이야기를 늘어놓았다. 그중에 치료에 도움이 될 내용만 간추리면 대충 이렇다.

"열한 살 때 협담(늑간 신경통)으로 수술을 받았는데 의사도 죽는다고 했어요. 그런데 다시 기적처럼 살아났지 뭡니까? 하지만 촌구석에 무슨 돈이 있어 제대로 치료를 받았겠어요. 결국 치료도 제대로 받지 못하고 퇴원했죠. 그렇게 아프기 시작하면서 통 누구하고 어울리지 못했어요."

열한 살 이후에 재발한 적이 없느냐고 물으니 서른 살 때 광부 생활을 잠깐 했는데 그때 폐결핵을 앓았다고 한다. 8개월 동안이나 약을 먹으면서 요양한 덕에 폐결핵은 완치되었지만 지금까지 가래도 많이 끼고 가끔씩 혈흔도 보인다고 걱정했다.

"가슴이 두근거리고 답답해서 잠을 잘 못 자요. 병원에서는 아무 이상이 없다면서 오히려 왜 자꾸 병을 만드느냐고 하더라고요. 그럴 때면 동료들도 저를 멀리하는 것 같고…, 정말 어떻게 살아야 할지…."

그는 건강도 건강이지만, 그보다 사회생활에 적응하지 못하는 것을 더 걱정하는 눈치였다. 동료들과 잘 지내다가도 공연히 불안해져서 중요한 모임인데도 핑계를 대고 피해 버리는 일도 있다는 것이다.

김 씨의 모습을 보니 법령(광대뼈와 코 사이를 지나 입가로 내려오는 선)이 깊게 패이고 양 볼에 살이 없으면서 턱이 뾰족했고, 이마에 주름이 많이 잡혀 있었다. 이런 사람은 원래 여유가 없고 예민한 유형으로, 성격이 굉장히 급하면서 마음이 늘 불안한 것이 특징이다. 이렇게 가슴이 두근거리고 답답하며 공연히 불안하고 예민한 증상을 한의학에서는 '심조증心嘈證'이라고 한다. 이럴 때는 '향사평위산'을 쓰면 잘 듣는다. 이분이 거의 30분 동안이나 신세타령을 한 것은 마음이 편치 않은 체질과 무관치 않다. 스스로 자신을 볶는 체질인 신과형에게서 자주 볼 수 있는 현상이다. 다행히 심조증은 한의학적으로 치료가 잘 되는 편이다.

사람은 힘이 있을 때 비로소 모든 일에 자신감이 생긴다. 그리고 그 힘을 만드는 원천이 건강이다. 김 씨도 어느 정도 건강을 되찾자 사회생활도 순조롭게 적응해나갈 수 있었다.

역삼각형 얼굴에 콧구멍이 드러난
남성의 허리, 다리 통증

심 씨는 평소에 허리가 안 좋고 무릎이 시큰거리는 등 관절에 문제가 있다고 했다. 직업상 한 발로 서 있거나 무거운 철판 같은 것을 많이 들기 때문에 피곤이 가실 날이 없는 데다가, 얼마 전에는 골수를 제공하는 일도 있었다는 것이다.

"혹시나 해서 말인데…, 골수 제공한 것이 잘못돼서 그런가 싶어 걱정입니다. 수술 전에는 안 그랬는데 음식만 먹으면 아랫배가 아프고 설사를 자주 해요. 명치 끝이 답답한 게 영 불편하고요."

언뜻 봐도 심 씨는 허리와 다리가 좋지 않은 체질이었다. 혹시 목에 가래가 끼거나 음낭이 축축하지는 않느냐고 물었더니 그건 어떻게 아느냐고 놀라워했다. 그는 역삼각형의 얼굴을 가진 천수형이었는데 콧구멍이 훤히 드러나 있었다. 천수형은 어깨가 발달하고 허리와 다리가 약한 체질이므로 심 씨도 허리와 다리에 불편한 증상들이 나타난 것이다. 또 콧구멍이 드러난 사람은 대부분 방광이 좋지 않아 소변 쪽으로 이상이 생기기 쉽다. 결국 하체를 약하게 타고났기에 밑불이 시원치 않고, 그 위에 있는 위장이 원활하게 작용하지 못해 상복통이 나타나는 것이다.

심 씨는 원래 살이 찌지 않는 체질인 듯 보였는데 땀이 많이 나서 고민이라고 했다.

"손바닥에 어찌나 땀이 나는지 누구랑 악수하기가 겁나요. 조금만 움직여도 온몸이 흠뻑 젖지요. 또 소변도 잦고 대변도 묽은 편인데 제 몸에서 물 같은 게 많이 빠져나가는 느낌입니다."

마른 사람은 땀을 흘리지 않아야 한다. 심 씨가 땀을 많이 흘린다는 것은 좋지 않은 증상으로, 몸에서 진액이 새어나간다고 봐야 하다. 그러니 뼈마디가 좋지 않을 수밖에 없다. 일을 많이 하는 사람이 땀을 흘리고 게다가 골수까지 제공했으니 기운이 아예 탈진해버린 것도 이상하지 않았다.

심 씨의 경우는 불편한 증상들을 없애는 게 급선무였으므로 '가미보신탕'을 처방했다. 보신탕을 처방한다고 하니 아연실색하던 그의 모습이 떠오른다. 복날에 먹는 그 보신탕을 떠올린 모양인데, 보신탕은 신장을 보강하는 처방이다. 약 복용 후 심 씨는 혈색이 많이 좋아진 얼굴로 재진을 받으러 다시 본원을 찾았다.

〰〰〰〰〰〰〰 *Case 07* 〰〰〰〰〰〰〰

얼굴이 갸름한 여성의 허약 체질

27세의 여성 윤 씨는 키가 161센티미터에 몸무게가 43킬로그램의 왜소한 체격이었다. 그녀는 자꾸만 살이 빠져서 고민이라고 했는데, 특히 1년 전쯤 출산을 했고 그 후 더욱 심해졌다고 한다.

윤 씨는 손발에 땀이 많이 난다고도 했는데 이런 증상은 진액, 즉 호르몬이 새나간다는 뜻이다. 밤에 잠잘 때 흘리는 땀은 말할 것도 없거니와 낮에도 너무 많은 땀을 흘리는 것은 호르몬이 새는 현상이다. 진액은 뼛속으로 들어가야 하는데, 이렇게 몸 밖으로 빠져나가니 몸에 살이 붙지 않고 자꾸 마르는 것이 당연하다. 게다가 손발이 차가워지면서 여러 가지 병이 온 것이다. 그런데 윤 씨가 이런 말을 덧붙였다.

"그런데 선생님, 얼마 전에 담석 때문에 고생을 했는데 그때 밑으로 담석을 빼냈어요."

윤 씨는 담석이 많이 생기는 체질이다. 담석이 생기는 원인에는 여러 가지가 있는데, 대체로 바짝 마르면서 옆구리가 길고 얼굴이 갸름한 사람들이 담석으로 고생하는 경우가 많다. 갸름한 얼굴에 옆구리가 긴 사람은 간담이 약하기 때문이다.

진맥을 해보니 비장에 떨어졌다. 비장이 약하면 소화가 잘 안 되면서 피곤을 많이 느끼고 뒷목과 어깻죽지가 뻣뻣하다. 또 등과 허리가 뻐근하면서 머리가 맑지 못하다. 이런 증상이 있느냐고 물으니, 평소에 피로감을 많이 느끼는 편이며 어깨와 뒷목이 뻣뻣해 자주 주무른다고 대답했다.

윤 씨의 경우 살이 찌려면 우선 비장의 기능을 호전시켜야 한다. 그래야 음식물을 잘 소화시켜 체내에 영양분을 충분히 받아들일 수 있게 된다. 뚱뚱한 사람이 살을 빼는 것도 천천히 해야 하지만, 살을 찌우는 것도 천천히 이루어져야 한다. 살이 찐다고 해서 황새같이 마른 사람이 하마같이 되는 법은 없다. 아무리 좋은 약이라도 그렇게는 못한다. 따라서 기초 체력을 튼튼히 해주는 약을 씀으로써, 손발이 따뜻해지고 소화가 잘 되게 해서 체중을 2~3킬로그램씩 늘려나가는 것이 바람직하다. 특히 윤 씨는 아기를 낳은 지 얼마 안 되므로 체질에 맞게 '가미십전대보탕'을 썼다.

03

눈과 코의 오르내림이 중요하다

: 육경형 분류법

인체에서 배를 천天, 가슴을 지地, 얼굴을 인人이라 본다. 하늘과 땅을 교합하여 삼음三陰과 삼양三陽의 상으로 나타난 것이 바로 육경형六經形 체질이다. 삼음삼양 자체에 기혈이 있어 오르내리게 되는데, 이렇게 기혈의 승강으로 만들어진 기세氣勢와 경락의 발달 상태를 6가지 모습으로 구분한 것이다.

그렇다면 육경형 체질은 인체의 어느 부분을 가장 중요하게 볼까?

바로 눈과 코이다. 눈코의 승강을 관찰함으로써 기혈의 성쇠를 판단하는 것이다. 그렇다면 왜 하필 눈과 코일까? 식물로 보자면 이 두 기관은 잎사귀 부분에 해당되어 기혈의 운행을 쉽게 관찰할 수 있기 때문이다. 일반 독자들에겐 조금 어려운 얘기일 수도 있으나 한의학에서 병을 진단하고 치료하는 데 절대적인 기준이 된다.

다만 여기서 얘기하는 태양형, 태음형 등의 체질 분류는 많은 분들이 상식으로 알고 있는 사상의학의 분류체계와는 다른 것임을 밝혀 둔다.

양명형陽明形 체질

|

· 외형 ·

양명형 체질은 기본적으로 열이 많다. 열은 모든 것을 팽창시킨다. 그래서 이 유형의 사람들은 튀어나오거나 부풀어 오른 외형을 갖고 있다. 눈꺼풀도 두툼하고, 입술도 두툼하고, 안면 자체도 넓고 튀어나온 형상이다. 인체의 전면이 돌출되어 있으므로 유방도 크고 뱃집도 두툼하다. 또한 관골이 나오고, 뼈대가 굵으며, 근육이 발달한 것이 특징이다.

양명형 체질은 다시 천양명과 지양명으로 나눌 수 있는데, 천양명은 눈두덩과 입술, 얼굴의 피육이 두툼하고, 지양명은 유방과 뱃집이 두툼한 것이 특징이다.

어쩌면 양명형은 최고의 체질을 타고난 것이라 할 수 있다. 타고난 건강 체질이며 미남미녀가 많다. 이들은 다기다혈한데, 다혈多血하다는 것은 음식을 많이 섭취한다는 것이고, 다기多氣하다는 것은 힘과 에너지가 넘친다는 의미다. 그렇기에 과로하는 경향이 있다. 위장이 발달하고 위열이 많으며, 손이 두툼하고 손바닥에 열이 많으면서 식탐도 많다. 어제魚際(손바닥 쪽에서 엄지 아래의 볼록한 부분)가 붉은 것도 특징이다.

• 성정 •

양명형 체질은 의심이 많다. 무언가 일을 도모하거나 사람을 사귈 때면, 재고 또 재는 성격이다. 굉장히 신중해서 빈틈이 없다. 이들은 열이 많고 다기다혈하기 때문에 무엇이든 열심히 하고 성취욕이 강하며 끈기가 있다. 또한 뭐든지 모으려는 성향이 강해서 욕심이 많아 보이기도 한다.

양명형은 우울감에 빠지는 경우가 많다. 욕심은 많은데 세상을 살다 보면 내 뜻대로 되지 않기 때문이다.

• 질병 •

양명형은 위에 열이 많아 먹는 것을 좋아하기 때문에, 그로 인해 풍이 오기도 한다. 식탐이 많아서 두풍증, 위풍증, 구안와사, 어지럼증 등 한의학적으로 풍에 해당하는 여러 질환이 발생하기 쉽다. 또 내 욕심대로 되지 않아서 마음이 항상 불편하므로 신경성 소화불량, 식적성 기침, 식궐증, 중초기체 등이 생기게 된다.

또한 습열이 많아서 흐린 날에 특히 컨디션이 좋지 않다. 흔히 '날

궂이'라고 하는데, 기상청이라 할 만큼 날이 흐릴지 맑을지를 미리 알아챈다. 식적 요통, 디스크, 협착증, 무릎 관절염도 잘 생긴다.

대소변의 이상도 자주 나타나는데, 특히 변비로 인해 여러 가지 병이 생기기 쉬운 체질이다. 늘 잘 먹기 때문에 위장에 탈이 나서 다른 병을 초래하기도 한다. 당뇨병, 중풍, 고혈압 등 고질적인 병들도 생기기 쉽다.

안 그래도 열이 많은 양명형 사람들은 기름진 음식을 좋아해서 열에 열을 더하는 경향이 있다. 몸이 뜨겁고 땀이 많으므로 더운 곳을 싫어하고 찬 곳을 찾는다. 몸이 뜨거우므로 종기나 옹저癰疽 같은 피부병이 생기기 쉬운데 한의학에서는 이를 창양瘡瘍이라고 한다. 이 체질에 특히 악성 피부질환이 많다.

이 체질은 배가 고프면 맥을 못 추고 위에 음식이 들어가야 움직인다. 식욕이 넘쳐 과식하는 일이 많아 식적으로 인해 여러 가지 병이 생기고 비만이 되기도 쉽다. 이 체질이 살이 찌면 상대적으로 뼈가 약해지는데, 그로 인해 관절 질환이 많고 주로 발목과 무릎의 통증을 호소한다. 양명형 체질은 저녁에 과식하지 않는 것이 매우 중요하다.

알레르기성 피부병으로 고생하던 양명형 여성

젊은 여성이 어머니의 손에 끌려 진료실로 들어왔다. 그녀는 여러 병원을 순례하듯이 다녔지만 갑자기 생긴 알레르기성 피부병이 치료되지 않았다고 했다. 병원에서도 안 되는데 한방으로 치료한다는 게 말이 되느냐는 듯 뾰로통한 표정이었다.

작년에 증상이 처음 시작되었는데 내원할 때까지 응급실에 무려 13번이나 갔다고 한다. 손바닥에서 시작해 전신의 피부가 붉게 올라오고, 심하면 목 안까지 부어서 숨을 쉴 수 없을 지경이 되면 응급실을 찾았다고 한다.

그런데 이런 증상이 올 때마다 위경련이나 위염의 증상처럼 명치 부위가 조이듯이 아팠다는 것이다. 평소에도 속이 안 좋아서 더부룩하고 가스가 차고 신물이 넘어온다고 한다. 체기가 있으면 편두통이 오니까 일부러 토하기도 하고, 위경련과 속 쓰림 증상도 자주 있고, 평생 변비로 고생했다고 했다. 게다가 몸이 붓고 이석증도 있다고 하니 이 정도면 종합병원 급이다.

그녀를 살펴보니, 눈꺼풀이 두툼하고 몸이 퉁퉁하며 유방이 발달한 체형이었다. 손바닥은 노랗고, 코가 크며, 머리숱이 많고 몸에 털도 많았다. 전형적인 양명형 체질이어서 '투격탕'을 한 제 처방했다. 그런데 얼마 후 이 여성이 혼자서 내원했다. 피부가 많이 좋아졌고 몸도 가벼워졌다는 것이다. 속이 더부룩한 증상과 어지럼증도 줄었고 무엇보다 변비가 사라져서 좋다고 했다. 이 환자의 경우 하수도가 막혀서 상중하가 소통이 안 되어 피부병뿐 아니라 전신이 모두 아팠던 것이다. 몸이 좋아져서 약을 더 먹어보겠다고 말하는 그녀는 한의학을 잘 몰라서 의심하던 것을 후회하는 듯한 표정이었다.

무릎에 물이 차는 양명형 어르신

갑류에 양명형 체질인 77세 어르신이 내원했다. 언뜻 봐도 얼굴이 크고 푸석한 것이 양명형 체질이었다. 허리와 무릎이 아픈 증상이 오래되었는데, 3개월 전부터는 무릎에서 물을 빼고 있다고 한다. 그 외에도 비염, 축농증, 변비, 속이 더부룩함, 감기몸살 증상이 있다고 했다.

체질에 맞게 '대황좌경탕'을 처방했다. 어르신은 한 제를 복용하니 무릎이 많이 편해지고 변비가 개선되었다고 한다. 가끔 설사처럼 나올 때도 있는데 오히려 시원하다는 것이다. 두 제를 복용한 후엔 더 이상 물이 차지 않는다고 했다.

한의학에서는 무릎에 물이 차서 아픈 것을 각기로 보는데, 양명형 체질의 각기는 대변이 잘 소통되지 않아서 생기는 것이다.

두풍증을 없애니 공황장애가 사라진 양명형 남성

두풍증頭風證과 공황장애는 겉으로 보기엔 전혀 관계없는 질병인데 두풍증을 치료하니 공황장해까지 치료된 경우가 있어서 소개한다.

40세의 남성이 내원했다. 얼굴이 붉고 코가 큰 양명형 남성이었는데, 맥이 굉장히 높게 치고 있었다. 그는 머리가 어지럽고 공중에 떠 있는 느낌이라 중심을 잡지 못하겠다고 했다. 차가 막히면 터널에 들어가지도 못하겠고 가슴이 두근거려 병원에 갔더니 공황장애 진단을 받았다는 것이다.

일 때문에 신경을 쓰면 가슴이 뛰고 불안 초조한 증세가 생기고, 긴장하면 갑자기 핑 도는 증상도 있다고 한다. 눈이 시리고 뻑뻑한 증상도 있고 눈이 침침하기도 하다고 했다. 그 외에도 입 마름, 무릎과 발목의 통증, 이명, 안면 감각 이상 등의 증상도 호소했다.

그는 현재 혈압약을 먹고 있으며, 일주일에 두세 차례 술을 마신다고 했다. 이렇게 여러 가지 증상을 얘기하는 경우, 증상에만 집중해서는 사실상 근본치료를 하기가 어렵다. 그러나 체질을 알고 병의 원인을 찾으면 어렵지 않게 치료할 수 있다. 그래서 '양혈거풍탕(두문)'을 상당 기간 복용하도록 했다. 얼마 후 다시 내원한 그는 공황증애 증세가 많이 없어졌고 어지럼증이나 눈 시림도 좋아졌다고 하였다.

이렇게 머리에 생기는 두풍증은 체질을 정확히 알면 치료 효과가 아주 좋은데, 백회혈에 직구直灸(피부 위에서 바로 뜸을 뜨는 방법)하는 것도 권할 만하다.

습담에 의해 생리불순이 생긴 양명형 여성

생리불순은 여러 원인에 의해 발생한다. 충임맥을 약하게 타고난 사람들이 칠정
七情에 따른 스트레스를 받아 생기는 경우도 있고, 과도한 운동과 음주 과다에
의해서도 올 수 있다. 그 밖에도 원인이 다양한데 재미있는 사례가 있다.

25세 여성이었는데 생리를 6개월 안 하다가 한 번 하면 일주일 내내 하고 양도
많다는 것이다. 14세 이전에 초경이 있었고, 생리가 늘 불규칙하고 점점 간격이
늘어난다고 했다. 생리혈은 검고 덩어리가 지고 냉도 많다고 했다. 그 외에 음부
가려움증, 변비, 차멀미, 목에 가래가 걸린 느낌, 땀이 많이 나고 얼굴이 자주 붓
는 증상 등이 괴롭다고 했다. 식사는 잘하느냐고 물으니 식욕은 왕성하다는 답
이 돌아왔다.

환자를 살펴보니, 덩치가 크면서 피부는 약간 검은 편에 눈 밑에 담음기가 있었
다. 즉 양명형 체질이다. 이런 부류는 몸에 노폐물이 잘 쌓이는 체질인데, 이런
노폐물을 한의학에서는 습담濕痰이라고 한다. 노폐물은 간이나 심장 등의 장기
에도 쌓이게 된다. 이 환자는 특히 자궁 쪽에 많이 쌓인 것이라 판단되었다. 이런
체질이 생리불순을 호소할 경우, 생리를 오랜 기간 안 하는 것이 특징이다. 그러
다 한 번 하면 봇물 터지듯 하게 되는데, 그때 노폐물이 함께 배출되는 것이다.

증상과 체질, 맥을 고려해 '도담탕 가미방'을 처방했다. 환자는 약을 한 달 정도
복용하니 아침에 붓기가 내려 쌍꺼풀이 보이게 됐다면서 좋아했다. 생리가 아
주 정확해졌다는 환자의 말을 듣고 9개월의 긴 치료를 마무리했던 사례였다. '도
담탕'은 담음을 제자리로 돌아가게 해주는 처방인데, 이 환자에게는 생리를 고
르게 하고 살도 빠지게 해주는 약이다. 이런 체질의 사람들은 조반석죽, 즉 저녁
식사를 가볍게 하고 샐러드나 회, 음료수 같은 찬 것과 날것을 먹으면 안 된다.

궐음형厥陰形 체질

· 외형 ·

궐음형은 한寒하여 쭈그러드는 성질을 갖고 있다. 그래서 얼굴 자체가 함몰된 느낌이 들거나 주걱턱을 가진 사람들이 많다. 혹은 눈이 쑥 들어간 사람들이 많다. 입술이 푸르거나 함몰 유두도 이 체질에서 자주 나타나는 특징이다.

· 성정 ·

오목한 형상은 음성陰性에 속하므로 성정이 온화한 편이다. 궐음형은 포용하는 성향이 강하고 실천보다는 궁리와 사색에 능하다. 한걸음 후퇴해 타인을 배려하는 순종적인 면이 강하다. 차근차근 일을 처리하므로 매사에 실수가 적다. 성격이 원만하고 주위에서 신사적이라는 평가를 받으며, 남의 일도 자신의 일처럼 잘 살핀다. 앞에서 설명한 양명형과는 달리 욕심도 적다.

· 질병 ·

궐음형은 몸이 냉해서 추위를 많이 탄다. 눈이 쑥 들어간 것은 위장이 약하다는 의미라서 위장병이나 만성 장염으로 고생하기 쉽다. 배가 차기 때문에 그로 인한 두통과 요통도 오게 된다. 이 체형은 생식기 계통의 질환에 걸리기 쉬운데 특히 남성은 산증疝證, 여성은 불임이나 자연유산을 겪는 일이 많다.

귈음형 체질이 냉기에 상하면 혀가 말리고 손발, 무릎, 팔꿈치가 시리고 아랫배가 꼬이듯 아프다. 남자는 음낭이 오그라들고 여자는 젖가슴이 쪼그라든다. 손발은 차가웠다 뜨거웠다 하고, 항상 아랫배가 더부룩하고 답답증이 생기기 쉽다.

귀의 염증으로 고생하던 궐음형 여성

귀에 생긴 염증이 낫지 않아 오랫동안 고통받았다는 62세의 여성이 내원했다. 생긴 모습을 살펴보니 궐음형 체질이어서 '당귀사역탕'을 처방했고 좋은 효과를 볼 수 있었다. 사실 '당귀사역탕'은 귓병이나 염증과 아무런 관련이 없는 처방이다. 이는 궐음형의 체질적 특징, 즉 수족이 매우 냉하고 맥이 미약해 끊어질 듯 나오는 증상을 치료하는 약재들로 구성된 처방이다. 몸이 냉해 수족이나 눈, 코, 입으로 양기가 통하지 않아 귀에 염증이 생겼던 것이다. 귀에 염증을 없애는 약이 아니라 궐음형이라는 체질적인 흠을 보완해주고 기혈 순환을 좋게 하니, 인체가 활성화되어 중이염이 자연스럽게 치료된 사례다.

10년간 두통을 앓은 궐음형 여성

55세의 여성이 두통 증상으로 내원했는데, 외모를 보니 눈이 함몰된 궐음형이었다. 10년 가까이 두통에 좋다는 치료를 했지만 낫지를 않았다는 것이다. 왼쪽 귀 뒷머리가 아프고 심하면 머리 전체가 아프다고 했다. 그 밖의 증상으로는 추위를 많이 타고 불면증과 변비가 있으며, 속이 늘 더부룩하다고 했다. 환자는 이렇게 다양한 증상을 말했지만, 한의학적으로 병을 치료하는 데는 개별 증상 하나 하나가 중요한 것이 아니다.

문진을 통해 이 여성의 양측 유두가 함몰된 것을 알아냈다. 궐음형 체질의 냉한 기운이 심해지면 족궐음간경에 속한 유두가 함몰되어 수유가 어려운 것이 특징이다. 생식기도 족궐음간경에 속하므로 아랫배나 생식기 쪽이 시리거나 찬바람이 나는 경우도 많다. 또한 냉 같은 분비물이 많고, 성생활 시 음액도 많이 나온다. 이런 특징들을 확인하여 궐음형 체질임을 확진하고, 체질적인 흠을 보완해주고 두통에 효과가 있는 '가미 오수유탕'을 처방했다. 그 결과 10년 동안이나 고생하던 두통이 치료되고 변비와 추위 타는 증상, 더부룩함, 불면증까지 모두 함께 개선되는 효과를 보았다.

～～～～～～ *Case 03* ～～～～～～

구토를 할 정도의 극심한 두통의 궐음형 여성

앞의 사례처럼 궐음형들은 만성 두통으로 고생하는 경우가 많다. 41세의 여자 환자가 내원했는데, 무려 20년 동안 구토를 할 정도로 심한 두통을 겪어 왔다고 한다. 여러 가지 치료를 했으나 좋아지지 않아 고통스러웠는데, 특히 생리를 할 때나 생리 후에 두통이 더 심했다고 한다.

환자의 모습을 살펴보니 눈이 쑥 들어간 궐음형 체질이었고, 코는 길고 튼실했다. 코가 긴 형상도 장이 차다는 것을 의미하므로, 궐음형 체질에 쓰는 '가미 오수유탕'을 처방했다. 환자는 몇 제를 복용하는 동안 두통을 겪지 않았다고 한다. 머리가 아프기 전에 항상 어깨가 먼저 아팠는데, 어깨가 아픈 증상도 없어졌다고 해서 치료를 종료했다. 두통의 한방 치료는 이렇게 신비롭다. 증상을 없애는 치료보다는 체질적인 흠을 정확하게 찾는 것이 얼마나 중요한지 알려준 사례다.

태양형太陽形 체질

• 외형 •

태양형은 대부분 눈꼬리가 올라가고 코도 올라가 있다. 눈썹이 진한 것도 특징이다. 나의 스승이신 지산 선생은 눈꼬리가 들리고 들창코를 가진 사람을 태양형이라고 봤다. 정수리나 이마가 튀어나오고 넓은 사람, 하삼백안(검은 동자의 아래쪽에 흰자위가 보이는 사람), 인중이 짧아서 윗입술이 올라간 사람, 콧구멍이 들린 사람이 태양형일 확률이 높다.

단, 남녀의 차이가 있음을 유의해야 한다. 눈과 코가 올라간 남자는 태양형이지만, 눈과 코가 올라간 여자는 태음형으로 보기도 하기 때문이다.

• 성정 •

양의 기운으로 상승하는 기세이므로 이상을 추구하는 성향이 강하다. 반대로 말하면 현실감이 부족하다고 할 수 있다. 남들이 하지 않는 헛된 망상을 하기도 하고 상상력도 풍부하다. 감성이 풍부해서 예술 방면에서 남다른 재능을 보이기도 하지만, 감정의 기복이 크다는 단점도 있다.

어린아이가 태양형이라면 현실에 잘 적응할 수 있도록 삶의 방식을 가르쳐주어야 한다. 예를 들면 저축하는 습관 같은 것 말이다. 태양형 체질에겐 예술가, 디자이너, 작곡가, 회사원 등이 어울린다. 사업가 체질은 아니다.

• 질병 •

태양형은 소기다혈하다. 즉 기氣가 부족해서 가슴이 답답하므로 한숨을 잘 쉰다. 감기에 잘 걸리는 특징도 있다. '대변자리'라고해서 속옷에 대변을 지리는 사람도 있는데, 이는 기가 부족해서 나타나는 현상이다. 아이들의 경우 이런 증상을 잘 치료해주어야 성장 발육에 지장을 초래하지 않는다.

예술적 감성이 풍부한 태양형의 불임

태양형 사람들은 난임과 불임으로 고생하는 경우가 많다. 감정의 진폭이 크다 보니, 이것이 자궁에 직접 영향을 주어 자궁이 불안정해지고 그 결과 임신이 어려운 것이다. 40대의 여성이 난임으로 내원한 적이 있다. 그녀는 오랫동안 안 해본 치료가 없다면서, 이번에도 큰 기대를 안 하는 눈치였다. 그런데 본원의 한약을 먹고 얼마 되지 않아 극적으로 임신에 성공했고, 건강한 아이를 출산했다.

그녀를 처음 보자마자 눈과 코가 들린 태양형임을 쉽게 알 수 있었다. 이 유형의 사람들은 예술성이 풍부하고 감정 변화의 폭이 커서 칠정七情에 손상을 입기 쉽다. 그녀의 직업 역시 시향의 연주자였다. 진맥을 해보니 담에 떨어졌다. 즉 스트레스에 노출된 상황이라는 의미다. 체질적 특징과 맥을 보았을 때, 자궁이 불안정해 임신이 안 되는 경우로 판단해서 '가미조경종옥탕'을 투여해서 좋은 효과를 본 것이다.

임신이 안 되면 자궁에 문제가 있다고 생각하고 자궁에 좋은 약을 쓰려고 한다. 하지만 자궁의 문제를 일으킨 근본 원인을 찾는 것이 무엇보다 중요하다. 이번 사례도 태양형 체질에 맞는 한약을 투여하였기에 빠른 시간 내에 임신에 성공할 수 있었다.

태양형 학생의 잦은 감기와 이명

태양형은 체질상 잦은 감기로 고생하는 경우가 많다. 체질 자체가 원인으로 작용한 질병의 경우 증상만 보고 치료해서는 좋은 결과를 얻을 수 없다.

감기에 자주 걸리는데, 그럴 때마다 편도선이 붓고 고열이 난다는 고등학생이 내원했다. 학생의 얼굴에서 진한 눈썹이 두드러졌다. 이는 다혈소기라는 태양형의 특징이다. 또한 콧구멍이 드러나고 눈꼬리가 들렸으며 얼굴에 점이 많았다. 이 역시 태양형의 전형적 모습이다. 학생은 감기 이외에도 허리 통증, 설사, 코막힘과 코 골기, 이명 등의 증상을 호소했다. 이렇게 다양한 증상을 호소할 때는 체질을 살피는 것이 우선이다.

그래서 태양형의 기본 한약인 '구미강활탕'을 투여했는데 만족할 만한 효과를 보았다. 한 제 복용 후에 밥도 잘 먹고, 이명도 없어지고, 허리 아프다는 소리도 안 한다는 것이다. 태양형이라는 체질적인 약점을 보완해주니 감기뿐만 아니라 여타 증상들까지 함께 좋아진 것이다.

만성 소화 장애와 비염을 앓는 태양형 학생

태양형 체질은 소화 장애를 겪기 쉬운데, 이 체질의 소화 장애를 특별히 '내상기허內傷氣虛 소화불량'이라 칭한다. 175센티미터의 키에 91킬로그램이 나간다는 17세의 고등학생이 내원했다. 언뜻 봐도 몸이 뚱뚱하고 눈과 코가 들린 태양형 체질이었다. 다혈소기의 태양형은 기가 부족하기 쉬운 체질이므로, 살이 쪘다는 것은 기가 허하다고 봐야 한다.

이 학생은 소화 장애뿐 아니라 쉽게 피로하다고 했다. 비염도 있고 밤이 되면 목 안이 간질간질하고, 갑갑해서 한숨을 잘 쉬는 편이라고도 했다. 먹는 것을 물으니 식탐이 많고 찬 음식을 좋아한다고 대답했다. 태양형 체질이면서 식탐이 많고 가슴이 갑갑해 한숨을 자주 쉰다는 것으로 보아, 내상보기 약인 '전씨이공산'을 처방했는데 빠른 반응을 볼 수 있었다.

우선 목이 간지럽고 코가 막혀 킁킁거리는 증상이 가장 먼저 사라졌다. 한약을 여섯 제 정도 복용하니 살이 빠지고 키도 크는 효과를 볼 수 있었다. 보는 사람들마다 얼굴이 작아지고 피부색도 좋아졌다고 난리였다고 한다. 사실 몸이 좋아지면 얼굴에서 광채가 난다. 학생의 어머니는 아이가 전에는 하라고 해도 하지 않던 운동도 열심히 하고 책상에 앉아 있는 자세도 좋아졌다고 감사의 인사를 전해왔다.

태음형太陰形 체질

• 외형 •

태양형의 특징이 올라간 눈과 올라간 코(콧구멍이 드러난 코)라면, 태음형은 반대로 처진 눈과 내려간 코이다. 이 체형의 특징이 하강하는 기세이기 때문이다. 단 눈과 코가 위로 올라갔을 경우 남자라면 태양형이지만, 여자의 경우 태음형으로 보기도 한다는 점을 유의해야 한다.

• 성정 •

태음형은 실리를 중시한다. 매사에 타산적이고 이해관계에 예민하다. 지극히 현실적이라 하겠다. 이 체질은 절대 헛된 꿈을 꾸지 않고, 무슨 일을 하든 책임감 있게 해내고 완벽을 추구한다.

• 질병 •

이들은 몸을 움직이는 것이 무겁고 권태감으로 누워 있기를 좋아한다. 비주사말脾主四末(비위가 인체의 말단인 손발을 관장한다는 의미)의 원리에 따라 수족 무력증이 오기 쉽다. 인체 중에서 태음에 해당하는 부위는 배꼽 윗부분이다. 따라서 태음형은 띠를 두른 듯 윗배가 불편한 증상을 호소하는 경우가 많다. 태음형 환자의 배꼽이나 배꼽 윗부분을 눌렀을 때 통증을 호소하면 배가 차다는 의미다.

소화 장애와 이명으로 고생하는 태음형 여성

58세의 여성이 심각한 이명과 어지럼증, 소화 불량으로 내원했다. 이명이 말할 수 없을 정도로 심한데, 속이 울렁거리고 어지러워서 심할 때는 토하기도 하고 몸을 지탱하기도 어렵다고 했다. 늘 소화가 안 되고 답답해서 명치를 두드리는 게 습관이 되었다고도 했다. 치질로 인해 항문에서 피나 나고, 좌측 옆구리에 담 괴痰塊(지방종)가 있는데 차츰 커져서 걱정이라는 얘기까지 덧붙였다.

마지막이라는 심정으로 본원을 찾았다고 넋두리하는 환자의 얼굴을 살펴보았다. 둥근 얼굴에 체격이 크고 살집도 두툼했다. 거기다 눈과 코가 내려먹어서 태음형 체질로 판단되었다.

사실 이 환자의 증상에는 태음형 체질도 영향을 미쳤지만, 동시에 체격이 큰 기허습담氣虛濕痰의 특징도 함께 나타났다고 봐야 한다. 한의학적으로, 여성은 체격이 큰 것 자체가 흠이라 할 수 있다. 여기에 살까지 찌면 더욱 좋지 않다. 맥을 짚어 보니 56/48로 허했으며 부정맥도 심했다.

여성 환자의 경우, 내가 가장 중요하게 보는 증상은 소화가 잘 되는지의 여부다. 위장을 치료해야 인체가 정상적으로 운행되고 장기들이 제 기능을 한다. 하지만 한의학에서는 무조건 소화제를 쓰지는 않는다. 체질적 흠을 보완해주면 위장이 저절로 좋아지기 때문이다. 이 사례의 여성에게도 태음형 체질의 기본 처방인 '곽향정기산'을 투여했다. 이 처방은 체격이 크면서 풍이 오기 쉬운 환자들에게 예방약으로 투여하기도 한다. 환자는 어지럼증이 심했는데, 한의학에서는 일종의 풍으로 보므로 이 처방이 도움이 될 것으로 보았다.

한약 복용 후, 소화가 안 되어 한 끼도 제대로 못 먹던 환자가 밥을 잘 먹게 되었다고 한다. 환자의 남편은 30년을 같이 살면서 이렇게 음식을 잘 먹는 것을 처음 보았다고 했다. 한약을 먹자 심한 이명도 사라졌고 좌측 옆구리 담괴도 거의 없어졌다고 한다.

곽향정기산은 이명과는 아무 관련이 없는 처방이다. 하지만 소화가 잘 되고 어지럼증이 좋아지니 자연스럽게 컨디션이 올라오고 면역력이 증강된 것이다. 또한 곽향정기산이 담괴를 없애는 약도 아니다. 몸이 좋아져서 기혈이 순환되니 노폐물이 사라진 것이라 판단된다. 한약을 계속 먹으면 부정맥이나 심장도 좋아지고 풍을 예방하는 효과도 기대할 수 있다.

물론 의사의 처방도 중요하지만 환자 자신도 생활 습관을 바로잡아야 한다. 저녁에 소식하고 날것과 찬 음식을 적게 먹고, 식후에는 300보 이상 걸어야 모처럼 찾은 건강을 유지할 수 있다.

Case 02

만성 설사로 고생하던 태음형 남자

평소에도 설사가 잦은 체질이라는 42세 남자가 3개월 전부터 증상이 심해져 체중이 5킬로그램이나 빠졌다며 본원을 찾았다. 병원에서 치료를 받아도 설사가 멈추지 않았고, 지사제를 먹으니 소화가 안 되어 불편하다고 하소연했다. 게다가 약 기운이 떨어지면 바로 다시 설사를 한다고 했다. 그 밖에 어떤 증상이 있냐고 물으니 어지럽고 눈 주위가 묵직하며, 목에 가래도 낀다고 했다. 가래는 찬 음식을 먹으면 더 심해진다고 한다. 또 손에 땀이 많이 나고 손끝이 자꾸 벗겨지는 증상도 있었다. 환자는 고시생을 대상으로 강의를 하는데, 하루에 3시간씩 일주일에 4일을 하는데 귀가 잘 들리지 않아서 고통스럽다고도 했다.

환자의 생김새는 눈과 코가 내려먹은 태음형 체질이었다. 복진을 하다 보니 배에 털이 많았다. 이는 배가 냉해서 여러 가지 병이 오기 쉬운 체질임을 암시한다. 냉한 배를 보호하려고 털이 많은 것이다. 얼굴은 각이 진 기과형이었다. 하지만 기과형 체질이 현재의 병과 연관이 있는 것 같지는 않았다. 체질을 분류하는 방법은 여러 가지이다. 그중 어떤 분류 체계가 환자의 질병 상황에 잘 들어맞는지 종합적으로 판단해야 한다.

환자에겐 입술이 트는 증상이 있었는데, 이는 먹는 것을 조심해야 한다는 뜻이기도 하고 먹는 것에 의해서 병이 왔다는 뜻이기도 하다. 인체는 항상 내부의 이상을 밖으로 드러내 보여준다. 의사가 이를 세심히 살피지 못하면 엉뚱한 치료를 하게 된다. 진찰 결과 이 환자는 태음형 체질이라 판단하고 '팔미이중환'을 투약했다. 환자는 한약을 복용한 후 소화 기능이 좋아지고 설사가 멈추었다는 소식을 전해왔다.

사실 팔미이중환이 설사를 멎게 하는 약은 아니다. 이 환자는 손에 땀이 많이 난다고 했는데, 이럴 경우 설사의 원인은 내상(속병)이기 쉽다. 체질적으로 잘 맞는 환약을 처방하니 소화 기능이 좋아지고 자연히 설사도 멈춘 것이다.

생긴 대로 병이 온다는 차원에서 치료를 해야 근본 치료가 된다. 입술이 부르트고, 손바닥에 땀이 나고, 손가락이 벗겨지는 증상 모두가 내상(속병)에 의한 질환임을 가리킨다. 더군다나 이 환자는 코가 길고 눈이 내려앉은 태음형인데, 이 체질은 배가 냉해서 설사나 소화 장애가 나타나기 쉽다. 배에 털까지 있다면 확실하다 하겠다.

설사를 멎게 하는 지사제가 아니라 배를 따뜻하게 하는 팔미이중환을 처방해서 설사병을 치료한 사례이다.

소양형少陽形 체질

· 외형 ·

소양형은 눈꼬리가 내려오고 코가 올라간 모습이 특징이다. 코는 땅에 있고 눈은 하늘에 있는데, 지기地氣가 오르고 천기天氣가 내려서 서로 교합하는 형상이다. 소양형은 몸의 측면, 특히 옆구리가 발달되어 있다. 또한 소양경락(인체의 측면을 운행하는 경락)에 문제가 생기기 쉬운 체형이다.

· 성정 ·

소양형은 여자의 기본 체질이라 할 수 있다. 따라서 소양형 사람들은 여성적 면모와 외유내강의 성격을 가진 경우가 많다. 여성성은 음陰이므로 수렴, 응집하는 기세를 갖고 있다. 마음이 여리고 세심한 성격이면서 뻗어나가는 힘이 부족해 진취성이 약한 경향이 있다. 소양형은 상화相火의 특징을 갖는데, 상화란 육욕과 칠정이 동한다는 의미이다. 따라서 변덕이 심한 경우가 많다.

· 질병 ·

소양형은 측면이 발달해서 그쪽으로 증상이 자주 발현된다. 편두통, 이명, 이롱, 흉협통, 한열왕래 등이 그것이다. 또한 옆구리가 발달되어서 옆구리가 아픈 증상도 생기기 쉽다. 인체의 측면은 천지天地

가 합쳐지는 봉합선이므로 인체에서 가장 중요한 부위이다. 귀 역시 측면에서 내외를 봉합하는 부위이다. 귀는 혈기가 오르내리는 곳이므로, 귀에 뭐가 난다는 것은 혈기가 잘 오르내리지 못한다는 의미로 받아들여야 한다.

소양형은 삼초의 승발升發(상승하고 발산하는 것) 작용이 강하므로 화火가 강하게 작용한다. 소양형처럼 측면이 발달된 사람이 다리가 아프거나, 목소리가 안 좋거나, 어깨가 아프다면 풍한습의 병으로 본다.

잦은 소변으로 고생하는 60대 소양형 남성

코가 짧고 들려 있는 소양형 남성이 야간뇨 문제로 내원했다. 새벽 1시에서 5시 사이에 네다섯 번이나 소변을 보기 위해 일어난다고 했다. 반면 낮에는 소변을 자주 보지 않는다고 한다. 가끔은 소변이 시원하게 나오지 않을 때도 있다고 한다.

기타 증상에 대해 물으니 오른쪽 손목 관절과 왼쪽 견관절이 튀어나와 아프다고 했다. 3년 전 오슬오슬 춥고 숨이 막히고 땀이 나는 증상이 며칠 계속되어 병원에 갔더니, 늑막염이 복막염이 되었고 폐에 농이 찼다고 해서 폐 수술까지 했다는 것이다. 요로결석을 제거하는 수술도 두 차례 했고, 15년 전엔 허리 디스크로 세 달 동안이나 대소변을 받아냈다고도 했다.

노인들은 어떤 다른 큰 병이 있더라도 대소변 문제를 먼저 해결해야 한다. 대소변은 오장육부의 상태를 나타내는 바로미터이기 때문이다. 소변 잦음과 소변을 참기 힘든 증상은 만병의 근원이다. 잦은 소변은 정혈이 새어나가는 현상이다. 노화란 정혈이 고갈되는 과정인데, 정혈이 새어나가면 노쇠 현상이 급격히 진행되는 것이다.

환자 중에는 소변을 보고 나면 뭔가가 몸 안에서 빠져나가는 느낌이라고 하는 분들이 있다. 소변으로 노폐물이 나간다는 것은 초등학생도 아는 사실인데 무슨 뚱딴지같은 소리냐고 할 수 있다. 하지만 아주 틀린 말은 아니다. 한의학에서는 방광을 '진액지부津液之府'라고 부른다. 진액을 담는 장기란 뜻이다. 나이가 들면서 방광이 약해져 소변의 소통에 문제가 생기면 정혈이 고갈되고 큰 병의 원인이 될 수 있다.

소변이 잦고 참지 못하는 증상이 지속되면 중풍과 치매도 올 수 있다. 정혈이 새나가니 뇌수가 부족해져서 생기는 현상들이다. 이뿐 아니라 정혈이 고갈되면 각종 퇴행성 관절질환들이 생기게 된다. 온몸의 관절이 이유 없이 아프고 노인 특유의 아장아장 걷는 걸음을 걷게 된다.

환자는 다양한 증상을 호소했지만 무엇보다 잦은 소변을 해결해야 했기에 '노인신기환'을 처방했다. 물을 많이 마시고 소변이 잦다는 것은 물이 흡수가 안 된다는 의미다. 손목이나 어깨가 아픈 증상도 소변으로 진액이 새나가서 그렇다.

3년 전 환자가 오슬오슬 춥다는 증상이 있었을 때, 생긴 대로 병이 온다는 차원에서 '소시호탕'을 가미해 투여했다면 얼마나 좋았을까 하는 안타까운 생각이 든다.

Case 02

소양형 유아의 천식

4세 여자아이가 천식으로 내원했다. 겨울만 되면 천식 기운이 재발하는데 주로 아침에 기침이 심하다고 했다. 목에 가래가 끓고 숨소리도 예사롭지 않았다. 예전엔 열도 났는데, 최근엔 열이 나는 증세는 없다는 것이다.

여자아이는 체질상 소양형이었다. 귀가 크고 눈 밑에 다크 서클(담음의 일종)이 있는 것으로 보아 '담수(가래가 끓는 기침)'라 판단되었다. 귀가 크다는 것 역시 담경이 좋지 않다는 의미다. 그래서 담수의 기본 처방이면서 기본적으로 열이 날 때 쓰는 처방인 '소시호탕' 가미방을 투여한 것이다. 처방 중에 반하라는 약재가 포함되어 눈 밑 다크 서클이나 가래 문제가 해결되고, 가래로 인한 기침도 자연스럽게 사라졌다. 천식이라는 증상보다 체질에 집중해 좋은 치료 효과를 본 사례이다.

소음형少陰形 체질

|

• 외형 •

소양형이 여성의 기본형이라면 소음형은 남성의 기본형이다. 이 체질의 특징은 눈꼬리가 올라가고 코는 내려가서 분산하는 기세를 가진다는 것이다.

• 성정 •

소음형은 느긋한 성격이 두드러진다. 많은 사람들 앞에서도 망설이거나 긴장하지 않는다. 또 한 번 마음먹으면 끝까지 밀고 나가는 뚝심이 있지만 이런 뚝심이 고집으로 보일 때도 많다. 고집이 세기 때문에 생각대로 일이 풀리지 않으면 화를 잘 낸다. 소음형은 늦게 자고 늦게 일어나는 것이 특징으로, 절대 아침형 인간으로는 살 수가 없다.

• 질환 •

여성이 소음형 체질일 경우 심적 고통이 크다. 남자의 형상과 성향을 지녔는데 몸은 여자이다 보니, 뜻대로 되지 않는 일이 많기 때문이다. 감정의 변화가 많아 칠정이 상하게 된다. 또 장이 냉해서 대변을 시원하게 보지 못한다. 배는 태양총의 기운으로 항상 따뜻해야 하는데, 배가 냉한 소음형은 순환이 안 되어 변비와 설사가 반복된다.

또한 아랫배가 눌리어 가스가 차고 항상 묵지근한 느낌이다. 산증이 잘 생기므로 원인 모를 허리와 옆구리 통증, 아랫배 불편함을 느끼기도 한다.

소음형 여성의 속병

33세 여성이 내원했다. 소화도 안 되고 설사를 하는 증상도 오래되었다고 한다. 대부분의 경우 소화가 안 되면 소화제를 주고 설사를 하면 지사제를 준다. 문제는 이런 식으로는 근본적인 치료가 되지 않는다는 것이다. 한의학에서는 증상을 발현시킨 근본 원인을 찾는다.

이 여성은 한마디로 남성의 성향을 가지고 여자의 몸으로 태어났다. 심적 고통이 클 수밖에 없다. 진맥을 해보니 역시 칠정에 손상된 맥이 나왔는데, 이런 맥은 감정의 변화가 심하다. 나는 환자의 생긴 모습과 맥의 특징을 파악해 '팔미이중탕'을 처방했다. 약을 먹은 후, 얼굴이 뽀얗게 피어서 주위의 인사를 받을 정도이고 여드름도 좋아졌다고 한다. 무엇보다 설사가 멈췄고 소화도 잘 된다고 했다. 여기에 덧붙여 생리혈의 색깔도 좋아졌고 생리통도 사라졌다는 좋은 소식을 전해주었다. 만약 이 환자가 소음형 체질임을 알지 못했다면 이 정도의 효과를 보기는 어려웠을 것이다. 인체가 정상적으로 운행되도록 함으로써 여러 가지 문제들이 동시에 해결된 사례였다.

04

마른 담체
vs. 퉁퉁한 방광체

　임상에서 질병을 파악하고, 체질을 판별하는 데 가장 기본이 되는 것이 담체와 방광체의 구분이다. 담체膽體는 마른 체형으로 여간해선 살이 찌지 않는다. 반면 방광체膀胱體는 퉁퉁한 체형으로, 물만 먹어도 살이 찐다는 사람들이 여기에 해당한다. 처방 역시 담체에 쓰는 약과 방광체에 쓰는 약으로 나뉜다. 이를 혼동하면 효과가 있기는커녕 부작용이 나타난다. 생긴 모습과 증상으로 담체와 방광체를 구분하는 방법을 알아보자.

담체와 방광체의 형태 구분

구분	담체	방광체
형形 vs. 기氣	기성형쇠氣盛形衰	형성기쇠形盛氣衰
마름과 살찜	마름	살찜
대소장단	작고 짧다	크고 길다
강함 vs. 부드러움	근골형	기육형
측면 vs. 전면	측면 발달	전면 발달
각짐 vs. 둥긂	각짐神科·氣科	둥긂精科·血科
흑 vs. 백	검은색	흰색
천수天垂 vs. 지적地積	천수상 ▽	지적상 △
입 vs. 코	코가 발달	입이 발달
사지 vs. 몸통	사지 〉 몸통	사지 〈 몸통
포경(남자)	포경 아님	포경
유방(여자)	작은 유방	큰 유방
상하, 좌우, 전후	上, 左, 前이 안 좋음	下, 右, 後가 안 좋음

담체와 방광체의 치료

구분	담체	방광체
치료 방법	보음補陰 보정보혈補精補血 청열사화淸熱瀉火 해울解鬱	보양보기補陽補氣 제한습除寒濕 거담祛痰
기본 처방	자음강화탕滋陰降火湯 육미지황탕六味地黃湯 사물탕四物湯 방풍통성산防風通聖散 육울탕六鬱湯 등	팔미환八味丸 육군자탕六君子湯 사군자탕四君子湯 오적산五積散 불환금정기산不換金正氣散 등
침 치료	사관四關 영수 보사법	중완풍륭中完豊隆 호흡 보사법

담체와 방광체의 생리와 증상 구분

구분	담체	방광체
음양허성陰陽虛盛	양성음허陽盛陰虛	음성양허陰盛陽虛
한열	열이 많다	몸이 찬 편이다
영위榮衛	위기衛	영기營
동정動靜	움직이려는 성향	가만히 있으려는 성향
수면	잠이 적다	잠이 많다
건조하고 습함	조증燥證이 많다	습증濕證이 많다
수화	화火에 속함	수水에 속함
땀	땀이 적다	땀이 많다
대소변	변비	소변 이상
기혈	다기소혈多氣少血	다혈소기多血少氣
음식	씹는 것을 좋아함	마시는 것을 좋아함
장부	심장, 간장, 위장의 병	폐, 신장, 비장의 병
경락	담경이 나쁨	방광경이 나쁨
맥상脈狀	부성浮盛	침약沈弱
생리주기	짧다	길다
조직운행組織運行	조직병組織病 위주 (장기의 진액이 고갈되어 조직이 손상되기 쉬움)	운행병運行病 위주 (경락의 기혈 운행이 정체됨)
음양기혈陰陽氣血	음양병陰陽病 위주 (섭생이 안되어 진액이 고갈되어 순환이 안됨)	기혈병氣血病 위주 (수승화강, 경락운동의 통로가 막힘)
음혈陰血 양기陽氣	음혈허陰血虛 위주	양기허陽氣虛 위주
주요 증상	실증實證, 울체鬱滯 불안, 초조, 조급함 흥분을 잘함 가만히 있지 못함	허증虛證, 누설漏泄 머리가 맑지 않음 눈이 침침함 뒷덜미가 당김 등살 바름 허리, 팔다리 통증 몸이 무거워 가만히 있음

바짝 마른 담체 아이의 원기부족 구내염

구내염으로 고생하는 사람들이 많은데, 근본 원인을 모르고서는 치료가 쉽지 않다. 여성의 경우, 혈이 허해도 구내염이 생긴다. 유산 후 혈이 허해져서 입안이 허는 경우가 많은데 대개 마른 체질에서 나타난다. 남성은 신기가 부족할 때 구내염이 생긴다. 근골형으로 뼈대가 굵은 사람에게 나타나는 구내염이 여기에 해당하는데, 이런 남성들은 법령이 깊게 파이고 목소리가 자주 가라앉고 치질로 고생하는 경우가 많다.

코가 길고 손발이 냉한 사람의 경우는 배가 냉해서 구내염이 생긴다. 배가 냉한 것이 원인이라면 설사도 동반된다. 그중 원기가 부족해 구내염이 생기는 사람은 대개 콩나물처럼 마른 사람들이다. 코가 길고 등이 굽었으며 얼굴이 쳐지는 형상이다. 말소리에 힘이 없고, 식후에는 더욱 기운이 없어 한다.

11세 남자아이를 데리고 어머니가 내원했다. 아이가 먹는 양이 적고 너무 말라서 고민이라고 했다. 아이를 살펴보니 또래에 비해 키는 큰 편이었다. 어머니의 말로는 식탐도 있고 많이 먹고 싶어 하는데 잘 안 들어간다는 것이다. 상담을 더 해보니 입안이 자주 헐고 양치할 때 잇몸에서 피도 난다고 한다. 그 외에 조금만 움직여도 비 오듯이 땀을 흘리는 증상도 있다고 했다. 팔다리가 아프다고 주물러 달라고 할 때도 있고, 저녁이면 체력이 달리는지 일찍 자는데 정작 깊은 잠을 못 잔다는 것이다. 아이는 자세가 구부정하고 팔다리가 긴, 양성음허 체형이었다. 이런 체형들은 양기가 끝까지 뻗어나가지 못하는 경향이 있어 '보중익기탕' 합 '생맥산'을 썼다. 아이는 두 제를 쓰고 혈색이 달라졌다. 그동안 입이 허는 일도 거의 없었고, 식사 양도 늘었다고 한다. 체중도 좀 늘고 땀 흘리는 것도 좋아졌다고 해서 치료를 종료한 사례이다.

방광체 여성의 난소 혹이 치료된 사연

기적이란 흔히 일어나는 일이 아니지만 가끔 기적 같은 사례를 만나게 된다. 40대 초반의 미혼 여성이 난소의 혹 때문에 내원했다. 이미 혹으로 자궁을 제거한 여성이었다. 이번엔 한쪽 난소에 2.5센티미터, 또 다른 난소엔 10센티미터의 혹이 생겨서 병원에서는 언제 터질지 모르니 당장 수술을 권했다는 것이다.

생긴 모습을 보니 체중도 많이 나가고 배도 나온 방광체 여성이었다. 이 환자는 식욕이 매우 좋아서 배고픈 걸 참지 못한다고 했다. 움직이기는 싫고 먹으면 졸음이 온다면서 자기 입으로 뱃속에 거지가 있는 것 같다고 말했다. 그래서 소위 뱃속의 거지를 잡는 한약을 처방했다. 식욕을 억제하면서 기를 돋워주는 약이다. 그리고 생활에서 지켜야 하는 규칙을 메모지에 써주었다. 여성은 병을 꼭 고쳐야겠다고 독하게 마음먹었는지, 저녁은 철저하게 굶고 식후에 15분 걸으라는 나의 조언을 넘어서 한 시간 반이나 걸었다고 한다.

식욕을 누그러뜨리고 적을 없애주는 한약을 투약했더니 기적이 일어났다. 양쪽 난소의 혹이 완전히 없어진 것이다. 자신도 믿기지 않아서 몇 번이나 확인했다고 한다. 이 환자는 살찌는 게 그렇게 무서운 줄 몰랐다며, 몸이 가벼워지니 살 것 같다고 했다. 자궁을 적출하는 수술을 받기 전에 본원을 알았더라면 얼마나 좋았을까, 한탄도 했다. 여담이지만, 진찰한 병원 의사가 한의원에서 치료받고 혹이 없어졌다는 소문은 내지 말라고 하더란 얘기다. 혹이 없어진 것은 팩트인데 받아들이기가 어려웠던 모양이다.

여기서 꼭 하나 알려주고 싶은 것이 있는데, 식후에 눕고 싶어진다면 다시 혹이 생기려는 전조 증상이다. 찬 것을 많이 먹어도 혹이 잘 생긴다. 한의학에 따르면 적(덩어리나 혹)은 몸이 허약한 사람에게 생기고 정기를 보하면 저절로 사라진다.

하지만 모든 사람들의 혹이 이렇게 쉽게 없어지는 것은 아니다. 한의사 생활을 40년 이상 하면서, 난소에 혹이 없어져서 고맙다는 인사치레를 많이 들었다. 하지만 절대 쉬운 일은 아니다. 생긴 대로 병이 오고, 일상 생활습관이 병을 만들기 때문이다. 아무리 명의라도 환자가 혹이 생기게끔 생활하는 것을 막을 방도는 없다.

05

그 밖의 체질 분류

한체寒體와 열체熱體

몸이 더운 사람이냐, 찬 사람이냐를 구분하는 것은 한의학에서 진단의 시작이고 치료의 중요한 단서이다. 체질을 몸이 찬 한체寒體, 몸이 뜨거운 열체熱體로 나누는 분류법에 대해 알아보자.

한체는 얼굴, 입술, 어제(손바닥 쪽 엄지 아래 볼록한 부분)가 푸르스름한 빛을 띤다. 반면 열체들은 얼굴, 눈, 어제가 붉고 입병이 잘 난다. 일반적으로 여자는 몸이 따뜻해야 하고 남자는 서늘해야 한다. 손이 찬 여성은 배도 차기 마련인데, 이럴 경우 생리불순이나 불임, 소화

장애, 자궁이나 난소의 혹이 잘 생긴다. 남자가 몸이 뜨거울 경우는 풍을 조심해야 한다.

생긴 모습으로 보자면, 비를 맞아도 얼굴에 고이지 않고 모두 흘러내릴 것 같이 얼굴이 돌출되어 있고 눈이 튀어나왔으면 열체다. 이들은 당연히 열이나 화에 의한 병이 오기 쉽다. 신경성 소화불량으로 고생하기도 한다. 속이 쓰리고 신물이 올라온다고 호소하는 사람들이 이들이다. 반면 비를 맞으면 얼굴에 고일 듯이 얼굴이 오목하고 주걱턱이며 눈이 쑥 들어간 한체는 위장이 무력해 늘 속이 더부룩하거나 설사로 고생한다.

예외는 있지만 일반적으로 한체는 앞에서 설명한 방광체일 경우가 많고, 열체는 담체일 확률이 높다.

풍인風人

머리꼭대기가 팽이 모양으로 생겼으며, 이마는 넓고 지각(턱밑 부위)이 작은 사람들을 말한다. 머리가 팽이 모양으로 뾰족하게 생긴 이유는 잘 돌아가게 하기 위함이다. 이 체질을 달리 표현하면 천재형이다. 그런데 이들은 머리가 좋은 대신 끈기가 부족하다. 이름 그대로 바람과 같은 사람으로 허풍을 잘 떨고 언변이 좋다. 이들은 목기木氣가 강한 것이 특징이다.

풍인은 깊이와 근본이 약하므로 과도한 성관계를 할 경우 폐가 상하기 쉽다. 바람이란 변화의 원천이고, 풍이 동한다는 것은 총명하고 활동적이라는 뜻이다. 풍인이면서 얼굴에 검버섯이 잘 생기고 코가 붉으면 특히 풍을 조심해야 한다.

동남인東南人과 서북인西北人

체질을 동남인과 서북인으로 나누는 방법도 있다. 동남인은 따뜻함, 부드러움, 발산, 여성스러움을 상징하고, 서북인은 냉정함, 강함, 수축, 남성스러움을 상징한다. 동남인은 잎사귀는 무성하나 뿌리는 약한 나무이고, 서북인은 뿌리는 튼튼한데 잎사귀는 빈약한 나무다. 만약 남자가 뿌리가 약한 동남인이면 남자로서의 기능이 약할 수 있다. 여자가 서북인이면 몸이 냉해서 병이 생기거나 스트레스로 인한 화병으로 고생하기도 한다. 이와 같이 생긴 모습은 병의 원인을 찾는 데 결정적 역할을 한다.

춘하지상春夏之象과 추동지상秋冬之象

쉽게 말해 봄·여름 체질과 가을·겨울 체질로 나누는 방법이다. 춘하지상은 양기가 오르기 쉽고, 추동지상은 양기가 내리기 쉽다. 또 춘하지상은 천지가 교합된 상이라 부드럽고, 추동지상은 하늘과 땅이 멀어진 상이라 강하다.

춘하지상의 가장 큰 특징은 진한 눈썹으로, 혈기가 올라오고 기혈이 약하다는 것을 의미한다. 이런 유형은 기본적으로 성실하고 가만히 있지를 못한다. 연애든 취미든 푹 빠져서 몰두한다. 여자가 강하게 생기면 추동지상, 남자가 유하게 생기면 춘하지상으로 본다. 이에 따라 거친 피부를 가진 여자라면 추동지상으로 보아야 한다.

습체濕體와 조체燥體

몸이 통통하고 습한 체질이 습체, 몸이 마르고 건조한 체질이 조체다.

습체는 대부분 얼굴이 둥글넓적하고 입술이 두툼하며 토실토실 살이 쪘다. 습이 많아서 밤낮으로 아프다는 소리를 달고 산다. 몸이 무겁고 게을러서 눕기를 좋아한다. 관절이 아프고 팔다리에 힘이 없는 경우가 많다. 또한 머리가 맑지 못하고, 뒷목이 뻣뻣하고, 등살이 바르며, 허리가 아프다는 얘기를 자주 한다. 수족이 저리고 소화가 안된다고도 한다.

습체는 기본적으로 몸이 무겁기 때문에 기를 돋워주거나 습을 빼주는 치료를 해야 한다. 이런 체질은 저녁 식사를 가볍게 해서 살이 찌지 않도록 주의해야 한다. 비인다풍肥人多風이란 말이 있는 만큼, 이체질은 풍도 조심해야 한다.

몸이 건조한 조체는 얼굴이 길고 입술이 얇으며 피부가 거칠다. 근 골 위주인 사람들이 많다. 이 체질들은 밤에 피부의 가려움증을 호소 하는 경우가 많다. 하얗게 각질이 일어나는 사람들이 조체다. 거칠고 건조하다는 것은 혈이 부족한 것이고 이는 달리 말해 화가 많은 것이 다. 혈을 길러주는 '사물탕'이나 화열을 가라앉히는 '방풍통성산'이 좋 고 '경옥고'도 도움이 된다.

습체의 기침

기침 때문에 오랫동안 고생해왔다는 58세의 여성이 내원했다. 일 년 내내 감기 몸살 기운이 있으면서 기침을 하는데 감기약을 먹어도 안 듣는다는 것이다. 찬 음식을 조금이라도 먹으면 감기가 오고, 감기가 왔다 하면 기침이 심해진다고 했다. 2년 전부터 배가 나오기 시작했고 무릎 관절에도 문제가 있다고 했다. 환자의 모습을 살펴보니 얼굴이 둥글넓적하고 번들번들한 것이 살이 부드럽고 무른 습체였다.

기침을 하면 보통은 진해제를 투여한다. 이것으로 가라앉는 경우도 많으나 전혀 효과를 보지 못하고 몇 개월씩 고생하는 경우가 있다. 습체의 기침, 즉 습수濕嗽가 여기에 해당한다. 폐는 기본적으로 건조해야 하는데, 습이 많아서 기침이 나는 것이다. 이 경우 검사나 진료를 통해서 기침의 원인을 찾기란 매우 어려운 일이다.

이 환자에게 습수에 효과가 좋은 '불환금정기산'을 투여했다. 약을 복용한 후 기침이 멈추었고 다른 여러 증상들도 좋아졌다고 한다. 특히 항상 개운치 않은 느낌이었는데 몸이 가뿐해졌다는 것이다. 질병 치료에 체질 판별이 얼마나 중요한지 새삼 느낀 사례였다.

形
象
醫
學

CHAPTER
— 03 —

눈이 커도 병!
뼈가 굵어도 병!

눈은 많은 것을
말해준다

눈이 나빠지거나 밤눈이 어두울 때 소간, 돼지간, 간유, 결명자차 등의 음식이 좋다는 것은 상식이다. 그런데 이 음식들은 눈에만 좋은 식품이 아니라 오장육부 중 간의 기운을 돋워주는 것들이다.

한의학에서는 눈을 '간의 상태가 나타나는 구멍'이라 본다. 눈을 보면 간의 상태를 알 수 있다는 말이다. 간이 나빠서 황달이 생길 때도 눈동자부터 노랗게 변한다. 따라서 간의 기능이 저하되면 시력도 나빠진다. 요즘은 유치원생들도 안경을 쓰고 다니는 경우를 흔히 보는데, 한의사인 내가 보기엔 심각한 일이 아닐 수 없다. 사람은 50세를 전후에 간 기능이 떨어지고 담즙이 줄어들면서 시력이 나빠진다고 한다. 어린아이들이 안경을 쓰는 상황은 나이에 비해 간 기능이 떨어져 있다고 봐야 한다.

간이 허하면 공연히 눈앞에 꽃무늬 같은 것이 어릿어릿 나타난다. 간의 혈에 열이 차면 마치 핏발선 것처럼 눈이 충혈되고 붓기도 한다. 사실 눈은 간뿐만 아니라 오장육부 모두와 관계가 있다. 오장육부의 정기가 모여서 눈이 이루어진 까닭이다. 그래서 눈의 질병은 생각보다 치료가 쉽지 않다. 어디서 비롯된 질병인지 파악하기가 어렵고, 원인 치료를 하지 못하면 재발하기 쉽다는 뜻이다.

우리가 뭉뚱그려 '눈'이라 하지만 사실 눈은 장부의 기능이 복잡하게 어우러진 기관이다. 우선 눈의 흰자위는 오장 중 폐와 관련이 있다. 검은자위는 간, 검은자위 안의 눈동자는 신장과 관련되어 있다. 눈꼬리와 눈시울 부위에 있는 빨간 핏줄은 심장, 눈꺼풀은 비장(소화기 계통)과 관련이 있다. 따라서 오장이 전부 조화롭게 제 기능을 다해야 눈도 건강하다.

건강한 눈은 흰자위와 검은자위 모두 선명하고 투명하면서 빛이 나야 한다. 눈꺼풀은 누런빛을 띠면서 윤기가 나야 하고 눈 크기는 작은 것이 큰 것보다 좋다. 눈의 생김새에 따라 어떤 병이 오기 쉬우며 무엇을 조심해야 하는지 알아보자.

눈이 큰 사람

|

눈이 크면 정말 겁이 많을까? 한의학의 관점에서는 전혀 근거 없는 말이 아니다. 눈이 큰 사람은 대체로 간담이 허한 경향이 있다. 간담이 허하면 무서움을 잘 타고, 누가 뒤에서 쫓아오는 것처럼 괜히 불안해한다. 혼자 있는 것을 싫어하고 불을 켜놓고 자는 사람들도 있다.

간담이 허하면 목에서 가래가 끓고 편도가 자주 붓는다. 편도가 부으면 당연히 열이 나므로, 감기에 걸리면 으레 열이 난다는 사람들이 여기에 속한다. 또한 두통 증상을 겪는 경우가 많다. 손톱이 얇으면서 잘 부러지기도 하는데 손톱이 간담의 상태를 반영하기 때문이다. 간담의 기능이 좋으면 손톱이 단단하고 빛깔도 투명하다.

따라서 눈이 큰 사람은 간담의 기를 도와주는 모과나 밀, 총백(파의 흰 부분과 잔뿌리), 부추 등을 많이 먹으면 좋다. 더덕을 달여서 먹거나 반찬으로 먹어도 간기肝氣를 보해준다.

눈꼬리가 올라간 사람

|

성격이 예민하고 감정의 기복이 크다. 감정의 변화를 조절하지 못해 마음의 갈피를 못 잡으며 허영심이 많고 헛된 망상에 빠진다. 한마디로 현실감이 부족한 유형이다. 하지만 감성이 풍부하고 상상력

도 뛰어나서 예술 방면에서 남다른 재능을 보인다. 이런 분야의 직업을 가진다면 좋은 결과를 얻을 수 있다.

눈꼬리가 올라간 사람은 예민한 성격대로 신경성 질환에 걸리기 쉽다. 기가 울체되어 가슴 답답증이 오기도 하고, 뒷목이 뻣뻣하고 목구멍에 뭐가 걸린 듯 불편할 때도 있다. 그런데 이런 불편한 증상들은 대부분 심화心火에서 온다. 또한 관절이 약해서 무릎, 어깨, 허리 등이 시원찮고 손발이 자주 저리며 항상 피곤해하는 유형이다. 발열, 오한, 코 막힘, 두통도 이들을 괴롭히는 주요 증상들이다.

눈꼬리가 처진 사람

이들은 지극히 현실적이다. 이기적이라 할 만큼 절대 손해 보지 않는 사람들이 이들이다. 헛된 꿈을 꾸기보다 실리를 따지므로 무슨 일이든 책임감 있게 해내고 완벽을 추구한다. 성실하고 꼼꼼해서 주변 사람들로부터 인정과 평가를 받는다. 간혹 깍쟁이 같다는 소리를 듣기도 한다.

눈이 쑥 들어간 사람

이런 사람들은 몸이 냉해서 유난히 추위를 탄다. 날씨가 조금만 추워도 쉽게 몸이 상하는 유형으로, 여성의 경우는 불임이나 자연유산 등으로 고생하기 쉽다. 또 혀가 말리는 듯한 증상이 있기도 하며, 아랫배가 마치 조르는 것처럼 아프기도 하다. 만성 장염이나 두통, 허리 통증의 증상도 자주 나타난다. 눈이 쑥 들어갔다는 것은 비위가 좋지 않다는 뜻이므로 위장병 때문에 고생하는 경우가 많다.

눈가에 주름이 많은 사람

눈가에 주름이 많다는 것은 심장이 허하다는 의미다. 심장이 동動하기 쉽다는 뜻으로 이해해도 된다. 이런 유형의 사람들은 스스로 자신을 볶는다. 이렇게 감정의 소비가 많으니 심장이 허해지는 것이다. 그래서 두근거림, 불면증, 우울증 등의 증상이 잘 생긴다. 또 이들은 사람을 가리는 경향이 있다. 아무하고나 친해지기 어렵다. 이들은 절대 거짓말을 안 하고 남과의 약속을 잘 지킨다. 붙임성이 있고 말도 잘 한다. 고집을 부리다가도 빨리 뉘우치는 성향이다. 신경이 날카로운 만큼, 마음이 상하는 일이 있으면 곧바로 소화가 안 되는 증상을 겪는다.

눈이 유난히 반짝이는 사람, 눈에 혈사가 있는 사람

눈이 너무 반짝이면 신기神氣가 돈다고 한다. 정신적으로 불안정하다고 볼 수 있다. 성격이 급해서 화를 잘 내고 감정의 변화도 크다. 눈은 정기의 메모리이고 신기가 동하는 곳이다. 눈이 반짝인다는 것은 정기가 충실하다고 볼 수 있다. 반대로 눈동자에 힘이 없으면 기가 부족한 상태인데, 뚱뚱한 사람들에게서 볼 수 있는 현상이다. 눈은 너무 빛나는 것도 너무 흐리멍덩한 것도 문제가 된다.

눈에 혈사血絲가 있는 사람은 심장이 열을 받고 있다는 뜻이다. 또한 머리에 풍이 들어 생기는 풍열 때문일 수도 있다. 이런 경우엔 두통, 어지럼증, 안면 마비, 중풍, 피부병을 동반하는 것이 특징이다.

눈썹이 진한 사람

눈썹이 진하다는 것은 혈기가 성하다는 말과 상통한다. 뭐든지 꽂히면 몰두하는 성향이며 가만히 있지를 못하는 노력 과다형이다. 눈썹이 진하면서 양쪽 눈썹 사이가 가까운 사람은 성질이 매우 급하다. 미간이 좁다는 것은 물이 급하게 흐른다는 뜻이기 때문이다. 이들은 다정다감하지만 감정의 기복이 심하고 신경이 날카로운 경향이 있다. 이 모두가 혈기가 왕성하기 때문이다. 무슨 일을 할 때는 미친 듯이 하고, 안 할 때는 놓아버린다. 늘 마음이 불안정한 상태다.

눈썹이 진한 사람은 늘 조바심을 낸다. 마음이 여려서 오락가락한다. 이런 부류의 사람들이 뭐를 하고 싶다고 하면 내버려두어야 한다. 저돌적으로 밀고 나가는 성정이어서, 아마 시키지 않은 일까지 열심히 할 것이다. 그러다 마음에 들지 않으면 뒤로 나자빠진다. 눈썹이 진하다는 것은 정이 부족하기 쉽다는 의미이므로, 자고 나도 피곤함을 느끼게 된다.

화火에 의한 눈병

지금까지 눈의 모양에 따라 어떤 병이 오기 쉬운지 살펴보았다. 그런데 눈 자체만을 놓고 보면 무엇보다 화火에 의한 눈병이 가장 흔하다.

누구든 심하게 화를 내거나 과도하게 신경을 썼을 때 온몸의 기운이 빠지면서 눈앞이 아득해지거나 침침해지는 경험을 했을 것이다. 이럴 때 마음의 울화를 풀어주는 '억청명목탕'을 처방하면 좋아지는데, 이것이 눈병이 화에서 비롯됨을 증명한다.

얼굴이 사각으로 각이 지게 생겼거나 역삼각형으로 하관이 빠진 사람, 눈꼬리가 위로 올라갔거나 콧등에 살이 없고 날카롭게 생긴 사람들은 신경성 질환으로 고생하기 쉬운데, 이때 눈 쪽으로도 여러 불편한 증상이 찾아온다.

몸에 화열火熱이 쌓이면 갑자기 눈이 벌겋게 붓고 눈이 부시면서 깔깔한 느낌이 든다. 또 눈물이 멎지 않으면서 별안간 한기가 들고 눈앞이 흐릿해지기도 한다. 이 경우는 심장과 간에 열이 올라 나타난 증상이므로 눈이 아프다고 눈만 치료해서는 안 된다. 심장과 간에 쌓인 열을 내리고 기혈이 잘 돌도록 치료해주면 눈병은 저절로 낫는다.

눈곱으로도 건강을 진단할 수 있다. 눈곱이 많이 끼면서도 눈곱의 형태가 단단하거나 진득하면 폐가 실한 것이고, 눈곱이 묽으면 폐가 허한 것이다. 눈병으로 눈이 아픈데도 눈곱이 끼지 않는다면 몸이 몹시 쇠약해져 있음을 의미한다.

만성적인 눈병을 고치려면 약도 필요하지만, 무엇보다 생활 처방이 중요하다. 눈병이 있을 때는 특히 먹는 것에 주의해야 한다. 그렇지 않으면 아무리 약을 먹어도 효과를 볼 수 없다. 닭고기나 생선, 국수, 술, 찹쌀, 뜨거운 음식, 기름진 음식, 짠 음식, 신 음식은 좋지 않다. 이런 자극성이 강한 음식 대신 채소나 과일 위주로 담백하게 식단을 짜는 것이 좋다. 또한 사소한 일에 지나치게 화를 내거나 괴로워하지 않도록 심리적 안정을 취하고, 성생활도 되도록 자제하는 것이 좋다.

눈병은 주변에서 흔히 구할 수 있는 '소금'과 '맑은 물'만으로도 예방이 가능하다. 물200㎖에 소금 2g 정도 비율을 추천한다. 소금은 피가 몰린 것을 풀어주므로, 눈이 흐릿하거나 충혈되었을 때 소금물을 끓여 눈을 씻으면 아주 좋다. 아침 일찍 일어나서 소금 끓인 물로 양치를 하거나 눈을 씻으면 눈이 밝아지고 치아도 튼튼해진다. 이유 없이 눈이 부으면서 튀어나올 것 같은 느낌일 때는 눈에 맑은 물을 자주 넣어주면 좋다. 맥문동, 뽕나무 뿌리 껍질, 산치자를 달여서 복용해도 효과를 볼 수 있다.

눈 건강을 위해서 평소에 다음과 같은 생활 수칙을 잘 지키도록 하자.

첫째, 책을 보거나 일을 하는 틈틈이 눈을 감고 휴식을 취하도록 한다. 눈을 너무 혹사시키면 간이 피곤해지는데, 한의학에서는 이를 간로肝勞라고 한다. 이때는 눈을 똑바로 떴다 감았다 하는 식으로 눈 운동을 해주면 좋다. 『동의보감』에 따르면 '간로로 생긴 눈병은 3년 동안 눈을 감고 있지 않으면 치료하지 못한다'라고 한다. 그만큼 눈을 쉬게 해주라는 의미일 것이다.

둘째, 양 손바닥을 뜨거워질 정도로 비빈 다음 두 눈에 갖다 대고 여러 번 꾹꾹 누른다. 그러면 다래끼도 잘 생기지 않고 눈이 밝아진다.

셋째, 손가락으로 양쪽 눈썹 끝에 살짝 꺼진 부위를 누르고, 손바닥이나 손가락으로 광대뼈 부분을 비빈다. 또는 손으로 귀를 잡고 40번 정도 잡아당기면서 비벼준다. 비벼서 약간 따뜻한 기운이 돌면 손으로 이마를 쓸어 올리면 된다. 이렇게 여러 번 한 후에 침을 몇 번 삼킨다. 지금 가르쳐준 것들을 잊지 않고 매일 해주면 약을 쓰는 것만큼의 효과를 볼 수 있다.

눈이 크면 겁도 많다?

우리는 아주 무서운 일에 맞닥뜨렸을 때 간담이 서늘해졌다고 표현한다. 담력 테스트를 한다면서 공동묘지에 가거나 폐가 체험 등을 하기도 한다. 무서움이 간담의 허실과 연결되어 있음을 짐작할 수 있다.

다섯 살짜리 꼬마가 부모의 손을 잡고 내원했다. 겁도 많고 무서움을 많이 타서 집에 혼자 있지도 못하고 잠도 혼자 자지 못한다는 것이었다. 꼬마를 살펴보니 담이 허하다는 것을 금세 알 수 있었다. 담이 허한 아이들은 눈이 크고 눈 밑에 그늘이 져 있으며, 손톱이 얇아 잘 부러지는 경향이 있다.

아이 엄마는 병원에 가서 검사를 하면 아무 이상이 없다고 하는데 아이의 목에 가래가 끼고 콧물이 흘러서 걱정이라고 했다. 바로 담이 허해서 생기는 증상이다.

담이 허하면 편도선이 붓고, 목에 멍울이 잘 생기고, 열이 나고, 두통이 찾아오기도 한다. 더러는 알레르기성 비염 때문에 코가 막히고 기침을 하기도 한다. 한열寒熱이 있어서 입에서 냄새가 나기도 하고 대변을 자주 보거나 밤에 소변을 지리기도 한다.

부모에게 자세한 설명을 해주고 허한 담을 치료하기 위해 '가미 인숙산'을 처방했다. 약을 복용한 후 아이의 여러 가지 증상이 호전되면서, 무서움도 덜 타게 되었다. 이 사례처럼 겁이 많다고 해서 모두 담이 허한 것은 아니다. 신장이나 간이 약해도 겁이 많을 수 있다. 증상과 맥, 생긴 모습, 피부색 등을 종합적으로 관찰해서 진단하고 치료해야 하는 이유이다.

눈이 큰 아이의 가위눌림

가위눌림이 심해서 숙면을 취하지 못하는 경우가 있는데, 이것도 한의학으로 치료가 가능할까? 12세 남자아이가 부모와 함께 내원했다. 원래 겁이 많은 성격인데 자주 가위에 눌리고 해만 지면 무서워서 아파트 계단에도 나가지 못한다고 했다. 그 밖에도 야뇨증이 있고 밤에 식은땀을 많이 흘리고 소화도 안 되는 편이라는 얘기였다.

생긴 모습을 보니 눈이 크고, 눈 밑이 검게 그을린 듯(담음) 잿빛이 돌았다. 앞의 사례에서 설명한 담이 허한 증상이다. 담허로 인해 담음이 생기고 이것이 정신-혼백의 작용을 방해한 것이다. 담허를 보완하기 위해 '가감 인숙산'을 투여해 좋은 효과를 본 사례다.

눈꼬리가 올라간 사람의 두통과 어지럼증

10년 동안 신경성 위장병 약을 먹고 있다는 남 씨가 내원했다. 속이 아픈 것도 문제이지만 최근 머리가 몹시 아픈 증상이 생겨 괴롭다고 했다.

"머리가 심하게 아프면서 뭔가 텅 빈 것 같은 느낌입니다. 그럴 때는 어지럽고 천장이 빙글빙글 돌아요. 헛구역질도 나고요."

신경을 쓰면 목까지 뻣뻣하게 굳어서 제대로 목을 돌리지 못할 지경이라 하루에도 몇 번씩 목을 주물러야 한다는 것이다.

남 씨는 몸집에 비해 머리가 큰 편이었다. 한의학에서는 큰 곳에 병이 온다고 본다. 머리가 크면 머리에 병이 오고, 옆구리가 길면 옆구리에 병이 오는 식이다. 큰 부분의 기능이 실하기 때문에 자신도 모르는 사이에 혹사시키기 때문이다. 복진을 해보니, 명치 부위에 통증이 있고 배꼽 위도 아프다고 했다. 소화도 안 되면서 신경을 쓰면 명치 부위가 답답하지 않느냐고 물었더니 그렇다고 대답했다.

남 씨는 얼굴이 붉은 편이고, 눈꼬리가 올라갔으며, 코끝이 뾰족했다. 신경이 예민하다는 것을 쉽게 알 수 있었다. 맥도 간에 떨어졌는데 이것 역시 마음에 뭔가가 맺혀 있다는 뜻이다.

그의 병은 담痰과 화火에 의해 발생하는 이른바 '담화 두통'이다. 환자에겐 담의 증상도 있었고 예민하게 생긴 모습을 보니 화도 확실히 있었다. 그래서 담화 두통에 쓰는 '가미이진탕'을 처방했다. 후일 남 씨는 '약을 몇 제 복용했더니 신기하게 두통이 사라졌고 속도 편해졌다'며 소식을 전해왔다.

······················· *Case 04* ·······················
눈꼬리가 올라간 임신부의 고혈압

출산 예정일이 다가올수록 혈압이 계속 올라가 걱정이라는 김 씨가 내원했다. 의사는 태아가 큰 편이니 빨리 제왕절개 수술을 하자고 하는데, 본인은 꼭 자연분만을 하고 싶다는 얘기였다.

특별한 문제가 없는데도 제왕절개로 아이를 낳는 경우가 있는데, 수술을 하지 않겠다고 본원을 찾은 젊은 여성이 기특한 생각이 들었다. 그런데 맥을 짚어보니 태아가 잔뜩 긴장하고 있는 상태였다. 고혈압의 원인이 그것이었다. 이런 경우는 한약으로 쉽게 다스릴 수 있다.

"아이가 그리 크지 않습니다. 다만 안태安胎를 하지 못해 혈압을 올리고 있는 것으로 보입니다."

내 말에 임신부는 왜 그런 일이 일어났는지를 궁금해 했다.

"엄마가 워낙 활동적이라서 그렇지 않을까요?"

김 씨는 눈꼬리가 위로 치켜 올라가고 코가 강하게 생겼다. 남자처럼 기氣 위주의 생김새를 가진 것이다. 이런 여성들은 자궁의 기능이 약하고 음혈이 부족하므로 아기를 품는 능력에 문제가 생기기 쉽다. 임신이 어렵거나 임신이 되더라도 자연유산이 되거나, 임신 중 여러 질환에 시달리는 경우가 많다. 이런 여성들은 사회생활을 해서 기를 소모해야 건강하게 살 수 있다. 직장을 다니다 쉬고 있는 김 씨는 집에 있으려니 작은 일에도 신경질을 내게 된다고 했다.

아기가 제대로 안태되지 않아 혈압이 높았던 김 씨에게 해삼이 들어간 '가미팔진탕'을 처방했다. 해삼은 양수를 맑게 하여 자궁의 환경을 좋게 해준다. 그 후 김 씨로부터 자연분만을 통해 건강한 아들을 낳았다는 소식을 들을 수 있었다.

Case 05

눈꼬리가 올라간 여학생의 변비와 생리통

18세의 여고생이 변비와 생리통이 심하고 소화가 안 되는 증상으로 내원했다. 생김새를 살펴보니 눈꼬리가 올라가고 웃는 상이었다. 눈꼬리가 올라간 것은 화火의 기질로, 칠정이 다채롭게 변하고 감정의 폭이 상당히 크다는 뜻이다. 좋을 때는 아주 좋고 나쁠 때는 아주 나쁘니 늘 마음이 편치 못하다. 따라서 소화가 잘 될 수가 없다. 이 학생의 병을 심조증心嘈症, 즉 마음의 병이라 판단하고 '향사평위산'을 투여했다. 약 복용 후 속이 편안해지고 변비와 생리통이 해결되어 만족스럽다는 소식을 들을 수 있었다.

Case 06

눈이 쑥 들어간 사람의 어지럼증

68세의 곽 씨가 야윈 얼굴로 본원을 찾아왔다. 그는 몇 년 전 기침으로 고생하다가 본원에서 '가미육미탕'과 '금수육군전'을 복용하고 완쾌한 경험이 있다. '왜 이렇게 야위셨냐'는 내 말에 그는 이렇게 대답했다.

"일 년 사이에 5킬로그램이나 빠졌어요. 통 밥맛이 없고 소화가 안 되는 데다 어지러워서 살 수가 없네요. 예전에 기침이 신통하게 멎기에 먼길 마다않고 이렇게 찾아왔으니 이번에도 잘 봐주세요."

옛날에 태어났다면 선비 소리를 들을 점잖은 양반이지만 생김새를 보면 그다지 건강한 체질은 아니었다. 그는 눈이 안으로 쑥 들어간 귈음형인데, 이 체질들은 비위가 좋지 않다. 또 귀가 큼지막하고 잘 생겼다고 칭찬은 했지만, 사실 이것은 금수金水가 나쁘다는 것을 의미한다. 금수란 오행에서 폐와 신장을 말한다. 폐가 나쁘니 숨이 차고 신장이 나쁘니 어지러운 것이다. 또한 폐와 신은 등뼈를 뜻하므로, 인체의 근본 기둥이 약하다고 봐야 한다. 예전에 받은기침으로 고생했던 것도 이 기둥이 약한 데서 초래된 것이다.

이 외에도 소변을 자주 보고, 입과 코가 마르고 다리에 힘이 없다는 곽 씨에게 '가미삼령백출산'을 처방하여 토기土氣를 돋워주었다. 토기를 돋워주면 당연히 금기가 보충되어土生金 어지럼증도 없어지고 소화 기능과 식욕이 살아날 것이기 때문이다. 평생 살이 쪄본 적이 없다던 그는 약을 먹은 후 보기 좋게 살이 올라 10년은 젊어 보이는 듯했다.

Case 07

눈썹이 진한 남자의 역류성 식도염

이른바 송충이 눈썹을 가진, 잘 생긴 36세 남성이 역류성 식도염으로 내원했다. 얼굴엔 붉은 기가 돌았다. 퉁퉁한 몸집이었는데 결혼 후 살이 많이 쪘다고 했다. 그는 몇 년 전부터 고지혈증 약을 먹고 있으며, 얼마 전 역류성 식도염을 진단받았다고 했다. 그런데 한 달 전부터 속이 심하게 쓰리더니 치료가 잘 안 된다는 것이다.

목에 뭐가 걸린 듯하고 가슴도 답답해 한숨이 자꾸 나오고, 증상이 심할 때는 심장이 찌릿찌릿할 정도라고 하였다. 그 외에도 과민성대장 증세로 밥만 먹으면 화장실에 가는 증상, 땀이 많이 나는 증상, 환절기 비염 등이 있다고 했다. 또한 때때로 감정 조절이 어렵다고도 실토했다.

남자가 눈썹이 진하고 잘 생기면 혈기가 성하다고 볼 수 있다. 다시 말해 여자의 성향을 띠는 것이다. 맥을 짚어보니, 간肝에 맞고 담膽에 떨어져서 내상內傷이나 칠정七情을 원인으로 볼 수 있었다. 한의학에서 이런 사례의 역류성 식도염은 조잡嘈雜에 해당한다. 가슴이 답답하고 찌릿하다는 것은 심장에 부담이 간다는 의미다. 여기에 대변도 무르고 식후에 곧바로 변을 보는 식적설食積泄 양상까지 보였으므로, 심장이 약한 것이 원인으로 작용한 심조증心嘈症에 쓰는 '향사평위산'을 처방하였다.

약을 복용한 후 역류성 식도염 증상이 많이 좋아졌다. 대변도 좋아지고 심장의 증상도 줄어들었다. 땀도 덜 나고 잠도 잘 잔다고 한다. 심장은 대소변과 땀을 주관하기 때문에, 심장이 편해지면 대소변과 땀 문제가 해결되고 보너스로 정력까지 좋아지게 된다.

눈이 땡감처럼 뻑뻑한 증상

환자들은 참으로 다양한 증상들을 호소한다. 남들이 보기엔 별 문제없어 보이는 증상도 본인에겐 여간 큰 고통이 아닐 수 없다. 아침에 눈을 뜨려면 눈에 땡감이 들어 있는 듯 뻑뻑하다는 46세 여자 환자가 내원했다. 원인을 모르니 치료도 못 하고 오랫동안 불편하게 지냈다는 것이다.

그 외 증상을 물으니 생리 기간이 길고 생리혈의 색깔도 좋지 않다고 한다. 조금만 일을 해도 머리에서 땀이 줄줄 흐르고 윗배가 항상 더부룩한 느낌이라고도 했다. 등과 발이 시리고 어깨가 아픈 증상, 마른기침과 아침의 붓기, 변비 증상도 호소했다. 또 피곤하면 음부가 빠지는 듯하고, 졸린데 막상 누우면 잠이 안 온다고 했다.

한의학에서는 이렇게 여러 가지 증상을 호소하는 경우 형, 색, 맥, 증을 종합해서 진단한다. 환자의 생긴 모습을 보니 전형적인 양명형 체질이었고, 맥을 짚으니 위에 떨어졌다. 양기가 허함을 알려주는 중요한 맥이다. 아침은 양기가 뻗어나가는 시간인데, 양기가 부족해서 눈이 뻑뻑한 증상이 나타난 것이다. 생리를 오래 하고, 얼굴에서 땀이 흐르고, 음부가 빠지는 듯하다는 증상들 모두 양이 허해서 나타난 것이므로 '가감 익위승양탕'을 투여했다.

결과는 기대 이상이었다. 약 복용 후 눈이 뻑뻑한 증상은 물론이고 생리불순을 비롯한 모든 증상이 좋아진 것이다. 체질에 근거한 정확한 진단과 치료는 인체를 정상화시켜 모든 불편한 증상을 한 번에 해결해준다는 것을 다시 한 번 느낀 사례였다.

눈을 자꾸 비비게 되는 가려움증

이유 없이 눈, 코, 귀, 입술 등이 가려운 경우가 있다. 양방에서는 대개 알레르기라고 해서 대증요법으로 치료하지만, 한의학적인 이론은 조금 다르다.

7세 여자아이가 내원했는데, 눈이 가렵다고 비비는 증상이 몇 달이나 계속되었다는 것이다. 다른 증상으로는 두통과 귀의 통증, 어지럼증이 있고 가끔 배가 아프고 코피가 나며, 며칠에 한 번씩은 자다가 다리가 아프다며 깬다고 했다. 밤만 되면 더워하면서 땀을 흘리고, 아침에 일어나서는 물을 찾는다고도 했다. 먹는 것을 별로 좋아하지 않는 아이였다.

여자의 경우 음식을 먹으면 혈기血氣가 머리로 올라가서 그 기운이 눈, 코, 귀로 빠져 나가야 한다. 그런데 이것이 원활하지 않으니까 가슴 위쪽으로 열이 몰려서 머리와 귀가 아프고 눈이 가려웠던 것이다. 혈기를 기르는 '사물탕'에 지모, 황백, 황련, 치자, 시호, 목단피를 1차로 투여했더니 앞서 말한 증상들이 상당히 좋아졌다. 2차로 '궁귀탕'을 처방해 대변을 좋게 해 재발을 방지하면서 치료를 마무리했다.

눈곱이 많이 끼는 것도 병

눈곱은 으레 하찮은 것을 상징하는 단어다. 그러니 눈곱으로 건강을 진단할 수 있다고 하면 놀라는 사람들이 많다. 한의학에서는 눈이 붉거나 핏발이 서면서 눈곱이 끼면 열안熱眼이라고 하여 '경효산'을 처방한다. 눈곱의 상태로 폐의 허실을 알아볼 수도 있다. 눈곱이 묽으면 폐가 허하다는 뜻이기 때문이다.

수원에서 왔다는 38세의 남성 김 씨는 여기저기가 아프다고 호소했다. 진맥을 해보니, 기가 부족하고 피로가 많이 쌓인 맥이었다.

"추위를 많이 타서 여름에도 이불을 푹 뒤집어쓰고 잡니다. 어깨가 시리고 허리도 많이 아파요. 요즘 들어 눈곱도 부쩍 많이 끼고요."

김 씨의 말을 종합하면 최근 묽은 눈곱이 끼고, 속이 울렁거리고 어지러우며, 열이 훅 올랐다가 으슬으슬 추웠다가 한다는 것인데 이는 모두 담음의 증세다. 그는 30대란 나이가 무색하게 벌써부터 흰머리가 희끗희끗 보였다. 평소에 추위를 많이 탄다는 환자의 말과 허한虛寒의 맥이 나온 것으로 보아, 음양기혈이 모두 허약하다고 판단하고 '가미십전탕'을 적절히 가감하여 투여했다. 예상한 대로 효과가 바로 나타났다. 눈곱이 거의 사라졌고 피곤하면서 추운 증상도 좋아졌다. 그러나 완치를 위해 몇 제를 연속해서 더 복용하도록 했다.

눈에 불이 나는 듯한 열감

37세의 미혼 여성인 박 씨는 얼굴이 사각으로 각이 져 있고, 콧등에 살이 없으면서 오똑했다. 한마디로 기질이 강하고 예민한 인상이었다. 그녀는 눈에 열이 확 나면서 충혈될 때가 많아서 고통스럽다고 했다.

"눈이 너무 쓰리고 아파요. 할 수만 있다면 눈알을 꺼내 찬물로 씻어서 다시 넣었으면 좋겠어요."

그 외에도 항상 머리가 무겁고, 맑은 콧물이 흐르며, 가슴이 두근거리며 불안하다고도 했다. 맥을 짚어보니 심장과 소장에서 떨어졌다. 그녀를 불편하게 하는 것들이 모두 열에 의한 신경성 증상임을 확인할 수 있었다. 가끔 눈의 흰자위가 붉어지거나 눈동자가 붓고, 밝은 곳에서 눈을 제대로 뜨지 못하고, 찬 공기에 노출되면 아픈 증상을 느낄 때가 있다. 이런 것들은 대부분 화열火熱에 의해 일어난다.

이런 경우엔 마음을 안정시키고 간의 열을 식혀주면서, 혈血과 기氣가 제대로 운행되도록 해야 한다. 침 치료를 병행하면 상당히 도움을 받을 수 있다. 박 씨에게는 혈의 운행을 조화롭게 하는 '사물탕'과 화를 치료하는 데 으뜸가는 '황련해독탕'을 썼다. 그러자 예상대로 눈이 맑아지면서 가슴 두근거림과 피곤함이 사라졌고, 생리 상태도 한결 좋아졌다.

이번 사례처럼 머리 쪽 증상과 다른 신체의 증상이 복합적으로 나타날 때는 머리를 위주로 치료해야 전신의 건강을 꾀할 수 있다. 인간을 소우주라고 본다면, 하늘(머리)이 맑아야 대지의 만물(전신)이 화창한 것과 같은 이치다.

02

부처님 귀는
건강한 귀일까?

한의학적 관점에서, 귀는 신장과 강하게 연결되어 있다. 신장이 안좋은 사람들은 대개 귀 쪽으로도 이상이 온다. 신장이 좋은 사람은 평소 소리를 잘 들으며 귓병에도 걸리지 않는다. 반대로 늘 가는귀가 먹은 것처럼 소리를 제대로 듣지 못하거나 중이염 등 귓병으로 자주 고생하는 사람은 자신의 신장 기능을 한번쯤 점검해볼 필요가 있다.

이명耳鳴 현상도 신장의 기능이 나빠졌을 때 오기 쉽다. 마치 매미가 울 듯 시끄러운 이명은 담화痰火 때문일 가능성이 크다. 이와 달리 신 기능이 약하고 음陰이 허해서 나타나는 이명은 상대적으로 약한 소리가 들린다.

한의학에서는 신장이 귀를 주관한다고 보는데, 거꾸로 말하면 귀의 생김새(귀의 크기, 색깔, 위치, 상태)를 통해 신장의 건강을 살펴볼 수 있다는 얘기가 된다. 신장은 우리 몸의 건강을 유지하는 데 중요한 역할을 담당하므로 전신의 건강 상태까지도 판단할 수 있다. 신장은 '정精'을 저장하는 곳이기 때문이다. 한의학에서 말하는 정은 정액을 비롯해 사람이 활동하는 데 필요한 근본적인 물질을 모두 일컫는다. 정이 있어야 모든 장기와 기관들이 조화롭게 작용할 수 있다.

그렇다면 귀는 어떻게 생겨야 좋은 것일까? 부처님 귀처럼 크고 축 늘어진 귀가 건강한 귀일까? 그렇지는 않다. 결론적으로 귀는 작고 단단하면서 힘이 좋아야 한다. 크고 부드럽고 힘이 없다면 신장이 허약한 것이다. 지금부터 귀의 생김새에 대해 자세히 살펴보기로 하자.

귀가 크고 힘이 없는 사람

부처나 신선, 혹은 왕후장상들을 그린 그림을 보면 대부분 귀가 크면서 귓불이 두둑하고 아래로 늘어져 있다. 그래서인지 귀가 크고 귓불이 늘어진 것을 잘생긴 귀라고 생각하는 사람들이 많다. 하지만 건강 면에서는 좋은 귀라 보기 어렵다.

귀는 작고 단단한 것이 좋다. 귀의 크기는 신장의 크기와 직결되기 때문이다. 귀가 작아야, 즉 신장이 작아야 다른 기관들이 편안하고 상하지 않는 법이다. 반대로 신장이 크면 허리가 아프고 나쁜 기운에 상하기 쉽다. 귀가 크면서 힘이 없는 사람은 신장이 약해서 조금만 피곤해도 중이염, 이명, 허리 통증이 오고 뒷목과 어깻죽지가 불편하고 아프다. 어지럼증과 소화 장애도 겪는다. 두려움과 불안을 겪게 되고 당뇨병에 걸리기도 쉽다.

또 귀가 크다는 것은 담경이 좋지 않다는 뜻이기도 하다. 귀가 큰 아이들은 대개 가래 끓는 기침을 하고 열도 나는데, 이때 소시호탕을 투여하면 치료가 잘 된다. 한편으로 귀가 크면 금수가 나쁘다고 봐서 '금수육군전'이라는 약을 쓰기도 한다. 2년 동안 기침으로 고생하던 70대 여성에게 이 약을 처방해 큰 효과를 본 적이 있다. 귀가 큰 흠을 보완해주어 치료에 성공한 경우다.

귀가 올라붙은 사람, 귀가 내려붙은 사람

귀는 위치상 하악골(아래턱을 이루는 말굽 모양의 뼈) 앞에 단정하게 붙어 있어야 신장의 모양 또한 단정하고 건강하다. 귀가 너무 올라붙어 있는 사람은 신장의 위치도 높은 경우가 많아, 등과 척추에 통증을 느끼게 된다.

반대로 귀가 아래로 처진 듯 내려붙은 사람은 신장도 제 위치에 비해 아래로 내려붙어 있다. 이런 경우엔 허리와 엉덩이가 아프고 호산증狐疝症(남자 성기에 생기는 종기)으로 고생하는 수가 많다. 호산증에 걸리면 아랫배에서 옆구리, 허리 쪽으로 돌아가면서 통증을 느끼고 위장이 좋지 않아 소화도 잘 되지 않는다. 가슴에 통증을 느끼거나 어깻죽지가 아프기도 한다. 또 감기 몸살에 걸린 것처럼 온몸에 한기를 느끼고 땀이 많이 난다. 짜증을 잘 내는 것도 특징이다.

귀의 색깔이 나쁜 사람

귀의 색깔은 맑고 윤택해야 좋다. 마치 때가 낀 것처럼 색깔이 나쁘면 신장도 좋지 못하다. 간혹 귀가 유난히 붉어지거나 검은색을 띠기도 한다. 이렇게 귀가 붉어지는 것은 신장에 열이 있다는 징표다. 또 귀가 검으면 신장에 병이 있다고 봐야 한다. 이때 이마와 광대뼈 부위도 함께 검어지는 것을 확인할 수 있다. 우리는 매일 거울을 보면서 눈, 코, 입만 보지 바로 옆에 있는 귀는 잘 보지 않는다. 귀의 색깔로도 건강을 진단할 수 있으므로 가끔씩 귀의 상태를 살펴보는 것이 좋다.

귀가 가렵거나 귓속에서 매미 우는 소리, 북 치는 소리 같은 것이 들리고 갑자기 귀가 잘 들리지 않는 증상이 생긴다면 신장의 기능 저하를 의심해야 한다. 물론 이 밖에도 몸속의 피가 부족하거나 기가 허약할 때도 귀에 문제가 올 수 있다. 화를 많이 낼 때, 습이 쌓였을 때, 간에 열이 많을 때도 귓병이 온다.

과로를 했거나, 오랜 기간 설사를 했거나, 중병을 앓았거나, 성생활을 지나치게 했을 때도 귓병이 오기 쉽다. 신장의 정기 부족으로

음陰이 허해져 몸속의 화火를 제대로 억누르지 못해 생기는 결과다. 이때는 귀가 가렵거나 귀에서 종소리가 들리기도 하는데 빨리 치료 해주어야 후유증을 겪지 않는다. 특히 과로해서 귀가 잘 안 들릴 때 는 얼굴의 광대뼈 부위가 시커멓게 되고 귓바퀴가 마르면서 마치 때 가 낀 것처럼 보인다.

왼쪽 귀가 아픈 사람, 오른쪽 귀가 아픈 사람

어느 쪽 귀가 아프냐에 따라 그 원인이 다르다. 왼쪽 귀로 병이 오 는 사람들은 대체로 화가 많은 사람들이다. 즉 화로 인한 병은 주로 왼쪽으로 온다. 특히 여자들은 기가 쉽게 울체되어 마음에 화가 쌓이 므로 왼쪽 귀를 앓는 경우가 흔하다.

반면 남자들은 오른쪽 귀를 앓는 경우가 많은데, 남자들이 체력 소 모가 심한 일을 많이 하기 때문이다. 오른쪽 귀가 아프다는 것은 체 력이 떨어지고 몸의 기운이 다했음을 알려준다. 성생활을 지나치게 했을 때도 오른쪽 귀가 아프다.

귀에 병이 왔을 때는 근본 원인을 찾아 치료하는 것이 가장 중요 하지만, 손으로 귓바퀴를 비벼주면 귓병을 예방하는 데 도움을 받을 수 있다. 귓바퀴를 단련시키면 신장의 기능이 좋아지고, 신장이 좋 아지면 뼈도 튼튼해진다. 예전 할머니 할아버지가 손주가 귀엽다며 귀를 만지고 잡아당기던 단순한 행동에도 깊은 뜻이 담겨 있었던 것이다. 건강 장수를 위해서 평소 귀를 마찰하거나 단련시키는 운동을 해보자.

좌우 귀의 모양이나 크기가 다르다면

좌우 귀의 모양이나 크기가 다르면 신장이 약한 체질로 봐야 한다. 여기서 신장이 약하다는 것은 밑불이 약하다는 의미로 받아들인다. 선천적으로 약하게 태어난 사람들일 경우가 많다.

이들은 잔기침, 가래, 코 막힘, 구취 증상이 나타나고 목이 쉬고, 발바닥이나 뒤꿈치가 아프고, 소변을 자주 보거나 시원치 않다고 한다. 아침에 묽은 변을 보고 치질이 있거나 허리가 아프다고도 한다. 하체 쪽의 피부가 건조한 편이며 좌우 시력이 다르다. 이런 사람들은 피곤해서 계속 자고 싶다고 하지만 정작 불면증을 겪기도 한다.

이는 모두 신장이 힘들어서 나타나는 증상들인데, 이것이 더 심해지면 탈모, 흰머리, 잇몸질환이 나타나고 뼈가 시리거나 소리가 잘 들리지 않을 수도 있다. 눈에 검은 점이 보이거나 치매, 건망증, 정력 감퇴, 공포증, 당뇨병에도 걸리기 쉽다.

짝짝이 귀 청년의 허리 디스크

20대 후반의 청년 김 씨는 정비기사로 일하고 있다고 했다. 직업상 항상 무거운 물건을 들고 하루 종일 엎드려 있는 등 막노동에 가까운 일을 하다 보니, 허리 디스크까지 생겼다고 한다. 수술까지 받았는데 차도가 없어서 내원했다는 얘기였다.

수술을 했는데도 통증이 계속된다는 것은 심각한 상황이 아닐 수 없다. 병의 근본을 다스리지 못했다는 의미이기 때문이다.

김 씨의 생김새 중에서 짝짝이 귀가 가장 눈에 띄었다. 오른쪽 귀는 정상이었지만, 왼쪽 귀가 처지고 얇으면서 앞으로 숙여진 형상이었다. 또 콧구멍이 드러나 있었는데 이런 것들이 모두 허리 통증과 관련되어 있다. 나는 진맥 전에 몇 가지 질문을 던졌다.

"혹시 어려서 소변을 늦게 가리지 않았나요?"

"네, 늦게까지 이불에다 실수를 하곤 했습니다만."

"요즘에도 몸이 피곤하면 소변 실수를 하실 때가 있습니까?"

"네, 창피한 얘기지만 솔직히 좀 그렇습니다."

대화 내용대로 이 환자는 소변에 이상이 있음이 틀림없었다. 소변이 뿌옇다, 맑다, 노랗다 하면서 색깔이 자꾸 변할 것이고, 임질이나 방광염 또는 전립선처럼 소변 뒤끝이 개운치 않으면서 찌릿할 때도 있을 것이다. 또 조루증도 있을 텐데, 과로하거나 성생활이 잦으면 이런 증상들은 더 심해지는 법이다.

소화도 안 되지 않느냐는 물음에 아랫배에 가스가 차고 배꼽과 아랫배도 항상 거북하다고 대답했다. 거기다 피곤하면 눈앞이 흐려지고 발가락이 아플 때도 있다고 했다. 환자의 말이 모두 이해가 되었다. 본인이 일일이 열거하지는 않았지만 눈이 침침하고 머리가 맑지 못하면서, 뒷목이 뻣뻣하고 어깻죽지도 좋지 않을 것이다. 또 등살이 땅기면서 허리가 뻐근할 때도 있을 것이다. 허리뿐 아니라 다른 관절들도 온전치 않을 듯싶었다.

맥이나 증상, 얼굴의 생김새로 보아 김 씨는 선천적으로 방광이 매우 좋지 않은 사람이었다. 그로 인해 허리가 아픈 것인데 이미 수술을 받았으니 원상복귀는 힘들다고 봐야 했다. 깨진 그릇을 아무리 잘 붙여놓는다고 해도 원래 제 모습을 찾기란 어려운 일이다. 하지만 그대로 방치하면 당뇨에 걸릴 가능성도 높은 체질이었다. 입이 자꾸 마른다든지 발가락이 아픈 것도 그 징후로 봐야 한다. 나는 환자에게 치료를 하려면 각오가 필요하다고 했다. 장기전이 필요하다는 의미였다.

방광이 좋지 않아 허리 통증이 온 것으로 최종 판단하고 '가감팔미탕'을 처방했다. 타고난 체질에 의한 병인 데다가 수술로 건드려놓았기 때문에 완치에 오랜 시간이 필요하다고 생각했었는데, 예상 외로 효과가 빨리 나타나서 비교적 짧은 시간에 치료를 끝마칠 수 있었다.

Case 02

왼쪽 귀의 이명과 만성피로

자그마한 체구의 47세 남성 박 씨가 내원했다. 164센티미터의 키에 체중이 55킬로그램 정도 나간다고 했다. 얼굴을 살펴보니 입술은 두툼한 편이고 코는 크면서 뾰족했다.

그는 어려서 사고를 당한 뒤로 오른쪽 귀가 자주 아프고 청력도 좋지 않았는데, 최근엔 이상하게 왼쪽 귀에서 소리가 들린다고 했다. 가장 불편한 증상은 만성 피로라고 했다. 버스를 타면 차멀미가 나는 듯 느글거리면서 불안하고, 가스가 차서 방귀가 나오고 머리가 뻐근한 증상도 있다는 것이다.

박 씨는 언뜻 봐도 바지런하고 잠시도 가만히 있지 못하는 체질이었다. 이렇게 매사에 성실한 부류의 사람들은 불가피하게 체력 소모가 많아 진액과 에너지가 고갈되기 쉬우므로 항상 피곤하다.

원래 체력 소모가 많은 남성은 오른쪽 귀가 좋지 않고, 화가 많은 여성은 왼쪽 귀가 좋지 않은 것이 기본이다. 박 씨는 워낙 성실해서 남들보다 진액과 에너지를 더 많이 소모하다 보니 오른쪽 귀가 좋지 않을 수밖에 없다. 게다가 어려서 오른쪽 귀를 다쳤으니 더 말할 필요도 없다. 따라서 이런 영향으로 왼쪽 귀도 나빠졌다고 봐야 했다.

머리가 무겁고 뻐근한 것은 뇌수가 부족해 나타나는 증상이다. 그가 예전에 백혈구 수가 많아 입원 치료를 받은 적이 있다고 했는데, 그 일과 무관하지 않다.

박 씨는 늘 마음이 불안하다고 했는데 기운이 충분치 않은 탓이다. 실력이 뛰어나면 어떤 시험을 치러도 자신이 있듯이, 기운이 많으면 어떤 일을 해도 불안하지 않은 법이다. 기운이 딸리면 본능적으로 불안 초조해진다. 이럴 때 가장 중요한 것이 섭생이다. 즉 조반석죽의 원칙을 잘 지키고, 식후에는 가볍게 산책을 하는 것이 좋다.

박 씨와 같은 경우, 한의학에서는 '육미지황탕'과 '보중익기탕'을 합방하여 쓴다. 약을 복용한 후 이명과 만성 피로 등, 박 씨를 괴롭혔던 모든 증상들이 호전되었다.

귀에서 물이 나오는 증세와 무릎 통증

얼마 전 얼굴이 붉고 마마 자국이 있는 52세 남성이 본원을 찾았다. 한 달 전부터 무릎이 말할 수 없이 아파서, 1분도 제대로 걸을 수 없을 정도라고 했다. 꽤심각해 보이는 환자에게 던진 나의 첫 질문은 '무릎 중에서도 어디가 아프냐'는것이었다.

한의학에서는 같은 통증이라도 부위에 따라 원인과 치료 방법이 다르다. 무릎바깥쪽의 통증은 담경膽經, 안쪽은 간경肝經의 이상에서 온다. 그리고 무릎 앞이아프면 비脾와 위경胃經, 뒤쪽이 아프면 방광경膀胱經에 이상이 있는 것이다. 환자는 무릎 안쪽이 몹시 아프다고 했다. 무릎이 아프면 허리도 시큰시큰 아파오는데, 날이 흐리거나 비가 오려고 하면 더 아프다고 했다.

환자는 배가 많이 나온 양명형 체질이었다. 이 체질의 사람들은 힘을 잘 쓰지만일단 병이 나서 무너지기 시작하면 여기저기 안 아픈 곳이 없다. 더욱이 이 환자는 코끝이 붉은 것으로 보아 풍이 오기 쉬운 체질이기도 했다. 다른 데는 아프지않느냐고 했더니 오른쪽 귀에서 물이 나온다는 것이다.

환자는 생각도 못했겠지만 귀에서 물이 나오는 것과 무릎이 아픈 것은 서로 연관되어 있다. 몸에 습濕이 많아서 생기는 증상들이기 때문이다. 환자의 생김새가 이를 뒷받침하고 있었다. 살이 찌고 배가 많이 나왔으며, 얼굴 전체가 불그스름하고 푸석푸석하다는 것은 습열이 많다는 징표다. 비가 오려고 하면 몸이 아파오는 것도 이 체질의 특징이다. 오죽하면 일기예보보다 정확하다는 말이 나오겠는가. 습이 많으면 늘 피곤하고 증상이 심해지면 관절이 아프다. 습이 뼈를 갉아먹기 때문이다.

환자에게 '가끔 머리가 무거우면서 뭔가 뒤집어쓴 것 같은 느낌이 들지 않느냐'

고   물어보았더니 그렇다고 한다. 환자의 생김새와 병증으로 보아 습열에 의한 무릎 통증이 확실했다.

"고칠 수 있는 병이니 안심하십시오. 하지만 치료는 좀 길게 받으셔야 합니다. 당분간은 다리를 쓰지 말고 쉬도록 하세요."

나는 이런 말로 환자를 안심시키고 습열을 제거해주는 '가미자혈양근탕'을 투여 했는데 얼마 지나지 않아 효과를 볼 수 있었다. 이 밖에도 습에 의한 병을 치료 하는 여러 가지 처방이 있다. 몸이 무거우면서 살이 말랑할 경우에는 '인삼양위 탕'을, 눈 밑이 숯을 칠해놓은 듯 검고 속이 느글거리는 등의 담음 증상이 있을 경우엔 '육군자탕'을 쓴다. 하지만 개인차가 크므로 반드시 한의사의 전문적인 처방이 필요하다.

―――――――――――――――― *Case 04* ――――――――――――――――

짝짝이 귀와 신장 비대증

30대 초반의 젊은 남성이 내원해서 심각한 얘기를 했다. 정기검진 결과 좌측 신 장이 비대되어 있으면서 기능을 못하고 요도도 부어 있는데, 두 달 동안 여러 검 사를 해도 원인을 모른다는 것이다. 염증이 생기면 문제가 생길 수 있으니 신장 을 제거해야 한다는 말을 듣고 본원을 찾았다고 했다. 다른 증상으로는 위염과 허리 통증이 있고 불안 초조한 증세도 있다고 했다. 또 사타구니가 잘 무르고 구 취가 나며, 좌측 옆구리가 아프다고도 했다.

원인을 찾기 위해 생긴 모습을 살펴보니, 좌우 귀가 짝짝이인 것이 가장 먼저 눈에 띄었다. 귀는 신장과 연결되어 있으므로 신장이 좋지 않음을 쉽게 알 수 있었다. 그는 뼈대가 굵고 얼굴이 붉었다. 뼈대가 굵다는 것 역시 신장 쪽으로 병이 오기 쉽다는 의미다. 얼굴이 붉다는 것은 거꾸로 밑이 차다는 뜻이다. 한의학에서는 '명문命門의 화火'가 약하다고 표현하는데 생명의 근본이 약하다고 이해하면 된다. 이 환자는 밑은 차고 위는 더워서, 위로 허화虛火가 뜨고 있었던 것이다.

소화가 되지 않는 것은 당연한 일이다. 화력이 부족하면 밥이 제대로 되지 않듯, 밑의 화력이 부족하니 조금만 먹어도 배가 부르고 속이 안 좋은 것이다. 사타구니가 잘 짓무르는 것도 방에 불이 없으면 습기가 차고 곰팡이가 피는 것과 같은 이치다.

이런 체질은 성생활을 무리하게 하면 병이 오기 쉽다. 환자에게 처음 아팠던 때가 언제냐고 물으니, 여름에 여자 친구와 여행을 다녀온 후 열이 나면서 한기가 들어서 밤새 잠을 못 잤다는 얘기를 했다. 짝짝이 귀, 굵은 뼈대, 붉은 얼굴로 봐서 이 환자는 선천적으로 신장이 약한 사람이다. 여름은 신장이 약해지는 때인데, 더운 여름에 능력 이상으로 성생활을 한 것이 병의 원인이 된 것으로 판단되었다.

신장의 화력을 좋게 하는 한약을 투여한 결과, 좌측 신장 쪽 옆구리가 붓고 아프던 것이 전보다 많이 줄고 조금만 먹어도 배가 부르던 증상도 덜해졌다고 한다. 전반적으로 피로도 덜하고 사타구니가 짓무른 것도 없어졌다며 얼굴에 화색이 돌았다. 한약을 먹으면 신장에 나쁜 줄 알고 있었는데, 그게 잘못된 생각이었다며 감사의 인사를 하는 것도 잊지 않았다.

환자는 수술을 하지 않고 잘 지내다가 7개월쯤 후에 다시 본원을 찾았다. 그는 오랫동안 궁금했던 것이 있다며 질문을 했다. 본인이 어릴 때부터 좌측 귀를 움찔거리는데 그것도 병과 연관이 있느냐는 것이다. 눈과 입은 움직이게 만들어진 것이지만, 귀와 코는 움직이지 않는 것이 원칙이다. 그런데 귀가 자주 움직인다는 것은 선천적으로 신장이 나빠지기 쉬운 체질이라 이해해야 한다.

짝짝이 귀 청년의 배뇨장애

23세의 청년이 배뇨장애로 내원했다. 소변은 마려운데 막상 보려고 하면 나오지 않는다는 것이다. 특히나 여러 명이 함께 소변을 보는 공중화장실에서는 더욱 힘들다고 했다. 비뇨기과에서 한 달 정도 치료를 받았는데 효과가 없었다는 말도 덧붙였다. 양방에서 배뇨장애는 전립선이나 요도의 문제로 진단하지만, 한의학에서는 간신 부족(근본의 허약함), 담음, 기허의 3가지 원인 중 하나에 의해 유발되었다고 본다.

청년은 치아가 시리고, 목에 가래가 끼거나 목이 잘 쉬는 편이며, 치질 기운도 있다고 했다. 목이 자주 말라서 물을 많이 마시는데 곧바로 소변이 마려운 느낌이 든다고도 했다. 이 모두 신장의 기운이 부족할 때 생기는 증상들이다.

청년은 180센티미터의 키에 체중이 65킬로그램밖에 나가지 않았다. 귀가 붉으며 짝짝이였는데 이는 신장 즉 뿌리가 약한 형상의 특징이다. 어릴 때 소변이 마려우면 고추 끝이 빨갛게 부풀었고, 걷는 것이 약간 늦었으며, 몇 년 전 허리 디스크로 똑바로 못 누웠던 적이 있었다고 하니, 선천적으로 신기가 약했던 것이다. 맥을 짚으니 68/70으로 약간 낮았다. 허한虛寒하거나 하초에 이상이 있을 가능성이 있다는 뜻이다.

종합적으로 볼 때, 이 환자의 병은 간신의 부족이 원인이라고 판단되었기에 '신기환'을 투여했다. 간신, 즉 뿌리를 튼튼하게 하는 효능이 있어 배뇨장애에 주로 쓰는 약이다. 한의학은 증상을 없애는 치료를 하는 것이 아니라 형, 색, 맥, 증의 흠을 보완해주어 인체를 정상화시키는 것을 목표로 한다. 이 청년의 사례도 마찬가지다. 짝짝이 귀, 마른 체형, 난시, 늦은 발육, 가래, 치아 시림 등의 증상 모두가 간신이 허해서 배뇨장애가 왔음을 암시한다. 먼저 병의 뿌리를 알아야 원인을 치료할 수 있고 평생 건강하게 살 수 있다.

Case 06

짝짝이 귀 초등학생의 성장 부진

초등학교 6학년 어린이가 내원했다. 아이의 엄마는 아이가 또래에 비해 키가 너무 작아서 언제나 맨 앞줄에 앉는다며 속상해했다. 당시 키는 141센티미터라고 했다. 요즘 아이들은 발육 상태가 좋아서 초등학교 고학년만 되어도 160센티미터를 훌쩍 넘는 경우가 흔하다. 아이 엄마는 편식이 원인이라고 생각하는 듯했다.

하지만 내가 보기에 그보다는 체질적인 문제를 파악하는 것이 더 중요했다. 어디 아픈 데는 없냐고 물으니, 비염 때문에 아침에 일어나면 재채기를 한참 하고 밤에는 식은땀을 흘린다고 했다. 아이는 배가 많이 나온 체형에 피부색이 검고 윤기가 없었다. 혹시 성격이 예민하지 않느냐고 물었더니, 예민한 편이 맞고 무슨 일이든 한 번 마음먹은 건 해내고야 마는 성격이라고 엄마가 거들었다.

내가 보기에도 아이는 책임감이 강하고 지혜롭지만, 자기 뜻대로 되지 않으면 스트레스를 많이 받는 체질인 듯했다. 그 때문에 머리가 아프다는 얘기도 많이 할 것이다. 피곤하면 입에서 냄새가 나지 않느냐고 물었더니, 입 냄새도 나면서 가슴이 답답하고 머리도 어지럽다고 대답했다.

아이의 얼굴을 보니, 양 볼에 살이 거의 붙지 않았다. 흔히 하관이 빠졌다고 하는 얼굴이다. 이런 유형의 사람들은 대체로 밤에 깊은 잠을 이루지 못하고 식은땀을 흘린다. 아침에 일어나도 개운치 않고 피곤해하는 경향이 있다. 간혹 대변을 염소 똥처럼 볼 때도 있다. 이는 화火로 몸 안이 타는 현상이다. 그러니 피부가 거칠어질 수밖에 없다. 더욱이 아이는 왼쪽 귀가 오른쪽 귀보다 컸다. 이렇게 귀의 생김새가 좋지 않으면 신장 기능이 나쁠 수 있다. 피부색이 검은 것도 신장과 관련되어 있다.

종합적으로 판단하건대, 아이는 신수기腎水氣가 부족하여 몸 안에 쌓이는 열火을 눌러주지 못해 키도 크지 못하고 피부도 거친 것이다. 이런 경우 '자음강화탕'을 체질에 따라 가감해서 처방하면, 전체적으로 건강이 좋아지면서 키도 크게 된다. 한 달 후 다시 약을 지으러 온 엄마의 말에 의하면, 아직 키가 크는 것까진 모르겠지만 식은땀을 흘리고 가슴이 답답해하거나 어지러워하는 증세는 거의 사라졌다고 한다.

만성 중이염

귓속에 염증이 생기는 중이염은 대표적으로 재발이 잘 되는 질환이다. 오랫동안 중이염으로 고생하던 33세 남성이 본원에서 약을 세 제 먹고, 그 후 10년이 지나도록 재발 없이 지낸 사례가 있다.

그는 피곤하면 왼쪽 귀에서 고름이 나오는데 심하면 줄줄 흐른다고 했다. 그 외에도 구내염이 자주 생기고 대변이 시원치 않으며 식곤증이 있다고 했다. 특히 배가 고프면 참지를 못하는데 손까지 덜덜 떨릴 지경이라고도 했다.

좀 어려운 얘기지만 한의학적으로 말하자면, 이 환자는 비실脾實해서(비위 기능이 너무 항진되어서) 토극수土克水(흙이 물을 흡수해버림) 상태가 된 것이다. 몸에 수水가 바닥나니까 내열이 생기고, 내열로 인해 풍열이 생겨 중이염이 발병했다고 보는 것이다.

여기서 수水는 신장이라고 이해하면 된다. 이때 '사황산'으로 토기土氣를 꺾어주면 수水가 살아난다. 사황산에 들어 있는 석고가 내열을 없애주기 때문이다. 사실 사황산은 비위에 쓰는 약이지 중이염을 치료하는 약은 아니다. 약의 일반적 쓰임새보다 환자의 체질 판단이 더 중요함을 알려준 사례다.

03

한의학적으로
잘생긴 코는 따로 있다

얼굴은 모든 양陽의 기운이 모였다 흩어지는 곳이며, 그 한가운데 자리 잡은 코는 하늘의 기운을 몸속에 받아들이는 관문 역할을 한다. 코를 '신기神氣가 드나드는 문'이라고 한 것도 이 때문이다. 코가 하늘의 기운을 받아들인다면, 입은 음식을 통해 땅의 기운을 받아들인다. 이렇게 입과 코는 인체의 음陰과 양陽을 이루며 사람의 근본이 된다.

코가 받아들인 하늘의 기운은 심장과 폐에 저장된다. 특히 코는 폐의 구멍이라 할 만큼 관계가 깊다. 폐와 심장이 제대로 작용해야 코도 아무 불편 없이 숨을 쉬고 냄새 또한 잘 맡을 수 있다. 코는 비위, 대장, 방광 등 인체의 거의 모든 장부와 연결되어 있어 콧병을 치료하려면 어떤 장기나 경락에 이상이 생겼는지를 정확히 가려내야 한다.

그렇다면 한의학적으로 잘생긴 코란 어떤 모습일까. 코는 약간 크면서 콧대가 서고 똑바르며 색이 고르고 윤택한 것이 좋다. 그래야 기가 원활히 소통되므로 건강에 문제가 없는 것이다. 코가 비뚤어졌거나, 지나치게 짧거나, 콧등에 기미가 끼었다면 건강에도 바람직하지 못하다. 지금부터 코의 생김새와 건강 상태와의 관련성을 살펴보겠다.

코가 큰 사람

코는 기氣를 받아들이고 순환시키는 기관이므로, 코가 크다는 것은 순환 작용이 원활하다는 의미다. 따라서 코가 큰 사람은 밖에서 활발히 움직이고 여러 사람을 만나는 등, 기를 소모하는 일이 어울린다. 만약 코가 큰 사람이 집에만 있으면 기가 뭉쳐 울체되기 때문에 병이 오기 쉽다.

코가 큰 여성이 전업주부로 있다면 얼굴에 기미가 많이 낀다든지 두통과 가슴 통증으로 고생하게 된다. 조금만 신경을 쓰거나 기분에 거슬리는 일이 있으면 소화가 안 되고 속이 쓰리며, 가슴 답답함과 가래가 뭉치는 증상이 나타난다. 이런 여성들 중에는 갑상선 질환을 앓는 경우가 많으며 천식, 만성 피로, 불안증, 무력감, 요통 등의 질병도 걸리기 쉽다. 특히 임신이 잘 안 되고 임신이 되어도 자연유산이 되기 쉽다. 남성이 코가 큰 경우는 기氣 부족으로 본다. 기가 허해서 갖가지 병이 오게 된다.

남녀 불문하고 코가 크면 장이 냉하다. 변비와 설사를 반복하고 쾌변을 보기 어렵다. 아랫배가 차고 대장이 약한 체질이기 때문에 주로 아랫배에 가스가 차고 불쾌한 증상을 자주 느끼며 산증疝證이 잘 생기기도 한다.

코가 큰 사람들은 일반적으로는 아주 느긋한 성격이라 종종 게으르다는 소리를 듣는다. 또 자기가 한 번 마음먹은 것은 끝까지 밀고 나가는 뚝심이 있다. 하지만 뚝심이 고집으로 보일 때도 많다. 고집이 세므로 일이 잘 풀리지 않으면 화를 내게 된다.

코가 큰 사람들 중에는 알레르기성 비염으로 고생하는 사람들이 많은 것도 특징이다.

코가 낮으면서 짧은 사람

한의학의 관점에서 못생긴 코는 콧대가 낮으면서 길이가 짧은 코다. 하지만 여성은 입 위주로 생겨야 하기에, 코가 못생겼다 해서 흠이 되지 않는다. 못생긴 코가 문제되는 것은 남성이다. 코가 못생긴 남성은 젊은 시절에는 별 증상이 없지만, 과로를 하거나 병에 걸려 체력이 떨어지면 약점이 서서히 드러나게 된다.

이런 사람들은 대개 소심하고 잔소리가 많으며 진취성과 실행력이 부족하다. 지나치게 긴장한 탓에 시험을 망치거나 실수를 하기도 한다. 이들은 자신의 이런 약점을 보완하기 위해 애쓰는 노력가 타입인데, 이런 노력이 노쇠 현상을 앞당기게 된다. 더욱이 소심한 성격이기 때문에 심장에 이상이 오기 쉽다.

코가 휜 사람

코가 휘어지는 원인은 몸이 냉하기 때문이다. 배꼽 아래 생식기 쪽, 즉 인체의 근본이 냉하므로 그 위로 올라가는 등뼈가 휘고, 그 위에 있는 코도 휘는 것이다. 이런 사람들에겐 여러 증상이 복합적으로 나타난다. 등뼈가 휘었으므로 허리, 등, 어깨가 아프고 늘 뒷목이 뻣뻣하다. 또 눈이 침침하고 소화가 잘 안 된다. 장도 안 좋고 속도 메슥거리며 심장의 통증이 동반되기도 한다. 이런 유형은 무엇보다 인체의 근본 바탕을 튼튼하게 해주는 치료를 해야 한다. 그러면 전신의 건강이 호전되면서, 자신도 모르는 사이에 휘었던 코도 차츰 제 모습을 찾는다.

콧등이 볼록하게 나온 사람

|

콧등이 볼록하게 나온 것을 한의학에서는 삼초三焦가 맺혔다고 한다. 사람의 몸을 3등분했을 때, 위에서부터 상초上焦, 중초中焦, 하초下焦라고 하는데 이를 통틀어 이르는 말이 삼초다. 삼초가 맺혔다는 말은 온몸의 순환 작용이 제대로 이루어지지 않는다는 것을 뜻한다. 결국 상초, 중초, 하초가 제각각 문제를 일으킨다.

상초는 하초에서 만들어진 진액을 뿜어 올려서 심폐 기능을 도와야 하는데, 이것이 막히면 폐결핵 등에 걸릴 수 있다. 심장이 두근거리거나 가슴 통증이 나타나기도 한다. 중초는 소화 작용이 주 역할인데, 여기가 막히면 만성 소화불량이나 십이지장궤양을 앓게 된다. 하초는 진액을 만드는 공장이다. 삼초가 온전하지 못하면 악성 변비로 고생하거나 소변보는 것이 시원찮다. 여성은 생리불순, 생리통으로 고생하기도 한다.

인체의 상중하가 고루 소통되지 않으면 여러 병증이 나타나고 체중이 감소한다. 콧등이 볼록하게 튀어나온 유형은 이런 점에 유의하여 건강을 관리해야 한다.

코가 붉은 사람

|

흔히들 딸기코라고 하는 '주사비酒渣鼻'가 있다면 풍風을 조심해야

한다. 한의학에서 말하는 풍은 중풍과 고혈압뿐만이 아니다. 류머티즘 관절염, 어깨 주변의 관절염, 허리 디스크, 안면 마비, 알레르기성 증상 등이 다 풍에 의해 발생한다. 또한 신장이 열을 받아서 코가 붉어지는 경우도 있는데, 이럴 때는 신수기腎水氣를 돌워주면 해결된다.

콧구멍이 밖으로 드러나 보이는 사람

관상가들은 콧구멍이 드러나면 재물이 새나가는 상이라고 하는데, 한의학에서는 방광이 좋지 않은 것으로 본다. 이런 사람들은 어려서부터 소변과 관련한 이상 현상을 보인다. 유뇨증遺尿症이라고 해서 소변을 참지 못하여 자주 보거나 늦게까지 소변을 가리지 못한다. 나이가 들어서도 방광 쪽으로 불편한 증상들이 나타난다.

방광으로 인해 소변보는 데 이상이 생기면 아랫배가 불쾌하고 허리가 아프다. 두통과 함께 뒷목이 뻣뻣하고 어깨 아픈 증상이 동반되기도 한다. 소변을 보고 나서도 뒤끝이 개운치 않으며 소변색이 뿌옇다가 맑다가 누렇게 변하는 등 색깔이 자주 바뀐다. 한의학에서는 이런 현상을 '소변황탁'이라고 하는데, 이는 소변을 통해 몸속에 있는 것들이 밖으로 빠져나간다는 것을 의미한다. 이런 증상을 오랫동안 방치하면 나중에 당뇨와 같은 성인병으로 발전하기도 한다.

콧등에 기미가 낀 사람

코 가운데 부분에 마치 기미가 낀 것처럼 그늘이 생기는 사람을 볼 수 있다. 남자라면 대수롭지 않게 여기겠지만, 여성들은 피부과나 성형외과를 찾아 흔적을 지우려고 한다. 피부과적 증상을 한의학으로 치료한다는 것이 믿기지 않겠지만 콧등의 기미라는 표피적 현상이 아닌, 내부 장기와 관련된 근본 원인을 찾아 치료하면 기미도 자연스럽게 없앨 수 있다.

젊은 사람의 경우, 비위가 좋지 않아 이런 현상이 생기기 쉽다. 이때는 소화 장애, 변비, 설사, 속 쓰림, 트림, 더부룩한 증상들이 함께 나타나므로 비위의 기능을 돋워주면 좋은 효과를 볼 수 있다.

이와는 달리 50대 이상이라면 허로증에 의한 증상일 가능성이 크다. 콧등에 기미가 있는 장노년층들은 기능이 쇠약해지면서 나타나는 증상들을 호소한다. 즉 식욕이 떨어지고, 정신이 혼미하고 허리와 등, 가슴, 옆구리 근육과 뼈마디가 아프다고 한다. 또 열이 훅 올랐다 식었다 하면서 땀이 나고, 감기는 아닌데 기침과 가래가 끓는다. 이 외에도 기력이 없고 몸이 무거우며 마음이 항상 불안 초조하다. 심할 때는 입술이 타들어가고 뼛속에서 열이 나는 느낌도 든다. 이때는 기력을 보강해주는 처방을 하면 건강을 지킬 수 있다.

코 건강을 지켜주는 생활습관

코의 생김새는 별도로 하고, 콧병 그 자체만을 본다면 대기 중의 나쁜 기운이 스며들거나 몸속에 과도한 열이 있을 때 병이 생기기 쉽다. 코 막힘은 폐가 찬 기운과 바람에 상했기 때문이고, 누런 콧물이 줄줄 흐르는 것은 바깥의 찬 기운이 몸속의 열을 억눌러서 생기는 증상이다. 오랫동안 폐에 과도한 열이 지속되면 비강에 군살이 생겨서 콧구멍을 막기도 한다.

그러니 콧병에 걸리면 몸에 열이 생기지 않도록 하는 것이 중요하다. 맵거나 뜨거운 음식, 특히 술은 절대 피해야 한다. 술은 몸에 열을 만드는 대표적 음식이기 때문이다. 술로 만들어진 더운 기운이 바깥의 찬 기운을 만나면 걸쭉하게 엉켜서 순환을 방해하므로 코끝이 붉어지는 것이다. 술을 많이 마셔 딸기코가 되었다면 물에 소금을 개어서 코를 문질러주면 효과를 볼 수 있다.

코 건강을 지키고 폐 기능까지 개선하는 간단한 방법이 있다. 가운뎃손가락으로 콧마루 양쪽을 20~30회씩 문지르는 것이다. 코 안팎이 뜨거워질 정도로 수시로 해주면 좋다. 냄새를 잘 맡지 못한다면 가운뎃손가락을 이용해 양쪽 콧방울 옆 부분을 문질러주면 좋다.

코가큰 여성의 생리불순과 난임

결혼한 지 일 년 반이 지났는데 아기 소식이 없어서 걱정이라며 찾아온 여성이 있었다. 좀 마른 체형에 피부가 까무잡잡했다. 전체적으로 남성형으로 생겼다고 볼 수 있었다. 생리는 순조롭냐고 물으니 다음과 같이 대답했다.

"4년 전쯤에 생리는 아닌데 한 달 가까이 검은 피가 조금씩 나온 적이 있어요. 대학병원에서는 난소기능 부전이라고 했어요. 당장은 굳이 치료할 필요가 없으니 결혼 후에 다시 오라고 하더군요."

결혼 전이든 후든 생리 기능에 이상이 발견되었다면 즉시 치료를 했어야 하는데 안타까운 일이 아닐 수 없다. 지금은 어떠냐고 물으니, 지금도 몸이 피곤하면 그런 증상들이 나타난다고 했다. 더욱이 생리 기간이 줄어들고 주기도 점점 늦어진다는 것이다. 아무래도 생식 기능에 선천적 결함이 있는 듯싶었다. 그런데 초경을 열일곱 살 때 했다는 말을 듣고 의심은 확신으로 굳어졌다.

한의학에서는 여성의 신체 발달을 7세 단위로 나눈다. 7×2인 14세에 초경을 하게 되는데, 이를 천계天癸라고 해서 생식 능력이 생겨난다고 본다. 폐경은 7×7인 49세에 이루어진다고 본다. 그런데 이 여성은 남보다 늦게 생리를 시작했으므로 여성으로서의 능력이 약하고 생리도 고르지 않을 수밖에 없다. 그래서 생리에 관련된 증상을 모두 말해달라고 했다.

그녀는 생리 주기가 매우 불규칙하고, 몸이 피곤하면 냉 대하가 많아지면서 음부가 가렵고 아프다고 했다. 특히 부부관계 후에 통증이 있고 성욕도 별로 없다고 했다. 진맥과 생김새를 보니 성욕이 없는 게 당연했다. 겉으로는 건강해 보여도 여성으로서의 약점을 많이 갖고 있을 것이다.

환자의 성격도 어느 정도 짐작되었다. 체질상 성격이 아주 예민한 타입으로, 원래는 명랑 쾌활하지만 화도 잘 내고 우울증에 빠지기도 쉽다. 또 직업을 갖고 사회생활을 하는 것이 좋은데 지금은 디자이너 일을 그만두고 집에만 있다고 했다. 그런데 아내나 남편 한쪽의 맥을 보면, 배우자의 건강이 짐작될 때가 있다. 이 경우가 그랬으므로 나는 다음과 같이 진지한 조언을 했다.

"남편도 건강이 좋지 않을 것 같네요. 우선 허리가 아플 겁니다. 땀도 많이 흘리고 굉장히 피곤하다고 할 거예요. 환자의 맥을 보니 그렇습니다. 두 분 모두 아기를 가지려면 굉장히 노력해야겠습니다. 이런 말이 좀 이상하겠지만, 환자분은 한의학적으로 남성적 외모를 가졌습니다. 여자는 눈과 입이 큰 것이 기본인데, 환자분은 눈과 입이 작으면서 그에 비해 코가 아주 크거든요. 또 골격도 큰 편입니다. 그러니 집에만 있지 말고 바깥 활동을 하는 편이 좋습니다."

세상엔 남자 같은 여자도 있고 여자 같은 남자도 있다. 타고난 성으로만 모든 것을 판단할 수는 없다. 한의학에서는 눈과 입이 크고 가슴과 엉덩이가 발달한 사람을 여성이라 본다. 여자 중에서 코가 크고 어깨가 벌어지고 체격이 큰 외모를 가졌다면 바로 남자 같은 여자다. 이들은 여성으로서의 근본 바탕이 약하니 상대적으로 불임이 되기 쉽다. 환자에게 여성으로서의 부족한 점을 보충해주는 '가미사물탕'을 처방하여 좋은 효과를 본 사례다.

코가 휜 남성의 갈비뼈 통증

32세의 남성 이 씨는 왼쪽 갈비뼈 아랫부분, 그러니까 허리의 잘록한 부분 약간 위에서 통증이 느껴진다고 했다. 아프기 시작했을 때 병원에서 진찰을 받았지만 원인을 찾지 못하고 계속 고통받고 있다는 것이다. 다른 증상으로는 공복일 때 복통과 함께 가스가 차고 트림을 자주 하며 멀미가 심해 버스를 타지 못할 정도라고 했다.

환자의 생김새를 보니 가장 먼저 비뚤어진 코와 유난히 붉은 입술이 눈에 띄었다. 척추나 허리가 아프지 않느냐고 했더니 등 한가운데가 아프고 허리 통증도 있다고 대답했다. 맥을 살펴보니 대장에 떨어져서 관련된 질문을 했다.

"혹시 음낭이 서로 다르게 생기지 않았습니까?"

"크기는 잘 모르겠는데, 한쪽은 밑으로 많이 처져 있고 한쪽은 올라간 것 같아요."

원래 음낭은 좌우 편차가 약간 있는 것이 정상이다. 하지만 편차가 유난히 크거나 크기가 다르면 이것은 병이라 봐야 한다.

코가 비뚤어진 것, 등과 허리가 아픈 것, 음낭이 서로 다른 것 등은 모두 한 가지 원인에서 비롯된 현상이다. 바로 명문화쇠命門火衰, 배꼽 이하 생식기 계통의 기능이 시원치 않아 밑불이 약함을 의미한다. 밑불이 약하면 몸이 냉해져서 코도 제 모습을 갖추지 못한다. 날씨가 추우면 물체가 오그라드는 것과 마찬가지 원리다. 갈비뼈와 등, 허리가 아프고 아랫배가 거북한 것도 그 때문이다.

사람의 몸을 좌우로 나눴을 때, 왼쪽은 혈이 관장하고 오른쪽은 기가 관장한다. 온도와 한열寒熱은 인체의 좌우에 똑같이 작용하지 않는다. 인체와 마찬가지로 음낭도 좌우로 나누어져 있어서, 양쪽 음낭이 서로 다르다. 특히 이 씨의 경우는 밑불이 시원찮아 몸이 냉하기 때문에 음낭의 한쪽이 오그라들어 위로 올라간 것이다. 옆구리가 아픈 이유도 이 때문인데, 이를 한의학에서는 '산증疝證'이라고한다.

산증의 증상은 남녀가 다른데 남자는 음낭이 붓고 아프며, 여자는 질에서 통증이 느껴진다. 아랫배와 옆구리가 불쾌하고 아프면서 짜증이 늘어나기도 한다. 그 밖에도 감기 몸살처럼 열이 오르면서 오슬오슬 춥고 코가 막히기도 한다. 고관절과 심장, 가슴 부위가 아프고 소화가 안 되며 메슥거리기도 한다. 또한 얼굴이 후끈 달아오르고 어지럽거나 가슴이 답답한 경우도 있다. 온몸 여기저기가 쑤시고 배에서 소리가 나고 소변이 시원찮은 증상이 나타나며 오른쪽이나 왼쪽 어깻죽지로 통증이 온다.

이 씨는 위에서 열거한 수많은 증상들을 거의 다 갖고 있었다. 이런 증상들에 일일이 대응해 치료를 하는 것은 불가능하다. 하지만 남성의 근본을 돋워주는 '가미 온신산'을 투여해 모든 증상을 한 번에 호전시킬 수 있었다.

<hr />

Case 03

코가 아래로 처진 여성의 난소 물혹

28세의 새댁인 조 씨가 내원했다. 피부가 하얗고 콧대가 오똑한데 콧방울이 약간 처져 있었다. 전체적으로 미인형이었다. 그녀는 아기를 가져야 하는데 난소에 물혹이 생겼다면서 걱정이 많았다. 난소에 물혹이 있는 경우는 흔한 일이어서 그렇게까지 걱정할 일은 아니라고 생각했는데, 얘기를 다 들어보니 문제가 그리 간단치는 않았다. 결혼 직전에 한쪽 난소를 제거하는 수술을 받았기 때문이다.

결혼을 6개월 앞둔 시점에서 소화불량과 오른쪽 아랫배가 당기는 증상이 있어서 병원에 갔다고 한다. 맹장염인 줄 알았는데, 생각도 못한 난소의 물혹으로 수술을 해야 한다는 진단을 받은 것이다. 수술 후 소화가 안 되는 증상도 좋아졌고 결혼식도 무사히 치렀다고 한다. 그런데 결혼 후 다시 소화가 안 되면서 아랫배가 당기는 증상이 시작되었다고 한다. 병원에 갔더니 반대편에 또 물혹이 생겼다고 했다. 아기를 가질 수 없게 된 것이다.

조 씨는 수술을 하지 않고 치료할 방법은 없느냐고 물었다. 나는 걱정하지 말라면서 얼굴빛마저 창백해진 그녀를 안심시켰다. 소화가 안 되고, 아랫배가 당기고, 물혹이 생기는 것은 모두 하초下焦의 순환 작용이 원활하지 못해서 생기는 증상이다. 순환이 안 되니 소화도 안 되고 난소와 나팔관 등에 병이 오게 되는 것이다. 조 씨에게 '가미반총산'을 처방하여 세 달가량 투여했더니 난소의 물혹이 없어졌다. 그 후 임신이 되었다며 정말 고맙다는 전화를 받았던 기억이 난다.

Case 04

콧등이 볼록한 남성의 과호흡증후군

과호흡증후군이란 지나친 호흡으로 이산화탄소가 과도하게 배출되어, 혈액 속의 이산화탄소 농도가 낮아지는 현상이다. 스트레스를 많이 받고 긴장도가 높은 연예인, 수험생, 직장인 등이 이 병으로 고통받는다. 한의학적으로는 신기 부족, 원기 부족, 담화, 삼초의 맺힘 등을 과호흡증후군의 원인으로 본다.

38세의 남성이 내원했다. 178센티미터의 키에 체중이 72킬로그램으로, 한눈에도 건장한 체격이었다. 얼마 전 차를 타고 가다가 발작처럼 호흡곤란이 왔다고 한다. 그 후 병원에서 여러 가지 검사를 받았으나 이상을 발견하지 못했다는 것이다. 한 달 뒤 또 유사한 발작이 왔다고 했다. 발작이 올 때면 얼굴이 일그러지고 숨이 잘 안 쉬어져서 차를 타고 가다가 내린 적도 있으며 침을 흘리고 구토까지 했다고 말했다.

보기에도 멀쩡하고 건강 검진에도 아무 이상이 없으니 참으로 답답할 노릇이다. 마치 꾀병을 하는 듯 보이기 때문이다. 게다가 언제 발작이 일어날지 모르니 무서울 지경이라고 했다. 호흡곤란 증상 외에도 가슴이 답답해 한숨을 자주 쉬고, 긴장하면 소변을 수도 없이 본다고 했다. 늘 소화가 안 되어 더부룩한 증상도 호소했다.

이런 경우, 생긴 대로 병이 온다는 관점에서 흠을 찾아내고 그 흠을 보완해주는 것이 제일 정확한 치료법이다. 자세히 보니 환자의 얼굴에 흠이 있었다. 콧등이 볼록하게 솟아올라 있었던 것이다. 이는 선천적으로 상초, 중초, 하초가 소통이 잘 안 된다는 것을 의미한다. 건강할 때는 이상이 나타나지 않다가 체력이 떨어지거나 스트레스를 받으면 불편한 증상들이 몰려나온다. 삼초가 결한 증상에 쓰는 '목향빈랑환'을 투여한 후, 증상 없이 편히 잘 지낸다는 연락을 받았다.

더욱이 이 환자는 병도 치료되었지만 몇 년째 남성 불임으로 고생했는데 임신에 성공했다고 한다. 그동안 삼초가 결해서 불임이었던 것으로 보인다. 이렇게 양방에서 원인도 모르고 치료 방법도 없다는 병들로 한의원을 찾는 사람들이 있다. 삼초의 순환이 안 좋아 갖가지 병이 생긴다는 이론은 한의학에만 있다.

Case 05

콧구멍이 드러난 여성의 방광염

한의학의 입장에서 건강한 삶이란 밥 잘 먹고, 숨 잘 쉬고, 일 잘하고, 성생활을 잘 하는 것이다. 이렇게 말하면 앞의 3가지는 동의하지만 성생활에서 이의를 제기하는 사람들이 적지 않다. 하지만 실제 임상에서 환자들을 치료하다 보면, 성생활 장애가 행복한 삶에 얼마나 큰 문제를 일으키는지 곧바로 알게 된다.

40대 후반의 부부가 내원했는데 아내의 병색이 깊어 보였다. 맥을 짚어보지 않아도 코가 들린 것으로 보아 방광이 좋지 않음을 알 수 있었다. 혹시 방광이 좋지 않느냐고 물었더니 깜짝 놀라며 이렇게 말했다.

"안 그래도 그 문제 때문에 왔어요. 15년 전부터 방광염을 앓고 있어요. 부부관계만 가졌다 하면 배가 남산같이 불러오면서 소변이 자주 마려워요. 소변이 꼭 거꾸로 치솟는 느낌이에요."

남편의 말에 따르면 아내는 원래 건강 체질이었는데, 몇 달 전부터 찬바람만 쐬면 칼로 저미는 듯 어깨가 아프고 뒷목도 뻣뻣해져서 꼼짝도 못하고 있다고 했다. 현재도 방광염 약을 먹고 있는데 약을 오래 먹다 보니 위가 나빠졌다고 한다. 나는 '고칠 수 있겠냐'며 걱정하는 부부에게 다음과 같이 대답했다.

"부인은 지금 기력이 많이 떨어진 상태입니다. 맥도 방광에 떨어지는 것으로 보아 늘 피곤하고 위도 약할 것입니다. 오래된 병이라 시간은 걸리겠지만 체력을 다시 보강해주면 낫는 병이니 걱정 않으셔도 됩니다."

이 부인의 증상은 임질의 일종으로(양의학에서 말하는 임질과는 다르다), '노림'이라는 병이다. 노림은 화를 많이 내거나 성생활이 과다한 경우, 소변을 오래 참거나 술과 고기를 지나치게 많이 먹었을 때, 그리고 습열에 의해서 생긴다. 환자에게 앞에서 얘기한 것들을 삼가도록 당부하고 '가미팔물탕'을 투여하였다. 얼마 후 본원을 다시 찾은 부부는 건강이 좋아졌다며 다시 신혼으로 돌아간 기분이라는 말을 전했다.

∞∞∞∞∞∞∞∞∞∞∞∞∞∞∞∞∞∞∞∞∞∞∞∞∞∞∞ *Case 06* ∞∞∞∞∞∞∞∞∞∞∞∞∞∞∞∞∞∞∞∞∞∞∞∞∞∞∞

콧구멍이 짝짝이인 사람의 만성피로

고등학교 2학년인 장 군은 180센티미터를 웃도는 키에 건장한 체격을 가졌다. 그런데 덩치에 걸맞지 않게 늘 피곤해 한다는 것이다. 게다가 허리도 아프다고 하고 코도 막히는 증상도 있으며, 구내염으로 자주 고생한다고도 했다.

이 학생은 덩치는 크지만 몸은 매우 허약한 음성양허형陰盛陽虛形 체질이다. 이런 유형은 쉽게 지치고 잠이 많은 게 특징이다. 양이 허하기 때문에 낮에도 병든 닭처럼 꾸벅꾸벅 존다. 또 양기가 부족해 온몸으로 뻗치지를 못하므로 코가 항상 막히고 입병이 자주 나는 것이다. 나는 장 군의 어머니에게 이렇게 말했다.

"어항 속을 들여다보면 덩치 큰 붕어나 잉어는 천천히 돌아다니고 쉽게 죽지만, 손톱만한 물고기들은 요리조리 바쁘게 움직이면서 생명력이 강합니다. 인간도 똑같습니다. 그런데 아드님 콧구멍이 짝짝이인 줄 알고 계셨습니까?"

어머니는 그게 피곤한 것과 무슨 관련이 있냐고 반문했다. 사실 관련이 있는 정도가 아니라 아주 관계가 깊다. 이것은 남자로서의 근본 바탕이 매우 좋지 않다는 것을 의미한다. 근본 바탕이 약하면 쉽게 지치고 항상 피곤해하며 소화가 안 된다. 더욱이 이 학생은 눈썹이 진하고, 눈꼬리가 올라갔으며, 입술 위주로 생겼다. 남성보다는 여성에 가까운 특징이다. 그래서 마음이 여리고 뻗어나가는 힘이 부족한 것이다. 게다가 맥까지 허한虛寒했으므로 학생에게 '가미육군자탕'을 처방했다.

어려서 그런지 약효가 굉장히 빨리 나타나서, 고3이 되기 전에 만성 피로를 치료할 수 있었다. 그리고 얼마 전에는 대학생이 되었다며, 아르바이트한 돈으로 어머니 보약을 지어갔다. 어찌나 기특하던지 엉덩이를 두어 번 토닥여주었다.

04

입과 혀를 보면
병이 보인다

우리는 입을 통해 커다란 즐거움을 만끽한다. 새콤하고 쌉쌀하고 달콤하고 매콤하고 짭짤한 음식의 맛 말이다. 그 때문에 사람들은 더 새롭고 좋은 맛을 찾기 위해 상어 지느러미며 곰 발바닥이며 원숭이 골이며, 그 밖의 기상천외한 것들도 마다하지 않는다.

그런데 우리는 이런 음식의 맛을 어떻게 느끼는 것일까? 이 문제를 풀다 보면 새삼 인체의 구조가 얼마나 신비한지 깨닫게 된다. 이른바 입맛이라고 하는 것은 입과 혀를 주관하는 비장과 심장의 조화에서 비롯된다.

오장 가운데 입口과 입술脣은 비장에 속하고 혀舌는 심장에 속한다.

우리의 입과 입술에 비기脾氣(비장의 기운)가 통하기 때문에 오곡의 맛을 알 수 있고, 혀에 심기心氣(심장의 기운)가 통하기 때문에 다섯 가지 맛(신맛, 쓴맛, 매운맛, 단맛, 짠맛)을 알 수 있다. 그러므로 비기와 심기가 제대로 작용하지 않으면 맛을 골고루 감지하지 못한다. 아플 때 입맛이 소태처럼 쓴 것은 심장에 열이 있어서이며, 밥알이 모래알처럼 깔끄럽고 아무 맛도 느껴지지 않는 것은 비장과 밀접한 관계에 있는 위장이 상하여 양기가 허해졌기 때문이다.

한의학에서 비장은 위장과 짝을 이룬다고 본다. 위장은 음식물을 받아들이는 기관이고 비장은 그 음식물을 소화시키는 기관이다. '비위가 좋다, 비위를 맞추다'의 경우처럼 비와 위를 한데 묶어 말하는 것도 서로 밀접한 관계에 있기 때문이다.

비장은 단순히 음식물을 소화시키는 것에 그치지 않고, 소화된 영양분으로 근육을 만들어내므로 인체의 형틀을 형성하는 아주 중요한 기관이다. 비장의 기능이 좋지 않으면 인체가 제대로 모습을 갖추기 어려운 것이다. 그런데 이런 비장의 건강 상태가 나타난 곳이 바로 입술이다.

입술은 작고 야무지게 생겨야 좋다. 입술이 크면서 힘이 없으면, 비장이 약한 데서 비롯되는 여러 가지 증상들로 고생하는 경우가 많다. 지금부터 입술의 모양과 색깔로 건강을 진단해보자.

입술이 크면서 힘이 없는 사람

|

입술이 크면서 힘이 없으면 비장이 약하다. 비장은 소화 기능을 맡고 있으므로 비장에 문제가 있으면 소화 기능이 떨어지고 설사를 자주 한다. 많이 먹지 않아도 헛배가 부르고 속이 더부룩하다. 장에서 꾸룩꾸룩 소리가 날 때도 있고 트림이 잘 올라온다. 비장은 팔다리와 근육을 주관하므로, 사지를 잘 움직이지 못하거나 관절 마디마디가 아픈 경우도 있다. 몸이 무겁고 마음대로 움직이기 힘드니 매사가 귀찮고 누워 있고만 싶다. 이런 사람들에겐 당뇨병이 오기도 쉬우므로 건강관리에 각별히 신경을 써야 한다.

입술이 비뚤어진 사람

|

입술이 비뚤어지면 인체를 구성하는 근본 형틀이 좋지 않다고 봐야 하는데, 이런 사람은 특히 창만증脹滿證에 걸리기 쉽다. 비장이 몹시 허약해졌을 때 생기는 창만증은 배가 팽창되는 증세를 말한다.

창만증은 2가지 원인으로 오는데, 몸이 허해서 오는 경우와 몸이 실해서 오는 경우가 있다. 몸이 허해서 오는 허창虛脹일 경우는 잘 먹지 못하면서 계속 토하고 설사를 한다. 몸이 부었다 내렸다 하면서, 피부를 손가락으로 누르면 쑥 들어가고 물렁물렁한 느낌이다. 실창實脹일 경우엔 몸에 열이 나고 목구멍이 마르면서, 늘 배가 부르고 속이 아프다. 손가락으로 눌러도 잘 들어가지 않는다.

입술은 비장뿐만 아니라 생식기와도 관련되어 있다. 한의학에서 여성은 입이 잘생겨야 한다고 말하는 이유도 입술이 혈血에 해당하고 생식기와도 관계가 있기 때문이다. 입이 잘생겨야 여성의 고유 기능인 임신과 출산이 순조롭다고 본 것이다. 따라서 입술이 비뚤어진 여성들은 임신하는 데 어려움을 겪고 자연유산 등의 위험이 따를 수 있으니 주의해야 한다.

입술이 두툼한 사람

입술이 두툼한 사람은 가리지 않고 무엇이든 잘 먹는데, 보통 허겁지겁 빨리 먹어치우는 경향이 있다. 음식을 먹고 나서는 움직이기 싫어하고 그대로 자리에 누워버린다. 자꾸 살이 찌고 몸이 무거워지는 것이다.

하지만 입맛이 당긴다고 과식하거나 너무 빨리 먹으면 비위의 기능이 상해서 제대로 소화를 시킬 수 없다. 몸에 영양분을 충분히 공급받지 못하므로, 항상 기운이 없고 눈동자에 힘이 없으며 땀을 많이 흘린다. 모두 기력이 쇠한 까닭이다.

비만한 아이들도 대체로 입술이 두툼하다. 아이들은 혈기가 왕성해서 여기저기 부산하게 돌아다니는 것이 정상인데, 살이 찌면 몸을 움직이기 싫어한다. 이렇게 되니 살이 더 찌고 키가 자라지 않는다거나 당뇨나 고혈압 같은 성인병에도 잘 걸리게 된다. 비위가 상해 팔다리나 관절 통증을 호소하는 경우도 있다.

또한 입술이 두툼한 사람은 변비로 고생하거나 혈허血虛로 인한 두통이 오기 쉽다. 앞에서도 말했지만 입술은 두툼하고 큰 것보다 작고 야무진 것이 좋다.

입술이 얇은 사람

입술이 두터우면 식욕이 좋다고 했는데, 반대로 입술이 얇은 사람은 먹는 데 관심이 없다. 주변 사람들을 잘 관찰해보면 거의가 맞아떨어질 것이다. 식사 때만 되면 뭘 먹을까 고민하고 식사량도 적다. 그런데 먹는 데 관심이 없다고 해서 맛을 느끼지 못하는 것은 아니다. 오히려 미식가 중에 입술이 얇은 사람이 많다.

아이에게 밥 한 술을 먹이기 위해 사투를 벌이는 부모들이 있다. 입술이 얇은 아이들은 깨작거리며 먹고, 억지로 먹여도 토해버리기 일쑤다. 이런 아이들은 억지로 먹이지 말고 소량을 자주 먹이는 것이 좋다. 이런 부류의 아이들은 잠시도 가만히 있지 않고 부산하게 움직이는 경향이 있다. 적게 먹고 많이 움직이니 당연히 마르게 된다.

입술이 트거나 마르는 사람

일 년 내내 입술이 마르고 트면서 껍질이 일어나는 사람들이 있다. 입술은 생식기 계통과 밀접한 관련이 있으므로 입술에 트러블이 생기면 생식기 쪽 이상을 의심해봐야 한다. 입술이 건조하고 트는 여성은 대부분 냉 대하로 고생한다. 입술에 뭔가를 바르려고만 하지 말고 생식기에 이상이 없는지 점검하는 것이 우선되어야 한다. 그 밖에 비장에 이상이 있어도 입술이 트는데, 이런 경우는 비장을 튼튼히 해주면 이런 증상이 씻은 듯이 사라진다.

또한 중년 이후에 입술이 자꾸 마르는 것은 진액津液이 부족해 나타나는 현상이다. 몸에 진액이 부족하면 수많은 증상이 동반된다. 두통과 어지럼증, 관절 통증이 찾아오고 감기 비슷하게 가래와 기침이 많아진다. 열이 훅 났다 식는 한열 증상도 나타나고 땀을 많이 흘리기도 한다. 이런 증상과 함께 입술이 마르면 몸속 진액이 부족하다고 판단해야 한다.

만약 미혼 여성이 이런 증상을 겪는다면 대개 냉이 많을 것이다. 이때 냉은 진액이 새는 현상이다. 진액이 새니 입술이 마를 뿐 아니라 피부가 건조해지고 유방이 발육되지 않는다. 한의학에서는 이런 상태를 충임맥이 허虛하다고 한다. 이런 경우 손발이 냉해지고 생리통이나 난임으로 고생하게 된다. 이럴 때는 냉이 흐르지 않도록 치료해주면 입술이 마르는 것뿐 아니라 생리통과 난임 문제도 해결된다.

입술 색에 따른 건강 진단

|

마치 탈색이라도 된 듯 입술이 허옇다면 혈血이 부족하다는 의미다. 생리 양이 많거나 생리 기간이 길 때 이런 증상을 보이는데 서둘러 치료해야 한다. 입술이 푸른 것은 몸이 냉冷하기 때문이다. 몸이 차면 소화도 안 되고 설사를 하기도 한다. 한랭성 두드러기라 해서 추운 곳에만 가면 두드러기가 나서 고생하는 경우도 있다. 여성은 냉한 것이 더 좋지 않은데 불임의 원인이 될 수 있기 때문이다.

입술이 붉은 상태는 위열胃熱로 본다. 이런 사람들은 식욕이 강하고 급하게 먹는 습성이 있어 위장병이 생기기 쉽다. 특히 손바닥에 열이 있으면 위장이 나쁜 것이다. 30~40대의 남성들은 과도한 성생활이 원인으로 작용하기도 한다. 이때는 많은 땀, 피로감, 허리 통증, 어지럼증 등의 증상이 동반된다.

혀에서 느끼는 입맛이 달고 쓴 이유

|

입이 비장에 속해 있다면, 혀는 심장에 속해 있고 심장의 부림을 받는다. 혓바늘이 돋거나 혀가 붓고, 혀가 뜬뜬해지거나 혀에서 피가 나는 등 혀의 이상 증세는 대부분 심장에 열이 있을 때 나타난다.

혀가 맛을 느낄 수 있는 것도 심장이 혀를 주관하기 때문이다. 한의학적으로는 심장이 정신 기능을 맡고 있다고 본다. 그래서 혀는 매운맛, 짠맛, 단맛 등을 인식할 수 있는 것이다. 물론 심장뿐만 아니라 모든 장부가 일정 부분의 정신 기능을 담당한다. 따라서 각 장부의 상태에 따라 혀에서 느끼는 맛이 달라진다.

예를 들어 입맛이 달아서 식탐이 많다면 비장에 열熱이 있기 때문이다. 양명형은 비위에 열이 많은 체질이므로 무엇이든 잘 먹고 입맛이 좋다. 하지만 이들은 살이 쪄도 힘이 없고 피곤함을 느끼는 것이 특징이다.

입맛이 쓰면서 입안이 잘 헐면 심장에 열이 있다는 것이다. 간기肝氣에 열이 있을 때도 입맛이 쓴데, 간에 열이 쌓이면 담즙이 새어나오기 때문이다. 간담의 문제로 인해 입맛이 쓴 사람은 대체로 결단력이 부족하여 잡념이 많고 화를 잘 내는 경향이 있다. 식후에 신물이 올라오는 증상도 간에 열이 있어서이다. 간기가 비장의 기운을 억누르기 때문에 입맛이 시어지는 것이다. 평상시 스트레스와 화가 많은 사람들에게 주로 나타나는 증상이다. 한편 폐에 열이 있으면 입맛이 맵다.

입과 혀의 건강을 지키는 방법

|

입과 혀의 병도 생김새와 증상에 따라 근본 치료를 해야겠지만, 가벼운 병증은 간단한 방법으로 다스릴 수 있다.

입안이 자꾸 헐면 따뜻하게 데운 물에 백반을 녹여서 수시로 양치하면 낫는다. 입술과 입안이 모두 헌다면 꿀을 입안에 머금고 있으면 좋다. 수박의 즙을 내서 천천히 마시는 것도 좋다. 수박껍질을 태워 가루로 만들어 두었다가, 수박을 구하기 힘든 계절에 이용하는 것도 방법이다. 이때는 수박껍질 가루를 입에 물고 있으면 된다.

입에서 냄새가 날 때는 아침에 일어나서 맑은 물을 입에 머금었다가 뱉어내기를 몇 번씩만 해도 간단히 치료할 수 있다. 참외도 구취에 좋은데, 참외 씨를 가루 낸 다음 꿀에 개어 앵두알 크기로 만들면 된다. 매일 아침 양치 후에 한 알씩 물고 녹여 먹으면 효과를 볼 수 있다. 술을 많이 마시는 사람의 구취에는 유자가 좋다. 입속에 유자를 물고 있어도 되고, 달여서 물을 마셔도 된다.

혀가 붓는 증상에는 아주까리씨(피마자)를 쓴다. 종이 심지에 아주까리기름을 묻혀 태우면서 그 연기를 쐬면 좋다. 지금까지 소개한 방법은 모두 민간요법이므로 경미한 증상에만 써야 한다. 이런 방법으로 치료가 되지 않으면 반드시 전문 한의사와 상담하는 것이 좋다.

입술이 비뚤어진 중년 여성의 속병

51세의 이 씨가 두 번째 내원했다. 그는 본원에서 약을 먹은 후, 혓바닥 갈라진 것과 입술이 터지는 증상이 감쪽같이 나았다며 좋아했다. 처음 이 씨를 봤을 때는 마주보기가 힘들 정도로 몰골이 말이 아니었다. 미간 부분이 찌그러지고 입술이 비뚤어진 데다 입술 근처는 터지고 찢어진 모습이었다. 게다가 입안이 온통 파이고 갈라져서 말도 제대로 못 하는 상태였다. 그런데 두 번째 내원한 것은 며칠 전 이불 빨래를 한 후부터 허리에 힘이 없고 오후가 되면 숨이 가쁘면서 두통이 심해서라고 했다. 첫 내원에서 얘기했던 후벼 파는 것 같은 속 쓰림 증상은 여전히 괴롭다는 얘기까지 덧붙였다. 이 씨에게 질문을 던졌다.

"목에 가래가 끼거나 가슴이 답답하면서 입이 마르지는 않나요?"

"그런 것 같기도 하네요. 참, 그리고 신물도 올라와요. 기지개를 켤 때 쥐가 나기도 하고요."

벌써 10년째 이런 증상들에 시달려 왔다고 하니, 애초부터 모든 병이 쉽게 나을 것이라 생각하지도 않았다. 앞서 말한 대로 이 환자는 입이 비뚤어졌는데, 여성의 입은 생식기와 관련되어 있다. 인체의 뿌리에 해당하는 생식기가 건강하지 않으므로 여러 곳에서 문제를 일으키는 것은 당연한 이치다. 특히 아이를 갖기 원했으나 그 꿈을 접어야 했으니 그 속이 오죽하겠는가. 속에서 화가 치솟아 오르니 숨이 가빠지고, 머리가 터질 것 같으며, 신물이 넘어오는 것이다.

10년이 넘은 신경성 증상들을 잠재우기 위해 화를 누르고 맑게 하는 '화담청화탕'을 처방했다. 워낙 오래된 병이라 시일을 넉넉히 잡고 꾸준히 치료를 해나갔다. 시간이 지날수록 증상들이 차츰 호전되고 있어 나나 환자 본인이나 무척 흐뭇해하고 있다.

입술이 두툼한 중년 남성의 위궤양

올해 42세라는 오 씨는 속이 답답하다고 했다. 그중에서도 명치끝이 제일 거북하고 답답하다고 호소했다. 내시경 검사 결과, 위궤양 증세가 약간 있는데 심한 정도는 아니라고 한다. 오 씨는 입이 자꾸 마르면서 입맛이 쓰고 만사가 다 귀찮다고 하소연했다. 허리는 괜찮은지 묻자, 무거운 짐을 많이 나르는 일을 하기에 허리와 다리는 늘 불편하다는 대답이 돌아왔다. 특히 최근엔 통 먹지를 못하고 잠도 잘 못 자서 지옥 같다는 얘기를 덧붙였다.

오 씨의 얼굴을 보니, 입술이 두툼하고 코가 낮으면서 콧구멍이 밖으로 드러나 보였다. 이렇게 입술이 두툼하고 코 낮은 사람들은 대개 밑불이 시원찮은 경우가 많다. 밑으로 끌어당기는 힘이 약하니 소화가 안 되고 식욕도 떨어지는 것이다. 진맥을 해보니 대장에 떨어져서 처방을 내리기 전에 다음과 같은 조언을 해주었다.

"맥이 대장에서 떨어집니다. 위도 약간 처져 있고 소화 기능이 좋지 않다는 뜻입니다. 각별히 식사에 신경 쓰셔야 합니다. 한꺼번에 너무 많이 먹지 말고 조금씩 나누어 드세요. 또 아침은 많이, 저녁은 적게 드시는 것도 잊지 마시고요."

오 씨처럼 선천적으로 약한 체질은 여러 가지 불편한 증상들이 찾아온다. 눈이 침침하고, 머리가 맑지 않으며, 항상 피곤함을 느낀다. 또 등살이 아프고 허리가 뻐근할 때도 있으며, 방광이 좋지 않으니 소변보는 것도 시원찮을 것이다.

화롯불에 밥을 올려놓았는데 불이 시원찮으면 밥이 익지 않는다. 그런데도 계속 올려놓으면 밥은 되지 않고 솥이 망가지는 법이다. 이것이 바로 궤양의 정체다. 오 씨는 병이 많이 진행된 상태라서 꾸준히 약을 써야 나을 수 있다. 이 경우 무엇보다 근본 체력을 돋워주어야 하므로 체질에 맞게 '팔미탕'을 가미해 처방했다. 약을 다 먹었을 즈음 건강 상태가 많이 좋아졌다며 약을 더 처방받아 갔다.

Case 03

입술이 마르고 트는 아이의 태열

포동포동한 일곱 살 여자아이가 진료실로 들어왔다. 세 살 때부터 태열기가 있었는데 갈수록 심해진다는 얘기였다. 아이가 배고픔을 참지 못하고 뭐든 잘 먹지 않느냐고 물었더니, 밥은 그리 많이 먹지 않는데 늘 군것질거리를 달고 산다는 답이 돌아왔다.

아이의 몸을 살펴보니 '몸 전체가 다 태열기'라는 엄마의 말이 이해되었다. 특히 팔다리의 주관절 부위가 더 심했다. 또한 아이답지 않게 입술이 바짝 마르고 껍질이 일어나 있었다. 이처럼 입술이 트는 것은 혈血이 부족해서 나타나는 현상이므로 그에 따라 몇 가지를 확인하기로 했다.

"혹시 아이의 속옷에 어른처럼 냉 같은 게 묻어 있지는 않던가요?"

"아니 그걸 어떻게 아세요? 오래 전부터 팬티가 지저분해서 산부인과에도 갔어요. 의사 선생님 말씀이 손으로 만져서 그런 거니까 손을 자주 씻어주라고 하더군요."

손으로 만진다는 것은 가려움증이 있다는 말이다. 그렇다면 낮과 밤 중 언제 더 가려워하는지 물었더니 밤에 심해서 긁느라고 잠을 못 잔다고 했다.

아이는 체질상 양명형에 속했다. 양명경이 지나는 부위인 얼굴, 젖가슴, 배, 허벅지 등에 유난히 살이 많이 찌는 체질이다. 이들은 본래 다기다혈多氣多血하여 배고픔을 참지 못하고 허겁지겁 먹는다. 또한 위경胃經에 열이 있어 입맛이 좋고 무엇이든 맛있게 먹으며 땀을 많이 흘린다.

생긴 대로 병이 온다는 차원에서 아이의 체질에 맞춰 '사백산'을 가감하여 처방했다. 얼마 후 아이의 태열기가 많이 가라앉아 이제는 편히 잘 잔다는 감사의 인사를 들었다.

Case 04

입술이 푸른 20대 여성의 불임

27세의 여성 김 씨는 인공유산 후 모든 것이 엉망이 되었다고 했다. 결혼 전 인공유산을 딱 한 번 했는데 그 후로 생리가 없어졌다는 것이다. 병원에서 치료를 받았지만 생리 주기가 점점 늦어지면서 생리 기간도 3일로 줄었다고 한다. 게다가 생리혈에 검은색 덩어리가 섞여 나와서 아기를 기다리고 있는 김 씨는 걱정이 태산이었다.

입술이 푸르스름한 게 눈에 띄어서 혹시 추위를 많이 타냐고 물었다. 추위를 많이 타서 한여름에도 손발과 발뒤꿈치가 시릴 정도라는 대답이 돌아왔다. 아랫배도 찬 편이고 몸에 늘 미열이 있다고 했다. 김 씨의 피부는 검은 편이었는데, 살짝만 부딪혀도 멍이 든다고 했다. 특히 그녀는 생리 전에 몸살, 가슴 답답함, 우울감 때문에 힘들다고 호소했다. 게다가 생리 때 유방이 아프면서 젖이 나오는 증상까지 있다고 한다.

얘기를 들어보니 김 씨는 불임의 조건을 모두 갖추고 있었다. 입술이 푸른 것은 '한증寒症'으로, 환자 본인이 느낄 정도로 손발과 아랫배가 차니 이것만으로도 임신이 순조롭게 이루어질 리가 없다. 멍이 잘 든다는 것은 혈병血病에 걸리기 쉽다는 뜻으로, 혈 위주로 되어 있는 여성에게 이보다 나쁜 건 없다고 봐야 한다. 생리 때 유방이 아프고 젖이 나온다는 것은 유산 후유증으로 자궁에 숙질이 쌓이고 있다는 얘기이므로 시급히 치료해야 하는 경우다.

그녀는 불임도 불임이지만, 약을 먹으면 이 모든 증상이 치료되는 게 맞느냐고 진지하게 물었다. 물론이다. 아니, 이 모든 증상들이 치료되어야 임신에 성공할 수 있다. 음혈지부인 자궁을 튼튼하게 해주기 위해 김 씨에게 '제음단'을 처방하였다. 약을 먹고 몸이 따뜻해지는 느낌이라고 하더니 곧 생리가 정상으로 돌아왔다고 했다. 얼마 지나지 않아 혈색이 몰라보게 좋아졌다 싶었는데, 곧 임신이 되었다는 좋은 소식을 들을 수 있었다.

Case 05

얼룩얼룩한 혓바닥 무늬를 가진 여학생

16세의 여학생이 어머니 손에 이끌려 내원했다. 입 냄새가 무척 심하고 축농증과 생리통이 있다고 학생의 어머니가 말했다. 축농증이 생긴 지는 2년 정도 되었는데 증세가 심해지면 급속히 피곤해지면서 입안이 헌다고 했다. 몸이 약한 편이라 위염과 장염으로 고생한 적도 있고 생리 때마다 허리가 아프고 가위에 눌리는 일도 많다는 것이다.

먼저 학생의 생김새를 살펴보았다. 피부는 흰 편이었고 입이 좀 튀어나와 있었다. 입술은 얇고 색깔이 좋지 않았는데, 혓바닥에 얼룩얼룩한 무늬가 있었다. 여학생을 괴롭히는 구취, 축농증, 혓바닥 무늬, 구내염, 생리통, 가위눌림은 각각 따로 존재하는 증상이 아니라 모두 연결되어 있다. 여기서 제일 중요한 증상은 구내염과 혓바닥의 무늬. 한의학에서 혀는 심장이 주관하고 있다고 본다. 따라서 심열心熱을 다스려주는 것이 급선무다. 그렇게 해야 혀뿐만 아니라 다른 증상들까지 좋아진다.

여학생은 입술이 얇고 입이 튀어나온 것으로 보아 체질상 화체 조류에 속했다. 화체 조류형은 새의 성질을 닮아 매우 예민하고 생각이 많다. 매사 쉽게 넘어가지 못하니 당연히 살이 붙지 않는다. 심열을 다스리는 데는 여러 가지 처방이 있지만 나이 어린 사람에게는 '도적산'이나 '심십미도적산'을 쓴다. 이 여학생의 체질에 맞게 '도적산'을 써서 좋은 효과를 볼 수 있었다.

Case 06

6년째 구내염을 앓는 여성

남들이 보기엔 별것 아닌 것 같지만 구내염을 반복적으로 앓는 사람들은 고통이 크다. 밥을 먹기도 힘들고 말을 하기도 힘든데, 원인을 모르는 경우가 대부분이고 딱히 치료 방법도 없기 때문이다. 그런데 한의학적으로 볼 때 구내염은 6가지의 원인으로 정리될 수 있다. 즉 원기 부족, 비실증脾實證, 방광이열어소장膀胱移熱於小腸(방광과 소장이 연관되어 나타나는 특이한 증상), 음허陰虛, 신기 부족, 복부 냉증이 그것인데, 원인에 맞는 한약을 투여하면 잘 치료되는 편이다.

식당 일을 하고 있다는 44세의 여성이 내원했다. 6년 째 입안과 목이 헐어 고생이었는데 몇 달 전부터는 생식기 쪽도 헐어서 괴롭다고 했다. 그 밖에도 냉이 많고, 물을 많이 마시면 설사를 하고, 자면서 땀을 많이 흘린다고 했다.

생긴 모습을 보니 보통 체격에 뼈대가 굵고 눈이 함몰된 궐음형이었다. '사물탕'에 지모와 황백을 더해 투여하였는데, 보름치 약을 먹자 증상이 싹 사라지고 기운도 좋아졌다고 했다. 그런데 약을 안 먹으니 금세 다시 옛날로 돌아갔다는 것이다. 이 환자는 약을 상당 기간 복용했고 마침내 구내염이 완치되었다.

Case 07

베체트병은 난치병

베체트증후군은 입안이나 혀, 외음부에 궤양이 생기고 피부 병변이 동반되는 난치병이다. 하지만 한의학에서는 이 병을 다르게 치료한다. 염증이 생기는 입안, 혀, 외음부는 모두 소장의 경락이 지나는 곳에 위치하기 때문이다. 즉 이 부위에 생기는 염증성 궤양은 소장의 열증熱證이라 봐야 한다.

소장은 화火의 장기이면서 혈血의 장기이기도 하므로, 이를 혈열血熱이라고 부른다. 따라서 베체트병은 이 '혈열'을 없애주면 좋아진다. 혈열은 심장이 약하거나 비장이 약한 체질에서 나타나거나 담음이 많이 생기는 습담의 체질에서 나타난다. 혈열의 원인이 된 체질적 약점을 잘 보완해주면 치료되는 병이다.

마른 체형의 50세 여성이 베체트병이라는 진단을 받고 본원을 찾았다. 입안과 생식기 쪽이 자꾸 허는 증상 외에 콧속도 헐고 밤에 식은땀을 많이 흘린다는 것이다. 이 여성의 나이로 보아 혈허血虛해지는 시기와 겹쳐 혈열의 증상이 생긴 듯했다. 따라서 보혈하면서 화를 내려주는 '가감소요산'을 처방했는데, 약을 한 제 먹을 때마다 증상이 완화되어 마침내 치료가 되었다.

베체트병은 화火가 근본 원인이므로 무엇보다 마음을 편히 가져야 한다. 또한 혈血과 관련한 증상이므로 밤에 늦게 자거나 땀을 많이 흘리면 좋지 않다. 특히 사우나나 찜질방에서 땀을 빼는 행동은 가능하며 안 하는 것이 좋다.

~~~~~~ *Case 08* ~~~~~~

입안에 생기는 원인 불명의 염증, 구강편평태선

'구강편평태선'이란 생소한 병으로 내원한 47세의 남성 이야기를 해보려고 한다. 구강편평태선이란 입안에 생기는 원인 불명의 염증으로 통증, 부종, 출혈을 동반한다. 이로 인해 전신 무력감이 발생하고 심리적 불안 증세와 면역력 약화까지 가져오지만 아직까지 정확한 원인이 알려져 있지 않다. 더구나 극히 일부이긴 하지만 악성 구강암으로 발전할 수도 있어 사소한 병은 아니라고 봐야 한다.

양방에서는 위험한 만성병이지만 한의학적으로는 비교적 치료가 잘 된다. 이 병의 원인은 크게 4가지로 본다. 즉 심소장의 열증, 삼초의 열증, 비장의 열증, 그리고 이양병이다. 원인만 제대로 찾아서 각각의 증세에 맞는 처방을 쓰면 그만이다. 이렇게 원인을 찾기 위해서는 환자의 생김새를 살피는 일이 매우 중요하다.

아무튼 이 병으로 내원한 환자는 반년 전쯤에 증상이 발생했다고 한다. 입이 헐어 하얗게 올라와서 매운 것, 뜨거운 것을 전혀 못 먹고 있는데 지금은 혓바닥까지 하얗게 변했다고 한다. 아침에 일어나면 혀가 뻣뻣해지는 증상까지 있어 매우 고통스럽다는 것이다. 기타 증상으로 소변을 본 후에 잔뇨감이 있고 위염과 비염을 앓고 있으며 발이 시리고 설사를 자주 한다고 했다. 아무 일도 없는데 마음이 항상 불안하다는 얘기도 덧붙였다.

환자의 얼굴을 보니 주걱턱처럼 턱 부위가 나오고 얼굴이 함몰되었으며 코가 내려먹어 있었다. 궐음형 체질로 태생적으로 몸이 차고 배가 냉하다는 의미다. 배꼽 밑에 털이 있는 것을 보니 배가 찬 것이 확실했다. 환자의 생김새와 맥, 증상을 보고 배를 따뜻하게 해주는 '이중탕가미방'을 처방했다. 약을 한 제 먹은 후 다시 내원했는데 맥도 좋아졌고 환자 말로는 증상이 많이 가라앉았다고 했다.

나는 좀 더 효과를 보기 위해 원래의 처방에 '부자'라는 약재를 추가했다. 부자는 열성이 매우 강해서 그만큼 독성도 함께 갖고 있는 약재다. 한열寒熱을 제대로 판단하지 못하고 부자를 섣불리 투여하면 부작용이 있을 수 있다. 이 환자는 몸이 매우 냉했으므로 확신을 갖고 처방할 수 있었다. 약을 한 제 더 먹고 내원한 환자는 입안의 통증이 사라지고 혀끝만 통증이 좀 남아 있다고 했다. 구강편평태선의 증상이 거의 없어졌다는 것이다. 그는 봄가을 환절기 때마다 비염 때문에 콧물을 달고 살았는데, 그 증세까지 함께 없어졌다고 신기해했다. 이 환자에게 약을 다섯 제 더 처방했고 치료를 마무리하였다.

05

피부색은
건강의 바로미터

몸에 병이 없고 건강하면 피부도 윤택하고 제 빛깔을 띤다. 하지만 허약해지거나 장기에 병이 들면 얼굴을 비롯한 온몸의 색이 변한다. 피부색은 인체의 이상 유무를 표시해주는 경고등인 셈이다.

예를 들어 얼굴빛이 허옇게 되면서 재채기를 자주 하면 폐에 병이 온 것이다. 얼굴색이 검어지면서 하품을 잘 하고 불안 초조해하면 신장에 병이 온 것이다. 또 눈 밑이 숯을 칠해 놓은 듯 검으면서 가슴이 두근거리고 속이 메슥거리는 증세는 담음증이라 하는데, 이는 인체의 근본인 정기신혈이 좋지 않을 때 나타난다.

피부는 오장육부뿐 아니라 정신 작용과도 긴밀하게 연결되어 있다. 깜짝 놀라거나 중요한 시험을 앞두고 있는 사람은 얼굴이 백지장처럼 하얘진다. 화가 치밀어 오르고 분을 삭이지 못하면 얼굴이 새빨개진다. 피부는 몸 안팎을 연결하는 경계면이다. 피부의 안쪽엔 손맥孫脈과 낙맥絡脈이 흐르고, 피부 위로도 중요한 경락들이 흘러 인체의 안팎을 긴밀하게 연결해준다. 이렇듯 피부색은 인체의 이상을 드러낸다. 또한 선천적으로 타고난 피부색을 보고 장기의 기능을 진단할 수도 있다. 지금부터 피부색을 중심으로 건강 상태에 대해 살펴보겠다.

피부색이 희끗희끗하면서 나쁜 사람

간혹 얼굴이 희끗희끗하면서 때깔이 나쁜 사람을 보게 된다. 이런 경우 얼굴색이 나쁘다고 표현하는데 대개 심폐 기능이 좋지 않다. 의서에도 '심폐가 손損하면 색이 패敗한다'라고 쓰여 있다.

심폐 기능이 나쁘다는 것은 자동차에 비유하자면 엔진이 좋지 않다는 얘기다. 자동차의 핵심 부품인 엔진에 이상이 생기면 제대로 달리지도 못할뿐더러 여러 가지 고장을 일으킬 것이다. 사람도 마찬가지다. 심폐 기능이 나쁘면 근본 에너지가 달려서 항상 피곤하고 온몸이 제 기능을 못 한다. 아이들은 발육 부진에다 감기를 달고 살게 되는데, 이런 아이들은 선천성 허약이라 부른다.

그런데 약을 잘못 써도 얼굴색이 나빠질 수 있다. 아이들이 감기 증세를 보이면 부모들은 초기에 잡겠다면서 열심히 감기약을 먹인다. 그런데 이럴 때는 아이의 귀를 만져봐야 한다. 귀가 뜨거우면 감기가 맞지만 귀가 차가우면 감기가 아니기 때문이다. 귀가 차면서 감기 비슷한 증상을 보이는 것은 아이들의 성장 과정에서 나타나는 자연스러운 현상이다.

이런 사실을 모르고 감기약을 많이 쓰면 독한 약 기운을 이기지 못해 심폐 기능이 약해진다. 자동차로 치면 엔진에 부담이 가는 것이다. 그러면 얼굴색이 나빠지면서 전체적인 체력까지 약해진다. 아이에게 감기약을 먹일 때는 신중해야 할 이유다.

피부색이 붉은 사람

|

심장에 열이 쌓이면 피부색이 붉어지는데, 이럴 경우 심장병을 조심해야 한다. 심장이 나쁘면 괜히 가슴이 두근거리고 불안 초조하며 건망증도 심해진다. 심장을 약하게 타고났거나 심장병이 있는 사람은 여름과 겨울을 조심해야 한다.

여름은 심장이 왕성하고 신장이 약해지는 심왕신쇠心旺腎衰의 계절이다. 심장이 원래 약한 사람들에겐 무리가 따르기 마련이다. 한편 추운 겨울에는 몸이 냉해지면서 심장이 제 기능을 다하기 어렵다. 겨울철에 동맥경화나 뇌졸중으로 쓰러지는 사람이 많은 것도 그 때문이다.

이렇게 얼굴색이 붉은 건 주로 심장에 기인하지만 간혹 습열이나 명문화쇠命門火衰로 인해 붉어지는 경우도 있다. 습열은 얼굴이 둥글고 뚱뚱한 사람, 털이 많은 사람에게 생기기 쉽다. 열이 위로 떠서 피부색이 붉어지는 것이다. 명문화쇠란 명문命門, 즉 우리 몸의 원기를 만들어내는 곳의 화火가 사그라들었다는 의미다. 로켓의 배터리가 방전되었다고 볼 수 있다. 명문의 화火는 비위를 덥게 하여 음식의 소화작용을 돕는데, 불이 꺼져 영양분을 흡수할 수 없으니 기운이 없고, 그 결과 열이 떠서 얼굴이 붉어지는 것이다.

피부색이 흰 사람

피부색이 희면 호흡기 계통의 질환에 걸리기 쉽다. 흰색이 폐와 연결되어 있기 때문이다. 조금만 바람을 쐬었다 하면 어김없이 재채기를 하고 기침이 쏟아진다. 추운 곳에 오래 있어도 마찬가지다.

이런 현상은 피부색이 흰 사람은 외기外氣, 즉 바깥 환경에 적응하기 힘들다는 것을 보여준다. 따라서 바깥일을 많이 하는 남자들은 피부가 흰 것보다 검은 쪽이 좋다. 한의학에서 '남자는 피부가 검어야 하고 여자는 피부가 희어야 한다'고 말하는 것도 이 때문이다. 선천적으로 피부가 검은 여성은 사회활동을 많이 하는 것이 기질상으로도 잘 맞고 건강에도 좋다.

피부가 흰 사람은 폐 기능의 문제로 우울해하기도 하고 울기도 잘

한다. 훅 하고 열이 났다가 식는 증상이 나타나고 오슬오슬 추워하기도 한다. 배꼽 오른쪽에 동계動悸(심장과 연결되어 있는 복대동맥의 박동이 강하게 나타나는 현상)가 느껴지기도 한다. 이런 사람들은 땀을 많이 흘리는데, 몸을 차갑게 하거나 찬물을 많이 먹으면 금방 폐에 병이 든다. 에어컨 바람을 오래 쐬지 말고 찬물이나 찬 음식은 피하는 것이 좋다. 성질이 냉한 과일, 생야채, 샐러드, 맥주 역시 피하도록 한다.

피부색이 푸른 사람

피부색이 푸르면 간에 문제가 있는 것이다. 하지만 피부색이 푸르다는 것이 어떤 것인지 말로 표현하기는 쉽지 않다. 사실 전문가인 한의사조차 알아보기가 쉽지 않다. 하지만 피부색이 푸른 사람들은 특별한 성격 유형을 갖고 있으므로 그런 특성들을 함께 고려하면 진단이 그리 어려운 것은 아니다.

피부색이 푸른 사람들은 소위 결벽증을 갖고 있다. 조금만 지저분하거나 어질러져도 마음이 편치 않아 안절부절못하며 곧바로 치워야 한다. 냄새에도 유난히 민감하고 신경질을 잘 낸다.

이런 사람들은 배꼽의 왼쪽에 동계가 느껴지는데, 손으로 만져보면 그 부분이 딴딴하면서 아프다. 소변을 보고 나서도 시원치 않을 때가 많으며 변비기도 있다. 사지를 움직이기 싫어하는 것도 특징이다. 다리 근육에 경련이 자주 오고 아랫배나 옆구리가 결리는 경우가 있다. 간이 허약해지면 눈이 침침해지고 귀도 잘 들리지 않는다. 마음이 불안하고 무언가에 쫓기는 듯 공포감을 느낀다.

이 체질은 무엇보다 화를 내지 않아야 한다. 칠정七情 중에서도 불같이 화를 내는 것이 가장 나쁘다. 화를 내면 기氣가 위로 거슬러 올라가 간을 상하게 하기 때문이다. 이 체질의 경우 어혈이 생기면 빨리 치료하는 것이 좋고, 간이 가장 힘들어하는 계절인 봄가을을 조심해야 한다.

피부색이 검은 사람

피부색이 검은 사람들은 신장병을 조심해야 한다. 신장이 허약하면 뼛골이 아프고 피곤할 때 입에서 냄새가 난다. 헛배가 부르거나 뒷목이 뻣뻣하거나 어깨가 아프기도 한다. 변비로 고생하기도 쉽다. 특히 체력이 떨어지면 공연히 불안해하면서 무서움을 많이 탄다. 무서움을 타는 것은 이처럼 신장이 약해서 오는 수도 있지만, 담이 허해서 오는 경우도 있다.

신장은 무더운 한여름 철에 가장 힘들어 한다. 신장이 안 좋은 사람들은 그 어느 때보다 여름 나기가 어려우므로 여름철 건강관리에 유의해야 한다. 신장에 좋은 약으로는 녹용, 오미자, 복분자(산딸기), 토사자, 산수유, 육미지황탕, 온신산, 가감팔미탕 등이 있다. 평소 돼지고기, 밤, 검은콩, 검은 참깨 등을 수시로 먹는 것도 신장에 도움이 된다.

피부색이 노란 사람

얼굴이 누렇게 되면서 트림을 잘하면 비장에 병이 들었다고 본다. 얼굴을 비롯해 피부색이 유난히 노란 사람들은 비장으로 병이 오기 쉽다.

비장의 기능이 약해지면 '비위가 상한다'고 하여 배꼽 부위에 동계가 느껴지며 그곳을 눌러보면 딴딴하고 아픈 느낌이 든다. 또 소화가 잘 되지 않고 헛배가 부르면서 몸이 무겁다. 비장은 팔다리를 주관하기 때문에 비장이 약하면 사지에 힘이 쭉 빠지면서 자꾸만 눕고 싶고 뼈마디가 아프다. 간장이 나쁘면서 비장에 병이 생기면 '비풍脾風'이라 하여 황달이 생기거나 뱃속에 열이 나면서 가슴이 답답하고 몸 전체가 누렇게 변한다.

비장의 기능을 보해주는 식품으로는 대추, 곶감, 좁쌀, 강엿, 찹쌀, 소고기, 붕어, 아욱 등이 있다. 대추는 비장을 보하고 중초中焦를 편안하게 해주는데, 대추를 삶아 살만 발라내어 알약을 만들어 먹으면 비위脾胃를 고르게 하는 데 도움이 된다.

피부색이 안 좋은 미혼 여성의 질 주변 뾰루지

30세의 미혼 여성 송 씨가 내원했다. 언뜻 봐도 얼굴에 수심이 가득했는데 피부색이 좋지 않았다. 조금만 신경을 쓰면 목에서 가슴까지 꽉 막힌 것 같고 소화도 안 되면서 어지럽고 메스껍기까지 하다는 것이다. 그녀는 팔다리에 기운이 없어 계단을 오르내리기도 힘든데, 뒷목과 척추도 아프다면서 우울해했다.

대변을 잘 보냐고 물었더니, 아랫배가 찬 편인데 배꼽 주변이 아프면서 설사를 자주 한다고 대답했다. 증상을 종합해보니 송 씨는 원래부터 장이 나쁜 체질로 판단되었다. 한의학에서는 목을 자궁에 해당하는 것으로 매우 중요하게 보기 때문에 목이 아프다는 말에 관심이 갔다. 혹시 음부에 뭐가 나거나 가렵지 않은지 물어보았다.

"사실 질 주변에 뾰루지가 하나 있거든요. 그런데 산부인과에서 치료를 받아도 잘 낫지를 않네요. 가끔 물집이 잡힐 때도 있고 가렵기도 해요."

미혼 여성이 이러한 증상을 호소할 때는 자궁에 음혈이 충만한데 양기를 받지 못해서 그런 것으로 봐야 한다. 음혈이 충만한 것이 원인이 되어 여러 증상을 호소하는 송 씨에게 '귀비탕', '보중익기탕', '시호억간탕'을 번갈아 투여하였다. 약 복용 후 점차 얼굴색이 좋아지더니 어느새 질 주변에 있던 뾰루지도 없어졌다고 했다. 부디 좋은 인연을 만나기를 바라는 마음이었다.

홍조가 고민인 중년 여성

51세의 이 씨가 얼굴이 붉어지고 입술이 마르는 증상으로 내원했다. 바라춤과 나비춤 등 불교 의식의 무용을 가르치는 독특한 직업을 갖고 있는 여성이었다. 그녀는 아이들을 가르치다 보니 몸이 피곤하고 말을 많이 해야 해서 입이 마른다고 했다. 특히 얼굴이 붉어져서 더운 데는 아예 못 간다는 것이다.

열이 후끈 달아올랐다가 식으면서 땀이 나는 증상이 있냐고 물었더니, 2년 전에는 그랬는데 요즘은 사라졌다고 했다. 대신 무대 분장을 해도 피부가 건조해서 화장이 잘 받지 않고, 요즘 눈이 자주 충혈된다고 덧붙였다. 한의학에서 눈병은 화에 의한 것이라 본다. 아무래도 이 씨는 심화心火로 인해 병이 온 듯싶었다.

몇 마디 대화를 해보니, 이 씨는 항상 불안해하는 편이고 남이 자신의 단점을 알까봐 초조하다고 했다. 역시 쓸데없이 생각이 많은 데서 온 병이 분명했다. 지나치게 걱정이 많으면 심장이 상하고 그로 인해 입술이 마른다. 심장이 좋지 않은 사람은 화도 잘 내지만 웃기도 잘한다. 감정의 변화가 심한 것이다.

이 씨의 얼굴을 자세히 보니 인당 부위에도 무언가 붉게 돋아 있었다. 이것 역시 마음이 편치 않아 생기는 것이다. 이 씨의 심화心火를 꺼주고 마음을 안정시키기 위해 '청심온담탕'을 투여하였다. 약을 한 제 복용한 후 찾아온 이 씨는 얼굴의 붉은 기운이 많이 줄었고 한결 마음이 편안해졌다며 고마워했다.

얼굴이 유난히 붉은 새신랑

독일에서 유학 중이라는 남성 조 씨가 어머니와 함께 진료를 받으러 왔다. 얼굴이 유난히 붉은 편이었는데, 특히 광대뼈 부근에 주홍색 크레파스를 칠해놓은 것 같았다. 일반 사람들 눈에는 혈색이 좋아 보일 수 있겠지만, 한의사의 눈으로 보면 광대뼈 부위에 홍조를 띠는 것은 별로 좋은 징후가 아니다. 환자의 모습 하나하나가 진찰을 위한 중요한 단서가 된다. 나는 광대뼈 주위의 홍조만 보고도 조 씨가 신혼이라는 사실을 눈치 챌 수 있었다.

아니나 다를까, 결혼한 지는 8개월이 되었다고 한다. 어디가 아파서 왔냐고 물으니 다음과 같이 대답했다.

"뭐 특별히 아프다기보다는, 신경만 쓰면 뒷머리가 한쪽으로 흔들리면서 울리는 느낌입니다. 머릿속에 종이 하나 들어 있나 싶을 정도예요. 그리고 독일 병원에서 항문이 자꾸 작아지는 병이라는 진단을 받은 적이 있는데, 지금은 아주 피곤할 때나 굵은 변을 볼 때만 증상이 있고 많이 나아졌어요. 참, 그리고 땀을 너무 많이 흘려요."

나는 약을 지어줄 테니, 무엇보다 성생활을 자제하라고 조언했다. 여기서 뜬금없이 웬 성생활이냐고 의아해하는 분들이 있을 것이다. 이 환자의 갖가지 증상은 모두 지나친 성생활로 인한 음허화동陰虛火動에 의한 것이다. 광대뼈 부위에 홍조를 띤 것도, 땀을 많이 흘리는 것도 같은 원인에서 비롯되었다. 그래서 조 씨에게 체질에 맞게 '자음강화탕'을 처방하였다. 한참 후 조 씨의 어머니가 찾아왔다. 독일로 돌아간 아들이 약의 효과가 아주 좋다며 약을 더 지어 보내달라고 했다는 것이다.

얼굴이 불그스름한 어르신의 한기

77세의 어르신이 내원했다. 그는 젊었을 때부터 항상 몸이 춥다고 했다. 운동을 하거나 술 한 잔 하면 잠시 괜찮다가 곧바로 추운 기운이 돈다는 것이다. 어르신은 전립선 수술을 했고 심장에 스텐트도 3개 넣었다고 했다. 잇몸이 안 좋아서 임플란트도 7개나 했으며 현재 심장 약, 갑상선저하증 약, 당뇨병 약을 복용 중이라고 했다.

생긴 모습을 보니 171센티미터의 킬에 90킬로그램의 몸무게, 얼굴색은 불그스름했고 덩치가 있었다. 귀도 크고 머리도 커서 한마디로 건장해 보이는 체격이었다. 환자가 호소하는 많은 증상들은 모두 명문화쇠에 의한 증상이라 판단되어서 남자의 근본을 튼튼하게 해주는 '팔미환'을 처방했다. 나이가 들어서 꺼져가려는 밑불을 보완해 다시 불을 지피는 역할을 하는 환약이다.

어르신은 한약을 복용한 후 소화도 잘 되고 기운이 난다고 했다. 변도 좋아지고 잠도 잘 자고 피로도 덜하면서, 추운 기운도 거의 없어졌다고 했다. 얼굴에 화색이 돌아서 보는 사람마다 인사를 했다는 것이다. 결국 이 환자는 일 년 가까이 약을 복용했다. 이 사례와 같이 자꾸 추운 증상을 체질로 치부하고 방치할 것이 아니라, 적극적으로 치료를 하면 얼마든지 좋아질 수 있다.

얼굴이 붉은 어르신의 회춘

70대 어르신이 내원했다. 심장이 벌렁거리고 속이 울렁거리면서 밥맛도 없고 잠도 잘 못 잔다는 얘기였다. 자세히 보니 얼굴이 붉고 돌출형으로 생겼으며 뼈대가 굵었다. 나이, 증상뿐 아니라 맥이 68/68로 낮게 치는 것으로 보아 심장과 신장의 기운이 모두 쇠해가고 있는 듯했다.

어르신은 6~7년 전 양쪽 어깨에 핀을 박는 수술을 했으며, 목 디스크, 손 떨림, 우울증이 있고 1년 전부터는 간질약을 복용한다고도 했다. 소변이 시원치 않은 증상도 2년 정도 되었다고 했다. 이렇게 많은 증상을 호소할 때는 생긴 대로 병이 온다는 원칙과 나이라는 변수를 고려해야 한다. 이분께는 심장이 허약할 때 쓰는 '고암심신환'을 투여했다.

어르신은 약을 먹은 후 온몸의 통증이 줄어들고 입맛도 돌아오면서 기운이 난다고 했다. 심장이 벌렁거리고 속이 울렁거리는 증상, 밤에 잠을 못 자는 증상도 함께 좋아졌다. 효과가 얼마나 좋았던지 어르신은 이 약을 일 년 동안 계속 먹겠다고 했다. 몸의 컨디션이 전체적으로 올라왔고 특히 남자로서의 기능도 좋아졌던 것으로 짐작된다.

여기서 심장이 허약한 증상에 대해 좀 더 자세히 얘기해보겠다. 심허에는 두 가지가 있는데, 어린아이들의 심허는 선천적인 것이고 노인의 심허는 후천적인 것이다. 치료 방법도 전혀 다르다. 이번 사례의 '고암심신환'은 노인성 심허를 치료하는 약이다. 한의서는 이 약의 효과를 다음과 같이 설명하고 있다.

'허손으로 심신이 허하면서 열이 나고, 가슴이 놀란 것처럼 두근거리며 몹시 뛰고, 정액이 절로 흐르고 식은땀이 나며, 눈이 어두워지며 이명이 있고, 허리가 아프며 다리가 약해지는 것을 치료한다. 오래 먹으면 수염과 머리털이 검어지며 자식을 낳게 한다.'

앞 사례의 어르신 증상과 매우 흡사함을 알 수 있다. 심장은 열을 싫어하고, 신장은 건조한 것을 싫어한다. 이 처방은 열을 내리고 건조한 것을 눅여주며, 정을 보하고 혈을 보익시켜 심과 신의 병을 함께 치료한다.

발기 부전의 경우에도 심장과 신장을 동시에 치료해야 근본 치료가 된다. 사례의 어르신이 '고암심신환'을 복용하고 건강도 좋아지고 마음도 안정되면서 남자로서 힘도 생긴 것이 그 이유라 할 수 있다. 참으로 한의학의 묘미를 느낄 수 있었던 사례이다.

━━━━━━ Case 06 ━━━━━━

피부색이 흰 남자의 알레르기성 비염

환절기가 되면 극성을 부리는 질병 중 하나가 알레르기성 비염이다. 더욱이 요즘처럼 대기 오염이 심하면 호흡기 계통의 질병은 점점 더 심해질 수밖에 없다. 37세의 조 씨도 알레르기성 비염으로 환절기 때마다 고생하는 사람이었다.

조 씨는 피부색이 하얗고 얼굴이 사각으로 각진 얼굴이었다. 그는 알레르기성 비염이 축농증까지 되어 수술도 여러 번 했는데 나아지지 않았다는 것이다. 또

20년 전부터 맨바닥에 오래 앉아 있으면 오른쪽 늑골 아래가 결리는 증상도 있다고 했다. 허리는 괜찮으냐고 물으니, 허리도 뻐근하고 밥을 먹으면 더부룩한 느낌이 든다고 했다. 콧속뿐만 아니라 입도 말라서 힘들다는 얘기도 덧붙였다. 조 씨의 콧물과 재채기는 찬 곳에 있을 때 더 심해지고, 이른 아침에 가장 고통스럽다고 했다. 이는 추위와 바람 등 외기外氣에 적응하지 못한 것으로, 조 씨처럼 피부색이 흰 사람들에게 주로 나타나는 현상이다. 조 씨는 입이 잘 마른다고 했는데 이는 진액이 부족하다는 뜻이다. 특이하게도 조 씨는 진찰 도중 콧구멍을 계속 벌렁거리고 있었다. 한의학에서는 코를 폐의 구멍이라 해서, 콧구멍을 움직이는 사람은 폐가 좋지 않다고 해석한다.

이런 여러 가지 요인으로 수년간 비염에 시달렸던 조 씨에게 '가미보폐탕'을 적절히 가감해서 투여했다. 두 제를 복용하고 나서야 증상들이 거의 다 사라졌다. 환자의 흰 피부색과 콧구멍을 벌렁거린다는 현상을 관찰하고 치료한 좋은 사례였다.

Case 07

피부색이 흰 아이의 아침 기침

살결이 희고 얼굴이 동글납작한 여섯 살짜리 아이가 내원했다. 겉으로는 건강해 보이는 아이였다. 아이의 엄마는 아이가 아침에 일어나면 기침을 심하게 한다고 했다. 코도 좋지 않아서 이비인후과에서 오래 치료를 받았지만 찬바람을 쐬면 어김없이 증상이 반복된다는 것이다. 아이는 땀도 많이 흘리는데, 거의 줄줄 흘러내리는 정도라고 했다. 코는 흐르진 않지만 늘 막혀 있어서 답답함이 이루 말할 수 없다고 했다.

이렇게 살결이 희고 통통한 아이는 겉모습과는 다르게 허약한 체질이다. 쉽게 지치고 땀을 많이 흘리며 외기에 적응하지 못한다. 찬바람을 조금만 쐬거나 날씨가 더워지면 금방 코가 막히고 땀을 줄줄 흘리게 된다.

그러면 왜 아침에 기침을 심하게 할까? 인체의 양기陽氣는 아침에 위로 올라가게 되어 있는데, 아이에겐 승양되는 힘이 부족하기 때문이다. 성인 남자라면 아침에 발기가 되지 않고 기운이 전신으로 뻗치지 못하므로 몸이 무겁고 찌뿌둥할 것이다.

상황이 이런데 코가 안 좋다고 코만 치료하면 계속해서 같은 증상에 시달릴 수밖에 없다. 겉으로 보이는 증상에 대해서는 양약이 빠른 것 같지만 표피적인 것에 그칠 우려가 크다. 아이에게 기를 보하고 계절에 대처하는 힘을 키워주기 위해 '가미보중익기탕'을 처방했고 빠른 효과를 볼 수 있었다.

~~~~~~~~~~~~~~~~~~~~~~~~~~~~ *Case 08* ~~~~~~~~~~~~~~~~~~~~~~~~~~~~

피부색이 푸른 여성의 허약 체질 개선

체질적으로 약점을 하나도 갖고 있지 않은 사람은 없다. 그리고 대부분의 질병과 증상은 그 체질적인 약점이 원인으로 작용한다. 40대 후반의 여성이 내원했는데, 여기저기 아프다면서 증상을 끝도 없이 나열했다.

식후 속 쓰림, 방광염, 오른쪽 가슴의 통증, 엉치뼈와 오른쪽 허벅지, 왼쪽 종아리 통증, 어지럼증, 코피, 아침의 무력감, 피부 가려움증 등등 메모하기도 힘들 정도였다. 그런데 체질적 약점을 한눈에 알아볼 수 있는 것은 그 사람의 생김새다. 환자는 다리에 털이 많고 피부가 푸른색이며 유두가 유난히 큰 것이 특징이었다.

피부가 푸르고 유두가 큰 것은 간과 관련된 것이고, 털이 많은 것은 혈과 관련된 것이어서 그쪽으로 병이 오기 쉬움을 암시한다. 환자는 대부분의 증상들이 밤에 심하다고 했는데, 이 또한 혈병의 특징이다.

환자는 예전에 피부과 약을 2주 복용한 후 급성간염을 앓은 적이 있다고 했는데, 남들은 몇 년씩 먹어도 괜찮은 약을 고작 2주 먹고 간염에 걸린 것을 보면 선천적으로 간이 약한 체질임이 분명했다.

이런 체질적 특성을 모른 채 개별 증상에 대응하려고 했다면 답이 나오지 않는 상황이다. 이 환자에겐 혈을 돋워주는 '양혈사물탕'을 처방했고 그동안 불편했던 모든 증상들이 좋아졌음을 물론이다. 간은 혈을 관장하기 때문에 이런 체질의 사람들은 혈이 영화를 누리게 하는 것이 병을 치료하는 방법이자 예방하는 길이다. 평소 마음을 편하게 하고, 밤 11시 이전에 수면을 취해서 혈을 보충하는 것도 아주 좋은 방법이다.

피부색이 검은 아이의 잦은 감기

해마다 환절기가 되면 어린이 감기 환자로 진료실은 늘 만원이다. 대부분 여기 저기 다니면서 짧게는 몇 주, 길게는 몇 달을 치료하다가 효과를 못 보자 찾아오는 이들이다. 감기에도 여러 가지 원인이 있고, 또한 감기처럼 보이지만 감기가 아닌 경우도 있다. 따라서 아이의 체질과 증상을 잘 살펴서 올바른 치료 방법을 찾아야 한다.

감기로 오해해서 감기약을 많이 먹였고, 그로 인해 오히려 병이 생긴 경우가 있어 소개하려고 한다. 여섯 살 아이가 엄마와 함께 내원했다. 아이는 사흘이 멀다 하고 감기를 한다고 했다. 조금만 뛰어놀아도 땀에 젖고 힘들어하기에 녹용을 넣은 보약까지 먹였는데도 별 효과가 없다는 것이다. 나는 아이가 감기에 걸렸을 때 어떤 증상을 보이는지 아주 자세하게 설명해 달라고 했다.

"아기였을 때는 감기에 걸리면 40도 가까이 열이 올라서 응급실에 간 적도 많았어요. 그런데 자라면서 열은 오르지 않는데 대신 기침을 해대요. 기침은 밤에 더 심한데, 항아리에서 소리가 나듯 쿵쿵 울리는 기침을 해요. 코도 마르면서 된 코가 많이 나오고요. 이비인후과 약을 먹어도 영 낫지를 않네요."

아이 엄마가 말한 증상과 진맥, 생긴 모습을 종합해보니, 이 아이는 감기에 걸린 것이 아니었다. 아이가 감기 증세를 보일 때는 우선 귀를 만져봐야 한다. 아이의 귀에서 열이 나면 감기이지만, 귀가 차가우면 감기가 아니다. 또 콜록거리는 기침이 아니라 한 번에 몰아서 하는 기침이고, 밤에 더 심한 것으로 보아 한의학에서 말하는 '야수夜嗽'라 할 수 있다. 즉 체질적 요인으로 나타나는 증상이다.

아이 엄마는 감기가 아니라는 내 말에 약간 멍한 표정을 지었다. 열, 콧물, 기침의 증상이 나타나는데 감기가 아니라니 이해가 안 되었을 것이다. 하지만 그렇게 여러 가지 치료를 받아도 낫지 않았던 것은 감기가 아니었기 때문이다.

특히 이 아이는 피부색이 무척 검었는데, 이는 신장 쪽으로 병이 오기 쉽다는 의미다. 신장이 안 좋으니 피곤하거나 몸이 안 좋으면 입에서 단내가 나고, 변비기가 있으며, 식은땀을 잘 흘리고 무서움을 많이 탈 것이다. 아이의 엄마는 아이에게 대부분의 증상이 있다고 수긍했다.

나는 아이의 체질에 맞도록 '자음강화탕'을 가미하여 처방했다. 얼마 후 아이 엄마가 찾아와 기침도 멎고 땀도 흘리지 않게 되었다며 다시 약을 지어갔다.

Case 10

피부색이 검은 여성의 불안 초조

파주에서 왔다는 35세의 송 씨는 광대뼈가 나온 얼굴에 피부색이 무척 검었다. 머리카락은 굵고 윤기가 없었다. 한눈에도 무척 예민한 성격임을 알 수 있었다. 그녀는 항상 불안하고 조마조마해서 편히 앉지도 못하고 쪼그려 앉는 버릇이 있다고 했다. 만사가 귀찮아서 사람 만나기도 싫고 집안일도 손에 안 잡힌다는 것이다. 심할 때는 술도 한두 잔 마신다고 했다. 이런 증세가 시작된 것이 벌써 3년이나 되어 너무 힘들다며 이렇게 덧붙였다.

"늘 속이 답답하고 가슴 한가운데 뭔가가 달려 있는 것 같아요. 조금만 서서 일해도 아랫배가 아프고 허리에 통증이 와요. 뒷목이 뻣뻣해지면서 어깨가 눌리듯이 아플 때도 있고요."

그야말로 안 아픈 곳이 없는 경우였다. 한의학에서 볼 때 여성의 피부가 검은 경우, 신수기腎水氣가 부족하다고 본다. 송 씨의 모든 증상은 신장이 허할 때 나타나는 것이다. 의서에서는 신장이 허하면 마음이 공연히 초조하고 무서움을 타며, 얼굴빛이 검어지고 아랫배가 아프다고 했다. 또 뼛골이 아픈 골수통과 어지럼증이 있고 대변보기가 힘들다고 한다.

사실 처음에는 송 씨의 증상이 담음증이라 보고 이진탕을 기본으로 처방했지만 별 효과를 보지 못했다. 다음에는 신이 허해서, 즉 음이 부족해서 오는 것으로 판단해 '자음강화탕'을 복용케 했더니 예상대로 마음이 안정되고 이곳저곳 아팠던 증상이 훨씬 개선되었다.

∞∞∞∞∞∞∞∞∞∞∞∞∞∞∞∞ *Case 11* ∞∞∞∞∞∞∞∞∞∞∞∞∞∞∞∞

피부색이 노란 아이의 병치레

다섯 살짜리 사내아이가 엄마 손을 꼭 붙잡고 들어왔다. 아이 엄마는 걱정스러운 표정으로 아이가 먹는 것이 부실하고 다리가 약해 걱정이라고 했다. 감기에 한 번 걸리면 몇 주씩 가고 번번이 코가 부어오른다는 것이다. 아이는 또래에 비해 야간 작은 편이었는데, 엄마 말로는 얼마 전부터 체중이 늘지 않는다고 했다. 아이의 얼굴은 노란빛을 띠고 있었다. 다리가 아픈 것, 밥을 잘 안 먹는 것 등을 종합해보건대 비위의 기능이 좋지 않다고 판단되었다. 비위가 좋지 않으면 팔다리에 힘이 없고 약해진다. 팔다리를 주관하는 장기가 비위이기 때문이다.

약으로 비위의 기능을 보해주면 키도 크고 튼튼해질 것이라고 말하자, 아이 엄마는 약에 녹용이 들어가느냐고 물었다. 흔히 녹용은 누구에게나 좋은 약이라 알고 있지만 사실이 아니다. 개인의 체질에 맞지 않다면 효과를 볼 수 없다. 이 아이에겐 식욕 부진을 치료할 목적으로 '양위진식탕'을 처방했다.

아이가 잘 먹지 않고 병치레를 하면 그보다 더 큰 걱정은 없을 것이다. 아이들이 잘 먹지 않는 것에는 원인이 있기 마련이므로 그 원인을 파악해서 치료해줄 필요가 있다.

Case 12

피부색이 노란 30대 남성의 체력 저하

고시를 준비하는데 몸이 나빠져 걱정이라며 33세의 한 씨가 내원했다. 2차 시험 전날엔 긴장이 되어서 한숨도 자지 못했다고 한다. 얼굴을 자세히 살펴보니 전체적으로 노란색을 띄고 있었다. 한 씨는 항상 피곤하고 신경이 곤두서 있다고 했다. 불면증도 있고 기억력도 떨어져서 자꾸 깜빡깜빡한다는 것이다.

나는 환자에게 아침을 든든히 먹고 저녁을 적게 먹어야 한다고 조언했다. 요즘 사람들은 대부분 아침을 거르고 저녁을 많이 먹는데 이는 아주 잘못된 식습관이다. 한 씨는 위장병을 가장 조심해야 하는 체질이다.

맥을 보니 대장에 떨어졌다. 이런 경우 아침에 일어나도 개운치 못하다, 늘 피곤하다, 눈이 침침하다, 머리가 맑지 못하다, 뒷목이 뻣뻣하고 어깻죽지가 뻐근하다, 등살이 땅긴다, 허리가 좋지 않다 등의 증상을 호소한다. 환자의 손을 만져 보니 찬 기운이 돌았다. 이는 항상 피곤함을 느낀다는 말이다. 바로 이럴 때 약을 써야 한다. 약을 제때에 올바르게 쓰는 것은 기름이 떨어진 차에 기름을 넣어 주는 것과 같다.

한 씨의 경우는 특별히 아픈 곳이 있는 게 아니라 몸이 전체적으로 허한虛寒한 것이므로 '가미천보탕'을 처방해 효과를 볼 수 있었다.

06

통뼈가 꼭
좋은 것은 아니다

뼈는 골수가 저장되는 곳이다. 흔히들 '뼛골이 시리다', '뼛골이 아프다'라고 말하는데 뼈와 골수를 통틀어 이르는 말이다. 이렇게 뼛골이 아프고 시린 증상은 뼈에 골수가 부족하여 찬 기운이 뼈까지 스며드는 것이다. 결국 뼈가 건강하려면 골수가 충만해야 하는데, 골수와 뼈를 만드는 장기가 바로 신장이다.

한의학에서 신장의 가장 중요한 역할은 생식과 성장이지만, 뼈를 만들고 근육을 튼튼하게 함으로써 인체의 골격을 강하게 해주는 기능 또한 중요하다. 신장이 약하면 허리 통증으로 고생하는 경우가 많다. 또 발목, 손목에 힘이 없고 자주 삐기도 한다. 따라서 특별한 이유 없이 이런 증상에 시달린다면 신장의 기능을 점검해야 한다.

뼈에 병이 생기면 귀가 마르면서 때가 낀 것처럼 색깔이 나빠진다. 뼈와 귀 모두 신장이 주관하기 때문이다. 따라서 귀가 크거나 색깔이 좋지 않은 사람은 뼈 건강에 유의해야 한다.

뼈의 병은 신기腎氣에 열이 있을 때, 또는 외기外氣(바람, 습기, 추위, 담)에 의해서도 생길 수 있다. 신기에 열이 있으면 뼈가 마르면서 골수가 줄어들어 통증이 있고, 허리와 잔등을 제대로 펴지 못한다. 외기의 나쁜 기운에 상할 경우 뼈마디가 시리고 아프다. 특히 열이 뼛속까지 뚫고 들어가거나 추위에 손상되면 다른 통증과 비교할 수 없을 정도로 고통스럽다.

그런데 허리 디스크나 팔다리뼈의 통증으로 고생하는 사람들을 보면 대체로 광대뼈가 돌출되어 있다. 한의학에서는 광대뼈를 뼈의 근본으로 본다. 광대뼈가 크면 몸의 뼈도 굵고 광대뼈가 작으면 몸의 뼈도 작다. 형상의학에 의하면 광대뼈가 나오고 뼈가 굵은 사람은 타고난 근력이 강한 체질로 본다. 이런 체질은 편안히 앉아서 놀고는 못 배기는 성격이라 언제나 부지런하고 생활력이 강하다. 그렇지만 이런 특성 때문에 과로하기 쉽고 그것이 원인이 되어 병이 찾아온다.

뼈가 굵은 사람은 젊고 건강할 때는 건강하다는 소리를 많이 듣지만, 나이가 들고 쇠약해지면 병이 오기 시작한다. 기계를 쉬지 않고 돌리면 빨리 닳는 것처럼 말이다. 또 덩치 큰 자동차가 연료를 많이 소모하듯 뼈가 굵은 사람들은 골수, 뇌수와 같은 수액들이 많이 필요하기 때문에 이와 관련해서도 병이 오기 쉽다. 대표적인 것이 골다공증이다.

뼈가 굵은 체질은 몸이 약해지면 뼛골이나 전신의 관절이 아프고, 골절상을 입기도 쉽다. 퇴행성 관절 질환이나 골수 질환 등의 증상도 생긴다. 허리와 등, 어깻죽지가 아프고 뒷목이 뻣뻣하다. 헛배가 부르면서 소화가 안 될 때도 있고, 변비와 어지럼증, 이명에 시달리기도 한다. 조금만 서 있어도 정강이가 아프고 쥐가 나는 증상도 있다. 또 이런 체질은 흰머리가 빨리 생기기도 한다.

한의학에서는 오래 서 있으면 뼈골을 상한다는 이론이 있다. 일반적으로 다리가 아프다, 허리가 아프다, 고관절이 아프다, 발바닥이 아프다 하면 양방에서는 MRI를 비롯해 이런저런 진단 검사를 한다. 한의학에서도 침, 한약, 추나요법 등 다양한 치료 방법이 있다. 양방이든 한방이든 병을 치료할 때는 주변 환경을 잘 살펴서 근본적인 원인을 찾아야 한다.

뼈를 튼튼히 해주는 한약재로는 숙지황, 오미자, 녹용, 황구육이 있으며 음식으로는 검은콩, 검은 참깨 등 검은색 나는 것들이 도움이 된다.

편히 걷는 게 소원이라는 50대 여성

허리와 다리가 아파서 자다가 수십 번도 더 일어난다는 57세 여자 환자 이야기다. 게다가 발바닥도 화끈거리고 아파서 마치 뭐가 붙어 있는 것 같다고 한다. 무릎 뒤가 당겨서 구부릴 수가 없어서 쪼그리고 앉지도 못하고, 고관절 쪽도 심하게 아파서 양반다리도 못 한다는 것이다. 환자는 편하게 앉고 걷는 것이 소원이라 말했다. 살펴보니 정말로 똑바로 걷지를 못하고 약간 삐뚜름하게 걷고 있었다.

환자는 입술이 두툼하고 배가 나온 양명형이었고 뼈대도 굵었다. 참을성이 많으냐고 물어보니, 너무 잘 참아서 탈이라는 대답이 돌아왔다. 8년 전부터 시장에서 장사를 하는데 하루에 10시간 이상 서서 일한다고 한다. 너무 아파서 여기저기 다니며 이런저런 치료를 해도 차도가 없자 병원에서는 수술을 하자고 하는데, 아무래도 수술은 아닌 것 같아 내원했다는 얘기였다.

뼈가 굵은 체질에 오래 서서 일한다는 얘기를 바탕으로 신기를 돋워주는 '육미지황탕 가미방'을 투여하였는데 결과가 아주 좋았다. 고관절과 발바닥 통증이 확연히 좋아지고, 자다가 다리 통증으로 깨는 일도 없어졌다고 한다. 같이 내원한 아들 말로는 이제 어머니가 똑바로 걷게 되었다고 한다. 무릎 구부리는 각도가 많이 좋아졌다는 것이다. 한약에 진통 성분이 들어간 것이 아니지만 신기하게도 허리를 비롯해 다리의 심한 통증이 좋아진 것이다.

여성복이 맞지 않는다는 60대 여성

여성이 기골이 장대하면 형상의학에서는 남성형이라고 본다. 뼈가 굵거나 덩치가 크거나 두상과 손발이 큰 것이 모두 여기에 해당한다. 이런 체형은 대개 일복이 많아 뼛골 빠지게 일하는 경향이 있는데 문제는 나이가 들었을 때이다. 관절이 노화되면 여기저기 안 아픈 곳이 없을 정도로 고생하는 사람들이 많다. 이때 뼈를 튼튼하게 하는, 즉 골수나 뇌수를 채워주는 한약을 투여하면 매우 좋은 효과를 볼 수 있다.

뼈대가 굵고 광대뼈가 두드러진 60대 초반의 여성이 한의원을 찾았다. 여성용 옷이 맞지 않아 남자 옷을 입는다고 할 정도로 체격이 컸고, 힘이 좋아 남자들이 할 법한 일도 척척 해낸다고 한다. 젊은 시절에 결핵을 앓은 적이 있고 지금은 당뇨 증상이 약간 있다고 했다.

어디가 불편해서 내원했느냐고 하자 일을 하면 뒷목과 허리가 뻣뻣하고 많이 걸으면 허리가 아프다고 했다. 이 외에도 오른쪽 팔 상부, 아랫배, 옆구리가 아프다고 호소했다. 열이 났다 식었다 하면서 땀을 많이 흘리고 몸이 축 늘어져 의욕도 없다는 것이다. 기운이 없어 인삼을 먹었더니 온몸이 가려운 증상이 생겨서 그만뒀다는 얘기도 덧붙였다.

환자의 나이와 증상, 생긴 모습을 종합적으로 볼 때 허로증인 것으로 판단되었다. 그래서 골수, 뇌수를 채워준다는 의미에서 고진음자固眞飲子에 녹용을 가미해 투약했다. 고진음자는 음양기혈이 쇠해서 식욕이 없고, 가슴과 손바닥에 번열이 나고, 조열과 함께 저절로 땀이 나고, 정액이 저절로 새나오고, 걸을 힘이 없는 등의 허로증 증상에 효과가 좋은 처방이다.

약을 복용하니 신기하게도 모든 증상이 크게 호전되었다. 일단 뻣뻣한 느낌이 많이 줄어들었고 오른쪽 팔의 통증은 80% 정도가 줄었다는 것이다. 아랫배, 옆구리, 허리 통증도 많이 좋아졌다면서 한약이 이렇게 빨리 효과를 보는지 몰랐다며 약을 한 제 더 지어달라고 했다.

그런데 여기서 '고진음자'라는 처방도 중요하지만 '녹용'을 가해서 썼다는 사실에 주목해야 한다. 동의보감 골문骨門에 녹용의 효능이 언급되어 있는데 힘줄과 뼈를 튼튼하게 한다고 되어 있다. 살이 많은 사람보다 근육과 뼈 위주로 생긴 사람에게 잘 맞는다는 의미이기도 하다. 그래서 광대뼈가 나온 사람에게 효과가 좋은 편이다. 물론 선천지기를 든든히 해주므로 어린이나 선천지기가 쇠해진 어르신들에게도 효과적임은 두말할 것도 없다.

<hr />

Case 03

밤에 다섯 번이나 소변을
보기 위해 깬다는 60대 남성

나이가 들면서 소변이 잦고 참을 수 없게 되는 것이 만병을 일으키는 근본이라 했다. 그런데 더 큰 문제는 밤에 소변을 보느라 잠을 설치는 현상이다. 한의서에 의하면 소변을 참지 못하는 증상이 밤에 더 심한 경우 어지럽거나 다리가 약해진다고 한다. 노인이나 허약한 사람들 중에서 이런 증상을 겪는 사례가 많은데, 정을 크게 소모시키므로 매우 중하게 받아들여야 한다. 밤은 충전하는 시간인데 정액, 진액, 기운이 새나가므로 몸이 쇠약해질 수밖에 없는 것이다.

69세의 어르신이 오금과 종아리가 땅기고 오른쪽 다리가 시린 증상으로 내원했다. 소변은 어떠냐고 물어보니, 소변을 자주 보는데 특히 밤에는 자다가 5번 정도 화장실을 가느라 밤잠을 설친다고 했다. 살펴보니 전형적으로 뼈대가 굵어 일복이 많게 생긴 모습이었다. 뼛골 빠지게 일해서 정이 소모되고 그로 인해 소변 문제가 생기고, 그러면 상황이 더 안 좋아져 허리와 다리로 증상이 나타난 것이다. 생긴 모습과 체질, 증상, 맥을 고려해 육미六味 합 오자원五子元에 녹용을 가해 처방했다. 환자는 한 제를 먹은 후, 밤에 화장실 가던 것이 5회에서 1회로 줄어서 잘 자게 되었다고 좋아했다. 다리 아프던 것도 많이 좋아졌고 눈앞에 파리 같은 것이 돌아다니던 것도 사라졌다는 것이다. 이후 한 제를 더 드시더니 자다가 소변보러 가는 일 없이 아침까지 쭉 자게 되었다며 감사의 인사를 전해 왔다.

Case 04

여름만 되면 응급실에 실려 가는 어르신

뼈가 굵은 사람, 피부가 검은 사람, 광대뼈가 나온 사람, 오래 서서 일하는 사람, 전에 신장 수술을 받거나 신장병을 앓은 사람은 여름을 잘 지내야 한다. 여름에 신장이 약해지기 쉬운 체질들이기 때문이다. 또한 여름에는 오래 서서 일하거나 무거운 것을 많이 들거나, 음주나 성생활을 과하게 하면 신장이 약해진다. 신장이 약해지면 허리와 다리의 통증뿐만 아니라 어지럼증, 혼절, 구취, 이명, 헛배부름, 변비, 불안증 등이 심해질 수 있다.

여름만 되면 혼절한다는 70대 어르신이 내원했다. 아무런 이유 없이 길을 가다가 혼절해서 응급실로 실려 가고 중환자실에 입원했다가 조금 좋아지면 퇴원하는 일을 몇 년째 반복했다는 것이다. 종합검사를 해도 원인을 알 수 없어서 가족들은 중풍인 줄 알고 있다는 것이다. 그런데 이런 현상이 여름에 반복된다는 사실을 모르고 있었다. 혹시 여름에 증상이 나타나지 않느냐는 내 물음에, 한참 따져보더니 그런 것 같다는 대답이 돌아왔다.

환자는 예전에 신장암으로 한쪽 신장을 제거했다고 한다. 이분은 뼈가 굵고 좌우 귀의 크기가 다른 것이 특징이었다. 한의서에 여름에 과음하거나 성생활을 과도하게 하면 신장에 결정적인 손상을 준다고 나와 있다. 우연인지는 모르나 이분도 젊어서 술과 성생활을 과하게 해서 마누라 속 꽤나 썩였다고 한다.

물론 모든 사람들이 그런 것은 아니지만 한의서가 그렇게 쓰고 있다면 그럴 만한 이유가 있다. 이 환자는 매년 여름이 오기 전에 내원해 신장을 돕는 한약을 먹는다. 그러면 여름마다 되풀이되던 혼절하는 증상도 없어지고 여름을 잘 견딘다고 한다.

신장 수술을 받았던 60세 골다공증 환자

올해 60세라는 김 씨는 병원에서 골다공증 진단을 받았다고 한다. 150센티미터의 키에 몸무게는 53킬로그램으로 약간 통통한 체형이었고 피부색은 검은 편이었다. 그녀는 서른 살에 조기 폐경이 되었다면서, 아무래도 그것이 다리가 휜 증상과 골다공증의 원인인 것 같다고 했다. 그리고 재작년엔 무릎을 다쳐 수술까지 받았다는 것이다.

"그것 말고도 수술을 여러 번 받았어요. 딸에게 왼쪽 신장을 하나 떼어주었고요, 자궁 쪽으로도 수술을 한 번 했어요. 작년에는 칼슘이 많이 빠져나가서 검사를 했더니 부갑상선에 혹이 생겼다고 해서 그걸 떼어내는 수술도 받았죠."

김 씨는 피부색이 검었다. 한의학의 관점에서 볼 때 피부색이 검은 사람은 신장이 좋지 않고 신장이 안 좋으면 뼈 쪽으로 이상이 오기 쉽다. 뼈를 주관하는 장기가 신장이기 때문이다. 김 씨 역시 신장이 좋지 않은 데다 신장을 하나 떼어냈으니 골다공증이 빨리 올 수밖에 없다.

신장은 하나만 있어도 정상적인 생활이 가능하지만 그렇다고 해서 완전히 건강한 상태라고는 볼 수 없으므로 주의가 필요하다. 특히 여름은 신장이 나쁜 사람들에게 고통스러운 계절이다. 신장이 나쁘면 나타나는 증상들, 즉 허리와 무릎이 아프다든지 뒷목이 뻣뻣하면서 어깻죽지가 아프다든지, 어지럽다든지 하는 증상들이 여름철엔 한 단계 더 심해진다. 칼슘이 빠져나가는 것도 마찬가지다.

신장을 도와주는 기본적인 약으로는 '신기환', '육미지황탕', '팔미환' 등이 있지만 이런 약들은 수술 경험이 없는 경우에 해당한다. 이 환자의 경우는 왼쪽 신장이 없으므로 '좌귀음'을 투여했다. 우선 전신 건강이 좋아져야 여러 가지 불편한 증상들이 개선될 수 있기 때문이다.

늘 피곤하고 꾸벅꾸벅 존다는 마른 체형의 남성

바짝 마른 체형의 서 씨가 내원했다. 늘 피곤하고 낮에는 졸음을 견디기 힘들다는 것이다. 그는 양성음허형陽盛陰虛形으로 근육보다 뼈 위주의 체질이었다. 짚이는 것이 있어서 일을 대충대충 못 하는 성격이 아니냐고 물어보았더니 그렇다는 대답이 돌아왔다. 평소 깊은 잠을 자지 못하고 성생활도 무리하는 편이 아니냐고 했더니 '그걸 어떻게 아느냐'고 놀라워했다.

서 씨와 같은 양성음허형들은 아무리 먹어도 살이 찌지 않는다. 또 성격상 강단이 있고 부지런해서 늘 일에 파묻혀 산다. 하지만 그렇기 때문에 탈이 나는데 한번 병이 들면 크게 앓는다. 겉에서 거치는 것 없이 바로 몸속 깊이 들어가 버리기 때문이다. 서 씨는 그 외에도 가래가 끼고, 허리와 무릎이 아픈 증상이 있다고 했다. 식욕도 별로 없고 특히 땀을 많이 흘린다고도 했다.

서 씨의 증상 중에 땀을 많이 흘리는 증상은 아주 좋지 않은 징후다. 마른 체질은 땀이 별로 없어야 정상인데 땀을 많이 흘린다는 건 진액이 몸 밖으로 빠져나간다는 얘기다. 진액이란 자동차의 기름과 같은 것으로 서 씨의 경우 진액이 빠져나가니 허리와 어깻죽지가 아프고 피부가 건조해지며 목에 가래가 끼는 것이다. 그래서 '가미신기탕'을 처방하면서 환자에게 이렇게 말해주었다.

"이 약은 뼛골에 기름을 치는 것입니다. 환자분께서는 병이 깊이 들었으니 이 약을 잘 드시고 꾸준히 치료하셔야 합니다."

노인성 변비로 고생하던 70대 할머니

사람이 먹기만 하고 배설하지 못한다면 어떻게 될까? 물어볼 필요도 없는 질문일 것이다. 특히 노인들의 경우엔 대소변의 상태가 전신 건강에 큰 영향을 미친다. 노인성 변비는 진액이 고갈되어 나타나는 현상으로, 이로 인해 중풍과 치매가 올 수 있으므로 한시바삐 치료해야 한다.

하지만 서둘러 치료한다고 해서 기력이 약한 노인들에게 함부로 설사가 나오는 약을 쓰면 절대로 안 된다. 자칫 위기胃氣가 손상되면 오장육부의 기능이 완전히 떨어져 다시 회복하기 어렵기 때문이다. 따라서 진액을 보충시키는 보음약補陰藥을 꾸준히 복용하는 것이 최고의 치료법이다. 즉 '가미보중익기탕'이나 '보음익기전', '소풍순기환', '가미사물탕' 등을 체질에 맞게 꾸준히 투여하면 전신의 건강이 좋아지면서 자연스럽게 배변 기능이 순조로워진다.

72세의 전 씨 할머니가 노인성 변비로 내원했다. 광대뼈가 크고 뼈대가 굵으며 귀가 크고 잘생긴 전 씨 할머니는 변비가 심했고 소화도 잘 안 된다고 했다. 또 기침과 가래가 늘 끊이지 않는다고 호소했다.

할머니의 뼈가 굵은 것으로 보아 뼈를 구성하는 영양소, 즉 정수와 골수가 부족해서 증상이 생긴 것으로 판단되었다. 그래서 '가미지황탕'을 처방해서 3개월간 복용했는데, 그 후로는 대변이 순조로워지고 가래도 많이 없어졌다고 기뻐하셨다.

이처럼 노인성 질환을 미리 예방하기 위해서는 대소변의 상태를 잘 관찰하여 이상이 있을 경우 즉시 치료해야 한다. 집에서도 변비를 치료할 수 있는 간단한 방법이 있어 소개해본다. 일명 '소마죽'이라고 하는데, 소자蘇子(차조기의 씨)와 마자인麻子仁(대마의 씨)을 같은 양으로 가루 낸 다음 거기에 쌀가루를 넣고 죽을 쑨다. 이것을 꾸준히 먹으면 변비가 해결되면서 건강도 좋아진다.

07

치아와 잇몸으로도
병을 진단한다

치아의 상태는 한방 진료에서 매우 중요한 요소다. 특히 어려운 병을 진단할 때 결정적인 힌트가 되는 경우가 많다. 웃을 때 잇몸이 보이는 사람은 성질이 급하고 솔직한 사람이다. 화에 의해서 병이 생길 가능성이 크다.

뼈가 상하면 치아(뼈의 나머지라 할 수 있다)도 약해진다. 시큰거리거나 아프고 흔들리는 등 여러 가지 불편한 증상들이 생긴다. 치아 역시 신장이 주관하기 때문이다. 일반적으로 초콜릿과 사탕 등 단 음식이 치아에 좋지 않다고 하여 자제하는데, 이런 습관은 뼈를 튼튼히 하는 데도 도움이 된다. 단것을 많이 먹으면 뼈가 아프고 혈이 빠져

나가기 때문이다.

뼈와 마찬가지로 치아도 신의 작용을 직접적으로 받는다. 7~8세에 유치가 빠지고 영구치로 가는 것 또한 신기腎氣에 의해 이루어진다. 여자는 7세, 남자는 8세가 되면 신기능이 왕성해지는데 바로 이때 튼튼한 영구치를 갖게 되는 것이다. 그러다가 40세가 되면 신기능이 쇠약해지면서 치아가 약해지기 시작하고 65세를 전후해서 이가 빠진다. 따라서 아이들이 이를 갈 무렵에는 칼슘 섭취로 이를 튼튼히 해주는 것도 중요하지만 신기능이 나빠지지 않도록 신경 써야 한다.

신장의 원기가 부족하면 잇몸이 파이고 치아의 뿌리가 드러나면서 흔들리거나 치통 등의 증상이 생길 수 있다. 치아 사이가 벌어지는 것 역시 신기능이 떨어지기 때문이다. 치통이 있을 때는 참기름 같은 기름 종류나 마른 대추를 금해야 한다. 이런 음식은 증상을 더 심하게 하거나 치료에 방해가 된다.

모든 병이 그렇듯이 치아도 평소에 건강하게 관리하는 것이 무엇보다 중요하다. 다음을 실천하면 치아뿐만 아니라 전신의 건강까지도 좋아지는 효과를 볼 수 있다.

첫째, 매일 새벽에 일어나서 소금 약간과 더운 물을 입안에 물고 치아를 문지른다. 그런 다음 소금물을 뱉고 위아래 치아를 딱딱 소리가 나게 100번씩 맞부딪쳐준다. 너무 세게 할 필요는 없다.

둘째, 음식을 먹은 다음에는 녹차 등을 진하게 우려낸 찻물로 입을 가신다. 이렇게 하면 입안이 텁텁하거나 치아 사이에 낀 찌꺼기가 없어진다. 특히 치아 사이에 고기가 끼었을 때 찻물로 양치하면 굳이 이쑤시개를 사용할 필요 없이 저절로 제거된다.

셋째, 아침저녁으로 조용히 앉아 위아래 치아를 맞부딪쳐주기만 해도 된다. 이 방법은 정신을 맑게 하는 데도 효과가 있다.

만성적인 잇몸 질환으로 고생하던 40대 남자

치아나 잇몸에 생기는 불편한 증상들은 대부분 치과에서 치료가 된다. 그런데 아무리 치료를 해도 좋아지지 않는 경우도 있다. 이런 경우엔 한의학적 치료법을 고려해볼 만하다. 41세의 남자가 내원했는데 잇몸이 자주 붓고 피가 나며 아프기까지 하다고 했다. 또 치아가 흔들리고 치아 뿌리가 드러나면서 앞으로 튀어나온다는 것이다. 환자는 이런 증상도 한방으로 고칠 수 있느냐고 질문했다.

다른 불편한 증상은 없느냐고 물으니, 배고픈 걸 참지 못하는 성격인데 자주 속이 쓰리고 입이 잘 마를 뿐 아니라 입 꼬리에 부스럼과 물집이 자주 잡히고 입안이 잘 헌다고 했다. 또 몸에 종기가 자주 나고 추위를 많이 타며 소변이 잦은 증세도 있다고 했다. 여기에 낭습, 허리 통증, 불안증 등도 추가되었다.

생긴 모습을 보니 입술과 눈두덩이 두툼한 양명형에 눈꼬리가 들렸고, 콧구멍이 드러나 있으며 뼈가 굵은 형이었다. 사실 잇몸이나 치아 질환이라면 기본적으로 신장에 관련된 치료를 하는데, 이 경우는 양명형이라는 특수한 체질이기 때문에 다른 방향으로 접근해야 했다.

양명형은 기본적으로 위열이 많은 체질이다. 따라서 위열에 의해서 이런 현상이 나타나는 것으로 판단해 위열을 꺼주는 석고를 중심으로 한 '자음청위환'을 투여했고 좋은 효과를 보았다. 환자는 약 복용 후 잇몸 질환뿐 아니라 속 쓰림 등 자신을 괴롭히던 다른 증상들이 많이 개선되었다고 전해왔다.

영구치가 제때 나오지 않은 중학생과 고등학생

영구치가 제때 나오지 않는 것은 봄에 새싹이 올라오지 못하는 것과 같으니 심각한 문제가 아닐 수 없다. 양기가 제대로 운행되지 못하는 것이니 인체에 여러 가지 심각한 병들이 생긴다.

학교 축구선수라는 중학생이 전신에 물사마귀가 난다며 내원했다. 반팔 상의와 반바지를 입고 운동해야 하는데 여간 창피한 것이 아니라면서 고민을 털어놓았다. 키도 더 컸으면 하는 바람도 내비쳤다. 그런데 진료 중에 영구치가 아직 나지 않았다는 사실을 알게 되었다.

그래서 그 흠을 보완해주는 '가미팔미탕'을 투여하였는데 신기하게도 물사마귀가 다 없어졌다. 그 후 학생은 밥도 잘 먹고 키도 부쩍 자라는 것 같다며 만족해했다. 이처럼 제 나이가 되어도 인체의 변화가 일어나지 못한 것은 한의학적으로 큰 흠이다. 이를 보완해주는 치료를 적극적으로 해주는 것이 좋다.

또 다른 사례가 있다. 18세 고등학생인데 눈썹이 진하고 눈코가 들린 모습이었다. 학생은 백반증으로 1년간 약물을 복용 중이고, 레이저 치료도 2년간 했는데 별 효과가 없다고 했다. 증상이 나타난 부위는 손가락, 얼굴, 허리, 허벅지, 손톱 끝, 입술 등 거의 전신이었다. 이 밖에도 운동 시 얼굴에 땀이 많이 나고 비염 증상도 있었으며 추위도 많이 탄다고 했다.

이 학생도 앞의 사례처럼 영구치가 아직 나지 않았다고 했다. 그래서 그 흠을 보완해주는 '가감팔미탕'을 투여했다. 그런데 약을 먹으면서 살이 트던 것이 먼저 없어졌다고 한다. 다음으로 백반증이 더 이상 퍼지지 않고 시간이 지날수록 점점 좋아져 매우 만족할 정도로 치료되었다.

잇몸 질환과 소변 실수가 함께 치료된 여학생

15세의 여학생이 내원했다. 166센티미터에 52킬로그램으로 겉으로 보기에는 튼튼해 보였다. 그런데 잇몸에서 고름이 나와 치과에 다니는데 치료가 잘 되지 않고 자꾸 재발한다는 것이다. 생긴 모습을 보니 눈 밑에 다크서클이 심하고 치아가 고르지 않았다. 여학생은 얼굴에 여드름이 심해서 고민이라고도 했다. 그런데 상담을 해보니, 그보다 큰 문제가 있었다. 아직도 밤에 소변 실수를 한다는 것이다.

현대의학의 관점에서 소변 문제는 비뇨기과 질환이고 잇몸은 치과 질환, 여드름은 피부과 질환이다. 하지만 한의학적으로 치료할 때는 한 가지 처방으로 동시 치료가 가능하다. 이것이 한의학의 장점이자 신비함이다.

소변은 양기의 운행을 의미한다. 그러므로 소변에 이상이 있으면 이것을 우선적으로 치료해야 한다는 원칙이 있다. 그래서 '가미육미지황탕'을 꾸준히 투여했다. 열 제 이상 투여한 것으로 기억한다. 여학생은 본인이 한약을 잘 먹지 못하는데 이 약은 이상하게 먹을 만하다는 것이다. 자신에게 꼭 필요한 약이기 때문일 것이다.

이렇게 소변 문제를 치료하면서 여드름도 좋아지고 잇몸도 좋아졌다고 한다. 치과 의사가 어떤 치료를 했기에 이렇게 잇몸이 좋아졌느냐고 했다는 얘기도 전해 들었다. 그러면서 이제는 밤에 소변 실수를 하지 않는다고 신기해했다. 소변과 관련된 '음정마비약'을 투여하였는데 잇몸까지 좋아진 것이다.

치아와 잇몸은 따로따로가 아니다. 신장의 원기가 부족하면 소변도 실수하고 잇몸에 고름도 생길 수 있다. 신장의 원기가 좋아져서 뿌리가 튼튼해지니 잎사귀인 여드름까지 함께 치료된 것이다.

치아가 검은 여학생의 어지럼증

16세의 한 양은 생후 4개월 때 다리가 안쪽으로 구부러지고 다리 한쪽에 힘이 없어 종합병원에서 검사를 받은 결과 근육 조직이 없다는 진단을 받았다고 한다. 그러나 성장하면서 저절로 많이 좋아져서 지금은 거의 정상적으로 활동하고 있었다. 그런데 최근에 생긴 두통과 어지럼증 때문에 내원했다고 했다.

환자가 얘기하는 모습을 유심히 보니 보통 사람들보다 치아가 검은 것이 눈에 띄었다. 또 얼굴이 잘 붉어지는 체질이기도 했다. 몸에 비해 머리가 큰 편이었고 얼굴에 여드름 같은 것도 많이 나 있었다. 아무래도 신수기가 부족한 듯싶어 평소에 허리가 불편하지 않느냐고 물었다.

예상대로 학생은 자고 일어나면 허리가 뻐근하고 피곤하면 입 냄새가 나기도 한다고 대답했다. 가끔 어지럽고 변비가 있지 않느냐는 질문에 '그런 걸 어떻게 알았느냐'고 눈을 동그랗게 떴다.

한 양의 경우는 신장 기능 저하로 신수기가 부족해지면서 생긴 병증이었다. 치아가 검다는 것은 곧 신장이 좋지 않다는 것이므로 뼈가 약할 수밖에 없다. 또한 신은 수水를 조절하기 때문에 신수가 부족하면 대변도 시원치 않고, 화가 위로 올라가서 얼굴이 붉게 달아오른다. 이 학생에게 뼈를 튼튼하게 해주는 '육미지황환'을 처방하여 큰 효과를 보았다.

만성 치통으로 고생하던 70대 여성

노년에는 신체 기능이 허약한 상태이므로 통증이 잘 가라앉질 않는다. 특히 치통은 치료하기가 어렵다. 얼마 전 고등학교 동창에게 연락이 왔다. 칠순이 되신 어머니께서 치통으로 고생하고 계신데 치과를 다녀도 잘 낫지를 않는다는 얘기였다.

얼마 후 친구가 어머니를 모시고 내원했다. 치과에서 신경을 죽이는 치료까지 받았는데 그때만 조금 덜할 뿐 통증이 통 가라앉질 않는다고 호소했다. 환자는 치통뿐만 아니라 오래 전부터 허리 통증으로 고생하고 있다고 했다.

치통의 경우 한의학에서는 '팔미환', '독활산', '사위탕', '청위산', '옥지환' 등을 처방한다. 그런데 친구 어머니는 뼈가 약해져서 오는 통증으로 판단되었다. 즉 신원腎元이 허해져서 치통이 온 것이다. 신장을 보해주는 '팔미환'을 한 제 지어드렸다.

그러고 나서 한동안 잊고 있었는데 친구로부터 고맙다는 전화가 왔다. 요즘 어머니께서 아프다는 말씀이 없이 진지도 잘 드시고 허리도 좋아졌다며, 저녁을 사겠다는 연락이었다. 이렇듯 모든 통증에는 원인이 있기 마련이다. 노인들의 고질적인 치통도 근본 원인을 알아내 치료하면 어렵지 않게 나을 수 있다.

08

근육은 '근'과 '육'으로
나눠서 봐야 한다

흔히 근육이 아프다 또는 근육이 땅긴다고 한다.

대부분 '근筋'과 '육肉'을 하나로 생각하지만 한의학에서는 근과 육을 달리 본다. 근은 힘줄이요 육은 말 그대로 살을 뜻한다. 무릎을 구부렸다 폈다 하지 못한다거나 '쥐가 났다'고 하여 경련이 일어나는 것은 근(힘줄)의 작용이 좋지 못해서이다. 반면 살이 찌고 마른 것은 육(살)의 문제이다.

힘줄과 살의 구분은 다이어트를 할 때도 매우 중요하다. 좋은 다이어트란 전체적으로 살이 빠져 몸매가 날씬해지면서 동시에 건강을 유지하는 것이다. 그런데 날씬해지고 싶다는 욕심에만 눈이 어두워

무조건 굶는다거나 지나칠 정도로 운동을 하면 살은 약간 빠질지 모르지만 힘줄이 상하고 만다. 무릎을 비롯해 관절들이 아프고 땅기며 경련이 일어날 수도 있다. 손발을 잘 놀리지 못하면서 걷는 것조차 불편해지기도 한다.

한의학에서 근과 육을 나누어 보는 것은 각자 주관하는 장기가 다르기 때문이다. 근을 주관하여 몸의 힘줄을 만드는 곳은 간이며, 살을 주관하는 곳은 비위다. 따라서 간이 병들면 힘줄이 경련을 일으키거나 아프고, 비위에 나쁜 기운이 들면 살에 병이 나서 고통받는다.

그렇다면 먼저 간과 힘줄의 관계부터 알아보자.

힘줄이 땅기면서 불편한 것은 간기肝氣에 열이 있어서인데, 이때는 담즙이 나오므로 입맛이 아주 쓰다. 이런 증상은 주로 생각은 많지만 일이 뜻대로 되지 않아 고심하는 사람이나 성생활을 지나치게 하는 사람에게 나타난다. 그리고 흔히 '쥐가 났다'고 말하는 증상은 힘줄에 혈액이나 진액이 부족해 경련이 일어나는 것이고, 바로 이 혈액을 저장하고 공급하는 장기가 간이다. 힘줄과 살이 푸들거리는 현상 역시 혈이 부족하여 힘줄에 영양을 제대로 공급하지 못해 생긴다.

간혹 힘줄에 경련이 일어나 정신을 잃고 쓰러지는 경우도 있다. 보통 사람들로선 무척이나 놀랍고 무서운 증상이 아닐 수 없다. 하지만 화열火熱을 없애는 약만 쓰면 금방 낫는 병이다. 이는 열이 너무 지나쳐서 풍이 온 것으로, 풍風과 화火가 서로 억눌러서 정신을 잃게 만들었기 때문이다.

힘줄과 달리 살은 비위에 속한다. 그래서 비장이 허하면 살이 빠진다. 비장은 위에서 받아들인 음식물을 소화, 흡수해 인체 곳곳으로 운반하는 기능을 담당하는데, 이 기능이 원활치 못하므로 당연히 살이 빠지는 것이다.

하지만 몸이 말랐다고 해서 반드시 병이 있는 것은 아니다. 그것이 체질인 사람도 있다. 이렇게 뼈만 있고 살이 없는 체질을 한의학에서는 혈허유화형血虛有火形이나 음허형陰虛形, 또는 담체膽體라고 한다. 오히려 선천적으로 마른 체질들이 비위도 튼튼하고 강단이 있어서 평소엔 잘 아프지 않는다. 그러나 한 번 병이 들어 아프기 시작하면 큰 병이 오기 쉬우므로 조심해야 한다.

이와 반대로 살찐 사람이 갑자기 여위면서 입맛이 떨어지는 것은 병이다. 병을 앓고 난 뒤에 몸이 몹시 수척해지는 것도 조심해야 한다. 특히 뚱뚱한 체질들은 비위의 기능을 손상시키지 않도록 올바른 식습관을 가져야 한다.

뚱뚱한 체질은 기허습담형氣虛濕痰形 또는 양허형陽虛形이라 해서 양기가 허하고 습기에 잘 상하는 특징이 있다. 체질상 잠이 많아 낮에도 꾸벅꾸벅 졸고, 관절염이나 담음증 등에 시달리는 경우가 많다. 위무력증도 있어서 평소 과식하지 않으면 괜찮지만 자기 양보다 조금 더 먹었다 싶으면 금방 거북해지고 소화가 안 된다.

따라서 아침은 많이, 저녁은 적게 먹는 조반석죽의 원칙을 반드시 지켜야 하며, 식후에 곧바로 드러눕거나 일을 해서는 안 된다. 식사 후에 200~300보 정도 걷는 것도 비위의 기능을 도와주는 좋은 방법이다. 날것, 찬 것은 되도록 피하도록 한다.

만약 이를 장기간 지키지 않으면 식적食積(먹은 것이 소화되지 않아 생기는 적)으로 인한 여러 가지 증상들이 발생한다. 식적 복통, 식적 설사, 식적 요통 등이 그것이다. 또한 식궐증이라 해서 간질 비슷하게 별안간 쓰러지기도 한다.

두드러기와 쥐나는 증상이 함께 사라지다

59세 남성이 피부 가려움증으로 내원하였다. 1년 전부터 밤만 되면 엉덩이 쪽으로 가려움증이 생기는데, 긁다 보면 두드러기 같은 것이 툭툭 불거져 나온다고 했다. 한약도 먹어봤지만 별 효과가 없었고, 지금은 증상이 심해져서 스치기만 해도 두드러기가 난다는 것이다.

그 외 다른 증상으로는 6년간 당뇨 약을 복용 중이고, 가끔 신물이 오르고 신트림 나는 증상이 있으며, 밤에 자다가 발과 허벅지에 쥐가 자주 난다고 했다. 건강검진에서 간이 좋지 않다는 얘기를 들었고 대변도 일정치가 않아 하루에 4~5회 가는 날도 있다고 했다. 허리도 좋지 않고, 소화도 잘 안 되고 소변도 일정치 않은 등 여러 가지 증상을 호소했다.

그런데 진맥을 하다가 오른쪽 새끼손가락이 구부러져 있고 손톱이 전체적으로 얇은 것을 보았다. 얼굴과 목이 붉었고 눈썹은 진한 편이었다. 양쪽 귀가 짝짝이고 이마가 검은 것도 눈에 띄었다.

처방은 '사물탕 가미방'을 썼다. 한 제를 쓰고 피부가 많이 좋아져서 한 제를 더 처방했다. 이후 다시 내원했을 때는 증상이 거의 사라졌고 오줌소태도 좋아졌다고 했다. 입안이 허는 증상과 쥐가 나는 증상도 아주 좋아졌다고 덧붙였다.

오른쪽 새끼손가락이 구부러졌다는 것은 심장이 좋지 않거나 화가 있다는 얘기다. 얼굴과 목이 붉은 것도 마찬가지다. 처방할 때 심장에 대한 약재가 들어가면 좋은 효과를 볼 수 있다는 의미다. 또한 손톱이 전체적으로 얇고 약해져 있다는 것, 밤에 두드러기가 심해진다는 것은 보혈이 필요하다는 의미다. 오줌소태도 결국 음혈 부족으로 나타나는 증상 중 하나이기 때문에, 사물탕에 화를 다스리는 약재를 가미하여 좋은 효과를 본 사례다.

근무력증으로 팔에 힘이 빠지는 증상

팔에 힘이 빠지는 증상으로 내원한 66세 여자 환자의 얘기다. 얼마 전 잠을 자다가 갑자기 팔에 힘이 빠지는 증상이 처음 나타났고, 10일 후에 다시 증상이 나타났다고 했다. 그 이후로 자주 증상이 나타났고, 어느 날부터는 하루 종일 팔에 힘이 빠져서 병원에 갔더니 근무력증이라는 진단을 받았다는 것이다.

그런데 이상한 것은 꼭 하루 이틀 앓고 나면 꾀병처럼 괜찮아진다고 것이다. 그 외에도 열이 갱년기처럼 오르내리면서 땀이 나고, 밤에 자다가 땀을 흘리는 증상도 있다고 했다.

생긴 모습을 보니 얼굴이 붉고 코가 길고 강하게 생겼다. 뼈대가 굵고 두상도 컸다. 얼굴이 붉다는 것은 화가 오르고 있다는 것이고, 뼈대가 굵고 두상이 크다는 것은 음허 증상일 수 있다는 뜻이다. 밤에 땀을 흘리고 열이 오르내리는 증상은 음허가 극에 달했을 때 나타난다. 따라서 이 환자의 근무력증은 조열로 인해 생긴 것으로 판단하고 '인삼양영탕'에 지모와 황백을 투여했다. 약을 먹은 후 조열 증상이 없어지니 팔의 힘이 많이 좋아졌다고 한다.

10년간 고생한 종아리 근육의 극심한 통증

다리에 과도하게 땀이 나고, 손을 댈 수 없을 정도로 근육이 아파 살아갈 의욕이 없을 정도라는 남성 환자가 내원했다. 유명하다는 곳 두 군데에서 온갖 검사를 해봤으나 원인을 알 수 없고 치료도 되지 않아 답답한 마음에 한의원을 찾았다고 했다. 특히 지난해부터는 허리와 종아리 근육의 통증이 심해 견디기 힘들다는 것이다.

이 환자는 하체에 땀이 나는데 의자에 앉으면 허벅지에서 땀이 나기 시작해 옷이 흥건히 젖을 정도가 된 지는 10년쯤 되었다고 한다. 그런데 3년 전부터는 이 증상이 더 심해져 일상생활이 불편할 정도라고 했다.

게다가 소화도 안 돼 늘 더부룩하고 입이 마르며 잠도 잘 자지 못한다고 호소했다. 소변도 시원하지 않고 피부를 긁으면 벌겋게 올라오는 증상도 심하다고 했다. 성생활에 대해 물어보니, 과거에는 성생활을 즐겨 하였으나 요즘에는 발기도 잘 되지 않고 성욕이 약해졌다고 답했다.

이분은 작은 체구에 머리숱이 거의 없고, 이마의 주름과 팔자주름이 깊게 파인 모습이었다. 형상의학에서는 이렇게 키가 작으면서 마른 사람은 지기地氣가 성하여 성생활을 즐기는 경향이 있다고 본다. 또한 법령이 뚜렷한 사람은 간과 신이 허한 것으로 본다. 한의서에도 '성생활로 신을 상하면 정혈이 부족하여 근을 기르지 못하고, 음허로 끊임없이 아프며 제대로 거동할 수 없다'라고 되어 있다.

종합적으로 보아 환자의 요각통(다리가 아픈 것)은 과도한 성생활로 인한 신허 요통이라 판단하고 '가미안신원'이라는 처방을 체질에 맞게 가감하여 투여했다. 한 달 분량을 복용한 후 내원한 환자는 하체에 땀이 나던 것이 60프로 정도 줄고 종아리 근육 통증도 70프로 이상 호전되었다고 했다. 발기가 안 되던 것도 반은

회복되고 몸이 가벼워졌다는 것이다.

그래서 동일한 처방으로 한 제를 더 투약했다. 땀과 다리의 통증이 더욱 호전되고 피부를 긁으면 벌겋게 올라오는 증상도 거의 없어졌다며, 이제는 살고 싶은 의욕이 생긴다는 반가운 소리를 들을 수 있었다.

이처럼 생긴 대로 병이 온다는 차원에서 병의 원인을 찾아 제거해주면, 인체의 회복력이 극대화되어 통증과 불편한 증상들이 사라진다. 통증이 있다고 해서 진통제를 쓰면 원인은 그대로 있으므로 병은 깊어지고 약을 끊으면 다시 재발하게 된다. 이 사례의 환자는 병의 원인이 무리한 성생활이었다. 약을 먹고 회복이 되었더라도 일상생활에 문제가 있으면 병은 재발하게 된다는 점을 명심해야 한다.

다리를 구부렸다 펴지 못하는 50대 여성

51세의 박 씨가 아들의 부축을 받으며 진료실로 들어섰다. 방금 병원에 들러 검사 결과를 보고 오는 길인데 검사상으로는 아무 이상도 없다는 것이다. 하지만 걷는 모양새나 의자에 앉을 때 몹시 힘에 부쳐 하는 것을 보니 아무래도 병이 깊은 듯했다.

"이렇게 된 지는 두 주쯤 됐어요. 등산 갔다 와서 바로 김장을 했는데 그때부터 갑자기 다리가 아프기 시작한 거예요. 오금을 못 펼 정도로요."

박 씨에게 다리의 어느 부위가 많이 아프냐고 묻자 주로 뒤쪽하고 양 측면이라고 했다. 다리를 구부릴 때보다는 펼 때가 더 아프다고 했다. 박 씨는 뼈가 굵은 사람이므로 원래 뼈 쪽으로 병이 오게 되어 있다. 그런데 다행히 뼛속까지는 병이 들지 않은 모양이었다. 왜냐하면 구부렸다 펴지 못하는 건 근육에 병이 든 것이고, 폈다가 구부리지 못하는 건 뼈에 문제가 있는 것이기 때문이다. 박 씨는 구부렸다 펴는 것이 더 힘들다고 했으니 뼈의 병이 아니라 근육의 병이다.

얼굴을 보니 광대뼈 부위가 불그스름했다. 언제부터 그랬냐고 하니 5년 전쯤에 폐경이 왔는데 그때부터 생긴 것 같다는 대답이 돌아왔다. 폐경 후 광대뼈 부위가 붉어지는 것은 대개 조열 증상이라 그에 대해 물어보았다.

"얼굴에 열이 훅 났다 식었다 하지 않습니까?"

그런데 예상과는 달리 아니라는 대답이 돌아왔다. 맥이 간에 떨어지는 것으로 보아 분명 조열 증상이 있을 터였다. 그런데도 증상이 없다는 것은 뭐든 약을 먹고 있다는 의미였다. 아니나 다를까 3년 전부터 호르몬제를 처방받아 먹고 있다고 했다.

박 씨는 나이에 비해 너무 일찍 폐경을 맞았다. 다시 말해 다른 사람보다 노화가 빨리 왔다는 뜻이며, 이로 인해 조열潮熱 증상이 생겨 광대뼈 부위가 불그스름하게 변했던 것이다. 조열은 피를 말리는 것이므로 매우 좋지 않은 증상이다. 그런데 피를 저장해두는 간은 근육을 주관하므로 피가 마르면서 근육에 이상이 온 것이다.

갱년기 증상에 복용하는 호르몬제는 조열 증상이 나타나는 것을 잠시 꺼주는 기능을 할 뿐이다. 박 씨의 허로로 인한 조열 증상을 치료하기 위해 '가미 인삼영양탕'을 처방했고 불편한 증상들이 서서히 사라졌다. 원래 추위를 많이 타고 땀을 많이 흘리는 체질이었는데 그것까지 좋아졌다는 얘기를 들을 수 있었다.

아킬레스건이 끊어진 50대 남자

52세의 남자 이 씨는 눈이 푹 꺼진 모습에 눈썹이 진한 편이었다. 운동을 하다가 오른쪽 발목의 아킬레스건이 끊어져 병원에서 수술을 받았는데 깨끗하게 낫지를 않아 한의원을 찾았다고 했다. 그의 외모 중에서 가장 눈에 띈 것은 짙은 눈썹이었다. 눈썹이 진한 사람은 대체로 간이 좋지 않다. 맥도 간에 떨어졌는데, 환자 말로도 지방간 수치가 높고 간 기능이 좋지 않다는 것이다.

이 씨는 팔다리가 길고 몸매가 늘씬한 목체형인데 원래 강단이 있고 건강한 편이다. 하지만 무슨 일이든 꼼꼼하고 성실하게 처리하는 성격이라 항상 몸에 무리가 온다. 이런 이유로 온몸의 기능이 전반적으로 약해지면서 간 기능도 저하된 것이다. 간은 근육과 인대를 주관한다. 간 기능이 저하된 상태에서 운동을 했으니 아킬레스건이 끊어지게 되었으리라 짐작되었다.

허리가 아프지 않느냐고 질문했더니 여기저기 아픈 증상을 호소했다.

"전에 허리를 다친 적이 있는데 운동을 하면서 많이 나았습니다. 그런데 이게 위로 올라가는지 허리 위쪽으로는 전체가 아파요. 몇 해 전부터 등판하고 어깨가 쑤시면서 아파서 정신을 못 차릴 정도예요. 전신이 뻐근하고 눈 뿌리가 아프고 심할 땐 뭔가가 올라오는 것 같아요. 또 오래 전부터 코가 막히고 비염이 있는데 누런 농 같은 것도 흐르네요. 아무래도 축농증이 아닌가 싶어요. 이런저런 증상으로 약을 많이 먹으니까 알레르기 증상도 생겼고요."

양약을 먹었을 때 알레르기 증상이 생기는 것은 간의 해독 작용이 순조롭지 못해서이다. 그리고 누런 콧물이 흐르는 것은 병이 워낙 오래되어 뇌수가 흘러나오는 것으로 보였다.

이 환자의 경우 간 기능이 저하된 이유는 아무래도 신장 쪽의 이상으로 보였다.

한의학에서는 수생목水生木이라고 하여, 수에 해당하는 신장이 좋아야 목에 해당하는 간이 건강하다고 본다. 그런데 이 씨는 소변을 시원하게 보지 못하고 음낭 밑이 축축하다고 했으므로 신장이 좋지 않은 게 분명했다.

이럴 때 신수기를 돋워주면 간 기능이 좋아진다는 원칙하에 '신기환'을 처방했다. 더구나 오른쪽 다리의 이상은 신장이 약해서 나타난 것이므로 이 약은 더욱 효과가 좋았다. 근육이나 뼈가 부러지거나 끊어졌을 때 한방으로도 매우 좋은 효과를 볼 수 있다는 것을 알려준 사례이다.

바이올린 실기 시험을 일주일 앞두고 손가락이 부러진 고3 수험생을 한약으로 치료해 무사히 시험을 치르게 한 사례가 있다. 당시 정형외과 의사도 놀랄 정도였다. 이러한 한방의 효과가 잘못된 편견 때문에 제대로 알려지지 않는 것은 안타까운 일이 아닐 수 없다.

09

팔다리, 손발에 힘이 없다면
위험신호

　팔은 어깻죽지, 팔죽지(어깻죽지에서 팔꿈치 사이), 팔꿈치, 팔뚝, 손목까지를 말하며 다리는 넓적다리, 허벅지, 무릎, 종지뼈(슬개골), 장딴지, 정강이를 가리킨다. 인체 중에서 팔과 다리 그리고 손은 모두 양의 근본이 된다. 그래서 팔다리를 가만히 있지를 못하고 움직이려 하며 힘쓰기를 좋아하는 것이 정상이다. 만약 이와 반대로 팔다리와 손에 힘이 없으며 나른하고 자유자재로 움직이지 못한다면, 이는 곧 건강에 적신호가 켜졌다는 얘기다.

　팔다리를 쓰지 못하고 나른하면서 아픈 것은 비위脾胃의 정기가 제대로 순환하지 않기 때문이다. 비와 위는 막을 사이에 두고 서로 접해 있으면서 진액을 돌리는 기능을 한다. 이것이 제대로 되지 않으면 팔다리가 영양분의 기를 받지 못해 힘줄과 뼈와 살에 기운이 빠지게 된다. 흔히 임상에서 환자를 치료하다 보면 팔과 다리에 부종이 올 때는 얼굴이 누렇게 되면서 소화불량 증세를 보이는 경우가 많다. 즉, 비위의 작용이 곧장 팔다리에 영향을 미치는 것이다.

특히 소화를 담당하는 비장의 역할은 아주 중요하다. 비장의 기능이 실해도, 또 허해도 팔다리에 병이 온다. 비장이 실하면(기능이 이상 상태로 항진된 것) 팔다리를 들지 못하는데, 기름진 음식을 너무 많이 먹었을 때 생긴다. 비장이 허해(기능이 이상 상태로 약한 것) 팔다리를 쓰지 못하는 것은 위胃로 진액을 돌리지 못하기 때문이다. 이때는 '십전대보탕' 등으로 정기를 보해주어야 한다.

이렇듯 팔다리와 비장의 관계는 소화 작용이라는 연결 고리를 중심으로 밀접하게 이어진다. 비장이 건강해야 음식물을 잘 소화시켜 팔다리가 튼튼해지고, 동시에 팔다리를 자주 움직여주고 운동을 해야 비장의 소화 기능 역시 좋아진다. 선천적으로 비장이 튼튼하다고 해도 매일 음식만 먹고 팔다리를 움직이지 않은 채 누워 있다면 음식물이 제대로 소화될 리 없다. 식후에 잠깐이라도 산책을 하면서 팔다리를 움직여주라는 얘기가 바로 이 때문이다.

한의학에서 팔다리는 성체成體의 근본이라 했다. 이 말은 팔다리를 잘 움직여 소화 작용을 원활히 하면 음식물로부터 충분한 기를 받아들여 건강한 몸體을 이룰成 수 있다는 것이다. 그래서 음식은 팔다리가 편안히 쉬어야 하는 저녁이나 밤에는 먹지 않는 게 좋고, 본격적으로 활동하기 시작할 무렵인 아침에 많이 먹어야 한다.

또 아침에 먹을 때도 잠자리에서 금방 눈을 뜬 직후에 먹는 것이 아니라, 조금 일찍 일어나 여유를 가진 다음에 식사를 하는 것이 좋다. 가벼운 아침 체조 후에 밥을 먹으면 꿀맛처럼 단 것도 팔다리를 움직임으로써 비장의 소화 작용이 원활해져서 그렇다.

팔다리 병은 주로 비위와 관련해서 오지만 담음이나 신경성, 기혈 순환 장애, 과음, 풍한습에 의해서도 올 수 있다. 담음이 원인이라면 팔다리와 가슴, 잔등, 허리, 엉덩이 등으로 은근하면서도 참기 어려운 통증이 느껴지면서 힘줄과 뼈까지 땅긴다. 이것은 담이 중완에 막혀서 비기脾氣가 잘 돌지 못하기 때문이다. 술을 너무 많이 먹는 사람도 팔이 아픈 경우가 많은데 이때는 목덜미까지 부어오른다.

팔다리만이 아니라 손바닥을 통해서도 위의 상태를 알 수 있다. 손등보다 손바닥이 유난히 뜨겁고 열이 나면 위가 좋지 않다는 얘기다. 따라서 손바닥이 뜨거운 사람은 특별히 식습관에 주의해야 하고, 위의 기능을 잘 다스려야 한다. 또한 감기에 걸렸을 때 손바닥이 뜨거운 것은 나쁜 기운이 속까지 들어갔다는 뜻이므로 반드시 전문적인 진찰을 받아야 한다. 손바닥보다 손등이 더 뜨거운 건 나쁜 기운이 아직 몸속까지는 들어가지 않은 것이므로 함부로 해열제를 쓰거나 독한 약을 복용하지 않는 것이 좋다.

손가락 발가락과 손톱 발톱

손가락이나 발가락의 이상으로 오장육부에 깃든 병의 원인을 찾아 내기도 한다. 예를 들어 사고로 손가락이나 발가락이 절단되었거나 선천적으로 손가락 발가락이 이상하게 생긴 경우가 모두 포함된다. 각 손가락 발가락의 이상은 인체 장기의 이상과 연결되므로 진단에 도움이 된다.

오른손 엄지는 폐의 원기와 관련되어 있고 검지는 대장의 기 부족 과 관련되어 있다. 중지는 기 부족과 배의 냉함과 연관된다. 약지는 삼초기허에 해당되는데 푸석푸석 몸이 붓고 으슬으슬하거나 소화 장 애가 나타나기도 한다. 오른손 새끼손가락은 심장기허인데 화성을 띤 사람들이 이상 증세를 보이는 경향이 있다.

왼손 엄지는 호흡기와 깊이 연결되어 있는데 우울증, 어깨 통증, 알레르기성 비염, 천식, 만성 기침 등일 경우 이상을 보이는 경우가 많다. 왼손 검지는 음허 빈혈과 연관이 있으며 방광과 관련된 병도 나타나게 된다. 왼손 중지는 음허 빈혈이면서 정신 질환과 연관되고 왼손 약지는 음허 빈혈이면서 신장과 연관되어 요통, 어지러움, 불안 장애, 변비, 구취, 만성 소화불량 등이 나타난다. 왼손 새끼손가락은 심장 빈혈과 연관되는데 얼굴이 붉어지며 걱정 근심이 많고 자기를 스스로 볶는 사람들에게 많이 나타난다.

발가락으로도 몸의 상태를 알아볼 수 있다. 왼발 엄지가 이상하다 면 간장과 비장이 울한 경우가 많다. 왼발 검지, 중지는 양명형들의 혈허 증상으로 앞머리가 아프거나 소화 장애가 나타나거나 피곤함이 나타나기 쉽다. 왼발 약지는 담경혈허로 몸의 측면이 아프거나 이명이 있다. 왼발 새끼발가락은 족태양방광혈 허증이 잘 난타난다.

오른발 엄지는 족태음비경과 족궐음간경 기허증이 나타난다. 오른발 검지, 중지는 양명경위허증이다. 오른발 약지는 소양경 과담경의 양허이며, 새끼발가락은 족태양방광과 간경양허증이다. 손가락 발가락은 눈여겨보지 않는 경우가 많지만 앞에서 말한 한의학 이론이 대단한 효과를 발휘하는 경우가 있다.

손톱 역시 지나쳐서는 안 된다. 손톱은 한마디로 간담의 영화榮華를 누리는 곳이다. 간담이 허하면 손톱이 얇고 윤기가 없으며 잘 부러진다. 이런 손톱을 가진 사람은 무서움을 잘 타고 목에서 가래가 끓으며 편도가 붓는 특징이 있다. 이는 모두 간담이 허해서 오는 증상이므로 적절한 처방이 필요하다.

왼손 엄지 이상과 30년간의 기침

기침으로 고생하는 사람들이 많다. 심지어는 원인 치료가 안 되어 증상만을 가라앉히는 치료를 30년 동안 한 사람도 있다. 한의학적으로 기침의 원인을 찾을 때는 기침의 양상이 중요하다. 그에 따라 원인과 치료법이 다르기 때문이다.

우선 기침을 하는 시간이 중요하다. 하루 종일 심한가, 새벽 2~3시에 심한가, 오후에 심한가? 또 기침의 양상에 따라 원인을 나누기도 한다. 가래 끓는 기침이냐, 마른기침이냐, 컹컹 울리는 기침이냐, 기침이 나면 바로 눕지를 못하는 기침이냐?

생긴 모습에 따른 체질로 구별하기도 한다. 두상이 큰 여성인지 남성인지, 피부가 검은지 흰지, 얼굴이 각이 진 사람의 기침인지 양명형의 기침인지, 광대뼈가 붉은 사람의 기침인지 등등, 이렇게 기침의 원인을 파악하고 각각에 맞는 치료법을 써야 한다.

유명하다는 곳에서도 포기해 30년 동안이나 기침으로 고생한 환자가 내원했다. 새벽 2~3시경에 기침을 심하게 하는데 원인도 모르고 치료 방법도 모른다는 것이다. 그런데 한약 복용 후에 기적처럼 기침이 멈췄다. 그래서 다 치료된 줄 알았는데 한약을 며칠 먹지 않으니 다시 기침이 시작되었다고 한다.

환자가 처음 내원했을 때 다섯 제 정도는 먹어야 할 것이라고 얘기했던 기억이 난다. 그런데 두 제를 복용하고 기침이 멈추니 약을 먹지 않았던 것이다. 30년이나 된 기침이 그렇게 빨리 치료될 것이라고 생각한 것이 무리였다.

이 환자의 특징은 새벽 기침인데 이는 식적에 의한 기침으로 봐야 한다. 환자를 진맥하면서 왼손 엄지(제1지)가 이상하게 생긴 것을 발견했다. 이런 흠이 기침의 원인을 찾는 큰 단서가 될 수 있다. 환자에게 '가미사백산'을 처방했는데 새벽에 기침하는 경우에 쓰는 명처방이다. 환자의 흠을 보완해주는 처방을 하니 30년 된 새벽 기침이 사라진 것이다.

Case 02

왼발 가운데 발가락과 10년 된 두통

손가락, 발가락 이상은 전신 건강과 매우 밀접한 관계에 있다. 원인도 모르는 오래된 병이나 증상이 손가락, 발가락 이상을 보고 그에 해당하는 경락의 흐름을 잘 통하게 하는 한약을 투여하면서 전신 건강이 좋아져 치료되는 경우를 자주 본다.

오른손 엄지가 아프거나 절단되었거나 손톱에 이상이 있거나 사마귀가 났다면, 오른손 엄지를 지나가는 경락에 이상이 있는 것이다. 그러면 전신에 불편한 증상이 나타나게 된다. 이 경락의 흐름을 원활하게 해주는 한약을 투여하지 않으면 손가락 발가락 통증은 해결되지 않는다.

32세의 남자가 심한 두통으로 내원했다. 머리가 깨질 듯 아픈 것이 10년이나 되었다고 한다. 심할 때는 눈까지 찌르는 듯 아프다고 호소했다. 그런데 상담을 하다가 환자가 봉와직염 약을 복용 중이란 사실을 알게 되었다. 얼마 전 왼발 가운데 발가락(3지)이 부어서 걸을 때마다 아프기에 병원에 갔는데 봉와직염을 진단받았다고 했다.

그 외에도 20분만 걸어도 왼쪽 종아리가 아파서 절뚝거리고 항상 뭉쳐 있으며,

소화가 안 되어 체한 듯 더부룩하다고도 했다. 잇몸에서 피가 나고 치열 증상도 있다고 하였다.

생긴 모습을 보니 콧구멍이 드러나고 눈꼬리가 들리고 눈 밑에 담음 형상이 있었다. 하지만 이런 경우라면 얼굴 모습보다는 가운데 발가락을 보고 해당 경락을 치료하는 관점에서 약을 투여할 수 있다. 왼발 제3지 이상을 치료하는 '가미승갈탕'을 투여하니 발가락이 부어서 아픈 것이 치료되었을 뿐 아니라 10년 된 두통이 없어졌다. 환자는 왼쪽 종아리의 뭉침 증상도 없어졌고 봉와직염 약을 안 먹게 되었다며 매우 만족해했다.

Case 03

손가락 이상을 보고 엉덩이 통증을 치료하다

허리를 구부리면 엉덩이가 아프다는 50대 여성이 내원했다. 환자에게 '가미지황탕'을 투약했더니 엉덩이 통증뿐 아니라 허리 통증, 만성 피로가 좋아지면서 안색까지 좋아졌다. 이 환자에게 '가미지황탕'을 처방한 것은 다름 아닌 손가락 때문이었다. 진맥을 하려고 손을 보는데 왼손 약지(제4지)에 이상이 있었다. 또 여성치고는 뼈가 매우 굵은 체형이었기에 가미지황탕이 잘 맞았던 것이다.

한의학에서 수족은 성체의 근본이라는 이론이 있다. 수족에 어떤 증상들이 나났을 때 그것을 우선으로 치료해주면 인체가 활성화되어서 다른 불편한 증상들이 없어진다는 것이다. 거꾸로 이야기하면 인체의 오장육부뿐만 아니라 건강 상태가 나빠지면 손가락이나 발가락에 이상 현상이 나타날 수 있다.

예를 들어 보자. 손톱이나 발톱에 이상한 현상이 나타나거나, 손톱 또는 발톱의 하나가 특징적으로 우그러지거나, 손톱 발톱 중 어느 하나가 갈라지는 경우가 있다. 손가락 발가락 한 개가 아프거나 저리기도 한다. 이럴 때는 왜 하필 그 손가락에 문제가 생겼을까 의문을 가져야 한다. 결국 그곳에 해당하는 경락에 이상이 있다고 받아들여야 한다.

이 환자의 경우, 왼손 약지 손톱에 이상이 있는 것을 보고 '가미지황탕'을 투여하였던 것이다. 여기서 중요한 사실은 뼈가 굵은 사람들이 보통 왼손 약지에 이상이 많이 나타난다. 체질이라고도 할 수 있을 것이다. 만약 이 환자가 왼손 검지에 이상이 있었다면 다른 처방을 구상했을 것이다. 참으로 인체라는 것은 알면 알수록 신비하다.

∞∞∞∞∞∞∞∞∞∞∞∞∞∞∞∞∞∞∞ Case 04 ∞∞∞∞∞∞∞∞∞∞∞∞∞∞∞∞∞∞∞

무릎 시림으로 고생하던 30대 여성

인체를 상체와 하체로 나눌 때, 상체는 기에 속하고 하체는 혈분에 속하는 것으로 본다. 그래서 혈이 부족하거나 운행이 안 되면 하체가 약해지는데, 그 허해진 틈을 타서 풍사, 한사, 습사가 침입하게 된다. 더군다나 하체가 굵거나 살이 잘 찌는 사람들은 하체의 표면적이 넓기 때문에 온갖 안 좋은 기운이 들어오기 쉽다.

풍사가 들어오면 가렵거나 통증이 생기고, 한사가 침입하면 시리거나 차고, 습사가 들어오면 무거운 증상이 생긴다. 얼굴로 보면 하체는 하관 부위에 속하므로, 주로 하관이 넓은 사람들에게 이런 증상이 생기기 쉽다. 이때는 풍한습의 사기를 흩어주면서 혈분을 보강해주는 처방을 쓰면, 증상을 없애고 재발을 방지할 수 있다.

여성의 경우, 아래로 냉기가 들면 자궁이 약해지기 쉽다. 생리전증후군이나 자궁 근종이 잘 생기게 되는데, 치료를 잘 하면 이런 증상들이 함께 사라진다. 이와 관련한 치료 사례가 많은데 그중 한 가지를 소개해보겠다.

30대 여성이 무릎이 시리고 자주 붓는다는 증상으로 내원했다. 역시나 턱이 넓은 형에 하관이 발달한 모습이었다. 상담을 해보니 하체에 살이 찌는 게 고민이라고 했다. 다른 증상으로는 변비와 자궁근종이 있고, 생리 전 요통이 심하다고 한다.

형상과 맥, 증상을 종합해 보니 풍한습의 사기에 상한 것으로 판단되어 '가미오적산'을 투여했고 두 달 정도 치료하니 변비와 요통, 다리 시림, 다리 부기가 모두 좋아졌다. 특히 하체 비만으로 스트레스를 받았는데 하체 순환이 원활해지면서 부기가 빠지니 하체가 슬림해졌다며 매우 기뻐했던 기억이 난다.

이렇게 몸이 냉한 분들은 찬 음식, 냉기가 나오는 장소를 조심해야 한다. 몸에 좋다고 물을 많이 먹는 분들도 있는데 이것도 좋지 않다. 또한 과일, 샐러드 등도 찬 음식에 속하므로 적게 먹는 것이 좋다.

위 절제 수술 후 장딴지 경련

5년 전 대학병원에서 위 절제 수술을 받은 후, 소화도 잘 안 되고 이상하게 장딴지에 쥐가 심하게 나서 괴롭다는 대학 교수 이 씨가 내원했다. 수술 후 여러 증세로 시달리면서 한약도 많이 썼지만 별 효과가 없었다고 한다. 먼저 왜 수술을 받았는지를 물어보았다.

"수술하기 전에 가끔 술을 먹으면 새벽 두어 시부터 계속 물만 토하는 증세가 지속되었어요. 그러다 얼마 후에 외국에 나갔는데 거기서 심한 감기로 엄청 고생을 했어요. 그 후로 참지 못할 정도로 변을 보고 싶을 때가 자주 생기곤 했어요. 아무래도 이상하다 싶어 병원에서 검사를 받으니 위에 상처가 많이 나서 수술해야 한다고 하더군요."

이 씨의 맥을 보니 대장에 떨어졌다. 맥이 대장에 떨어진다는 것은 선천적으로 대장이 좋지 않다는 뜻이다. 결국 이 씨는 위보다 대장 쪽이 문제라 할 수 있다. 대장이 정상적으로 흡수하는 기능을 못 하니 그 위에 있는 위장이 함께 고장 난 것이다. 변을 참지 못할 정도로 급한 것도 대장이 나빠서 일어난 현상이다.

이 씨는 수술 후 몸이 예전 같지 않다며 걱정이었다. 한의학의 관점에서 볼 때 당연한 현상이다. 위는 팔다리를 주관하는 장기이므로 위의 상태가 좋지 않으면 팔다리, 어깨, 무릎 등이 아플 수밖에 없다. 장딴지에 쥐가 나는 경우도 많다. 이렇게 온몸이 아프니 사지에 기운이 빠지면서 피곤하고 만사가 귀찮을 수밖에 없다.

"다른 곳에서 약을 많이 썼지만 효과가 없었다고 하셨죠? 그건 아마도 위에 바로 작용하는 약을 써서 그런 것 같습니다. 선생님처럼 위가 좋지 않은 경우엔 곧바로 위에 작용하는 약을 쓰면 효과를 볼 수 없지요. 그보다는 약이 심폐에서 작용하여 간접적으로 위에 가도록 도와주어야 합니다."

나는 이 씨의 걱정을 덜어주기 위해 이렇게 말했다. 이 씨는 걱정이 이만저만이 아니었다. 병원에서 '다른 사람에 비해 위가 자라지 않는다'는 얘기를 들은 데다 요즘은 감기도 자주 앓는다는 것이다. 이 역시 당연한 현상이다.

오행상 토생금土生金이라 하여, 토에 해당하는 비위가 건강해야 금에 해당하는 폐가 좋아지는 법이다. 이 씨처럼 비위가 약한 사람은 토생금의 작용이 원활하지 못하므로 감기에 자주 걸린다. 나는 몇 년 전 이 씨와 같이 위 절제 수술을 받은 치과의사 한 분이 수술 후 피부가 가려워 손을 댈 수 없을 만큼 예후가 좋지 않았는데도 약을 써서 회복되었다는 얘기를 들려주며 안심시켰다.

"가루약으로 조제해 드릴 텐데 한 달 정도 드시면 많이 호전될 거예요. 그런데 주의해야 할 점이 있습니다. 위와 장의 병은 특히 회복기에 신경을 많이 써야 완치될 수 있어요. 조금 나았다 싶으면 음식을 조심하지 않게 되어 꼭 고생하곤 합니다. 그러니 제가 말씀드리는 것을 꼭 지켜야 합니다."

나는 이 씨에게 몇 가지를 당부했다.

첫째, 아침은 많이 먹고 저녁은 조금 먹을 것.

둘째, 식사 후에는 반드시 200보 내지 300보를 천천히 걸을 것.

셋째, 음식을 급하게 먹지 말 것.

넷째, 식사를 할 때는 좋아하는 음악을 틀어놓을 것.

그리고는 심폐에 작용하는 '가미삼령백출산'을 가루약으로 지어 복용케 했다. 깊은 병이라 치료 기간이 좀 걸리긴 했지만 좋은 효과를 볼 수 있었다.

28세 고시생의 허벅지와 장판지 통증

올해 28세인 성 씨는 한 달 전에 축구를 하다가 엉덩이 쪽을 삐끗했는데 밤에 자고 일어나니 통증이 허리로 올라오고 그것이 여태까지 계속된다고 호소했다. 허벅지와 장판지 뒤쪽, 발바닥이 마치 쥐나는 것처럼 땅긴다는 것이다. 성 씨는 배가 약간 나오고 전체적으로 퉁퉁한 편이었다.

"허리와 엉덩이가 굵은 체형이군요. 밥을 먹을 때 급하게 먹는 편이죠?"

허리 고통을 호소하던 청년은 내 질문이 좀 황당했는지 두 눈을 동그랗게 떴다. 이해를 돕기 위해 나는 『동의보감』을 펴 보이며 천천히 설명했다.

"여기 보세요. '정강이는 비위에 속한다'라고 되어 있죠? 환자분의 맥을 짚어보니 맥이 비위에 떨어졌어요. 쉽게 말해서 비위가 좋지 않다는 뜻입니다. 지금 환자분께서 겪고 있는 증상은 모두 위장과 관련되어 나타나는 겁니다. 비위가 약해 장판지도 땅기고 허벅지도 좋지 않은 거예요."

손을 만져보니 손등보다 손바닥이 뜨거웠다. 이 역시 비위의 기능이 좋지 않음을 말해준다. 사법고시를 준비 중인 성 씨는 스트레스를 많이 받아서 그런지 소화도 안 되고 트림을 많이 하며 땀도 많이 흘린다고 했다. 나는 성 씨에게 혹시 쓰러진 적은 없냐고 물어보았다. 성씨는 무슨 뜻이냐는 표정을 지었다.

"건장한 청년에게 이런 말을 하는 게 이상하게 들릴지 모르겠지만, 환자분 같은 체질은 위장이 좋지 않기 때문에 갑자기 쓰러질 수 있습니다. 한의학에서 말하는 식궐증이라는 거죠. 지금 공부 중이라니까 야참 같은 걸 많이 먹을 텐데 그렇게 저녁에 음식을 많이 먹거나 폭식을 하면 위장 기능이 아주 나빠지면서 혼절을 하는 거죠. 물론 반드시 일어나는 일은 아니지만 평소 주의하셔야 합니다."

그리고는 얼마 전에 성 씨와 똑같은 증상으로 쓰러졌던 어느 목사님의 얘기를 들려주었다. 약을 지으러 왔을 때 쓰러지는 걸 조심하라고 당부하자 반신반의하는 표정을 지었는데 그로부터 얼마 후에 정말로 쓰러지는 일이 벌어진 것이다. 성 씨는 겉보기엔 체격이 좋지만 다른 사람에 비해 체력이 떨어지는 사람이다. 체력 보충이 급선무였다. 나는 식궐증 증세를 보이는 성 씨의 체질에 맞추어 '가미육군자탕'을 처방했다. 증상이 한결 가벼워졌다며 약을 한 제 더 지어가겠다고 찾아온 성 씨의 얼굴이 밝아보였다.

Case 07

허리가 한쪽으로 휘고 펴지 못하는 남성

"저희 남편이 한 달 동안 허리를 제대로 펴지도 구부리지도 못해요. 자꾸 아프다고 하면서요. 어떻게 하면 좋을까요?"

모 방송국에 출연하면서 알게 된 박 교수로부터 다급한 전화가 걸려왔다. 얼른 환자를 데려와 보라고 하자 그날 오후에 부부가 같이 내원하였다. 환자는 올해 44세로, 눈썹이 진하고 얼굴이 통통하며 배에 살이 찐 전형적인 양명형이었으며 전체적으로 부드러운 인상이었다. 맥은 비장에 떨어지고 있었다.

곁에 있던 박 교수가 덧붙이길, 남편은 원래 남의 말을 잘 믿지 않는 성격인데 얼마 전 10년 동안 고생하던 딸의 피부병이 본원의 치료를 받고 많이 좋아진 것을 보고는 오게 되었다고 한다.

환자는 허리가 한쪽으로 휘고 잘 펴지도 못했으며, 걸음도 제대로 못 걸었다. 증상이 얼마나 심했던지 진료를 하는 몇 분 동안에도 몹시 힘들어하면서 땀을 뻘뻘 흘리고 손까지 떨었다. 병원에 가면 분명히 수술을 하자고 할 것 같아서 한 달 동안 꼼짝 않고 누워 있었다는 것이다.

환자는 밥을 먹으면 노곤해지면서 눕고 싶어지고, 늘 대변과 소변이 시원치 않다고 했다. 몸에 털이 많고 얼굴이 붉었는데 그것만으로도 이 환자에게 습열이 많음을 알 수 있었다. 이런 경우 흔하게는 '당귀점통탕'을 투여하지만, 그의 경우는 좀 달랐다. 다리를 약간 저는 것으로 보아 풍한습에 의한 허리·다리병으로 판단되었던 것이다. 그래서 몇 가지 질문을 더 해보았다.

"이 병을 앓기 전이나 앓는 동안 감기 몸살로 고생한 적이 있습니까?"

역시나 감기 몸살을 앓은 후에 허리와 다리가 아프기 시작했다는 대답이 돌아왔다. 열이 나면서 머리가 아픈 적은 없냐고 물었더니 감기에 걸렸을 때 머리가 아팠다고 한다. 게다가 관절 여기저기로 돌아다니며 통증이 올 때도 있다는 것이다. 가끔 쥐가 나기도 하고, 아랫배가 불쾌하면서 가슴이 두근거리고 숨이 차며, 햇빛을 싫어하고 속이 메슥거린다고도 했다.

이런 증상들로 미루어보건대 풍한습에서 오는 각기병으로 판단되어 '대황좌경탕'을 투여했다. 대황좌경탕은 무척 신기한 약으로, 양명형의 사람이 허리·다리가 붓거나 대소변이 시원찮을 때 복용하면 놀라운 효과를 볼 수 있다.

우선 대황좌경탕을 체질에 맞게 지어 한 제를 복용케 하였다. 치료를 받던 도중에 신기하게도 허리·다리병이 나았다며 부인으로부터 감사의 전화가 걸려왔다.

40대 주부의 손목에서 팔꿈치까지 통증

한의원을 찾는 환자들 중에는 무턱대고 침을 놓아달라는 사람이 더러 있다. 40세의 주부인 안 씨 역시 그런 경우였다. 손목이 삐끗했는데 팔꿈치까지 아프고 저리다는 것이다.

하지만 아픈 양상을 보니까 삐어서 아픈 게 아니고 신경성, 즉 화에 의해 나타난 증상이었다. 이럴 때는 약으로 치료해야지 침을 맞아봤자 아무 소용이 없다. 그래서 마치 화두를 던지듯 "이 세상에 내 뜻대로 되는 게 하나도 없지요?" 하고 물음을 던져보았다. 그랬더니 아니나 다를까 "선생님이 어떻게 제 마음을 그리 잘 아신대요?" 하는 대답이 돌아왔다.

병의 원인이 신경성이었으므로 팔뿐만 아니라 어깨까지 다 아플 것이었다. 그리고 소화불량 증세도 분명 있으리라 짐작되었다.

"신경성 소화불량이 있으시죠? 기분이 좋지 않으면 차라리 굶어 버려야지 억지로 먹으면 목에서 가슴까지 꽉 막힐 겁니다. 또 위에서 꾸르륵꾸르륵 소리가 날 때도 있고, 목에 가래가 끼고, 눈물을 잘 흘리기도 하구요."

안 씨는 감정의 기복이 큰 데다 자존심이 강해서 남이 하는 소리를 잘 못 듣는 성격인데 이것이 병의 원인이었다. 신경이 예민한 사람은 감정이 맺히면 어깨와 팔 그리고 등 같은 데가 아프기 쉽다.

한의학에 따르면 남자는 양에 속하여 기가 흩어지기 쉽고, 여자는 음에 속하여 기가 울체되기 쉽다. 여자의 경우 기병氣病에 걸리기 쉽다는 말이다. 기병이란 스트레스, 즉 화에서 비롯되는 것으로 화를 풀어주면 잘 낫는다.

이렇게 신경성 화에 의해 팔과 어깨에 심한 통증을 느끼던 안 씨에게 '백계자산'을 처방했다. 두 번째로 내원했을 때는 통증도 사라지고 맥도 현저히 좋아졌다.

손끝 발끝의 물집으로 내원한 40대 워킹맘

습濕이 인체에서 담당하는 중요한 역할 중 하나는 관절 부위를 부드럽게 하여 뼈마디를 자유롭게 움직일 수 있도록 하는 것이다. 특히 손과 발, 그중에서도 손가락과 발가락은 습에 해당된다. 따라서 습이 너무 많거나 적으면 이상 증세가 나타난다. 예를 들어 손가락과 발가락의 마디마디가 퉁퉁 부어오르거나, 손바닥과 발바닥에 무좀과 습진이 생기기도 한다. 무좀과 습진이 생길 때는 물집이 잡히면서 갈라지는 등의 증상이 뒤따른다.

이렇게 습으로 인해 병이 왔을 때는 보통 '인삼양위탕'이나 '평위산'을 처방하는데, 때로는 기氣를 보해줌으로써 간접적으로 습을 없애는 방법도 쓴다. 41세의 김 씨가 바로 그런 경우였다.

그녀는 은행에 다니면서 두 아이를 키우는 워킹맘이다. 3년 전부터 손끝과 발끝에 물집이 잡히기 시작했다는데 여름만 되면 더 심해진다는 것이다. 겨울에는 좀 덜하긴 하지만 그 대신에 피부가 갈라지고 잘 튼다고 했다. 또 목과 얼굴에도 좁쌀처럼 자잘한 것들이 돋아나 고생하고 있었다. 피부과에서는 주부습진 또는 알레르기성 피부병으로 진단하고 먹는 약과 바르는 연고를 처방했는데 전혀 차도가 없다며 속상해했다.

얼굴을 보니 무척 영리하고 똑똑하게 생긴 풍인형風人形이었다. 그런데 광대뼈에 실핏줄이 솟아 있어서 맥을 짚어보니 비장에 떨어졌다. 한의학에서는 얼굴과 사지가 비위에 속한다고 본다. 비위 기능이 좋지 않으면 얼굴에 뽀루지나 여드름 같은 것이 많이 나고 팔다리가 아프다.

결국 김 씨의 경우 얼굴과 목에 나타난 피부병도, 그리고 손발의 습진도 모두 비위가 나쁜 데서 연유한 것이며 그 근본 원인은 습에 상했기 때문이다. 습이 지나치게 많으면 비위가 상하게 되는 까닭이다. 이처럼 습이 비위를 상하게 해서 생긴 주부습진을 치료하기 위해 '가미평위산'을 처방하였다. 이 약은 습을 다스려서 비위를 좋게 해주므로 비교적 빠른 시간에 효과를 볼 수 있다.

약을 복용하기 시작하자 먼저 얼굴색이 뽀얗게 바뀌고 광대뼈에 있던 실핏줄이 차츰 옅어지기 시작하였다. 당시 직장인임에도 불구하고 얼굴에 트러블이 많아 전혀 화장을 하지 못했던 사람이 드디어 화장을 할 수 있게 되었다. 또 세 제쯤 먹고 났을 때는 맥이 좋아지기 시작하더니 손발의 물집도 좋아졌다. 이렇게 5개월 정도 꾸준히 복용한 결과, 손끝 발끝의 물집이 모두 사라졌다.

Case 10

50대 주부의 엄지발가락 통증

환자들 중에는 간단히 치료할 수 있는 병도 그 원인을 제대로 몰라 이 병원 저 병원 전전하며 고생하는 이들이 많다. 얼마 전에 내원했던 50대 주부인 김 씨도 그랬다. 그녀는 너무 꼭 끼는 신발을 신어서 그런지 엄지발가락이 벌겋게 붓고 많이 아프다고 호소했다. 그동안 물리치료도 받고 몇 군데 병원도 다녀보았지만 별로 나아지는 기미가 없었는데, 찾아가는 병원마다 한결같이 수술을 권했다는 것이다.

한의학에서 봤을 때 김 씨의 증상은 간단한 원리로 설명할 수 있고, 이렇게 원인이 분명한 만큼 치료 또한 어렵지 않았다. 우선 손가락과 발가락은 12경맥이 시작되는 부위이자 동시에 끝나는 부위이다. 따라서 이 부위에 병이 났다는 것은 그에 해당하는 경락에 문제가 생긴 것이므로 그것을 집중 치료하면 된다. 몇 번째 발가락 혹은 몇 번째 손가락이 어떻게 아프냐에 따라 치료법이 달라지는데, 특히 엄지발가락의 문제는 간肝과 비脾의 기능이 순조롭지 못하고 울鬱해서 생긴 것으로 본다. 즉 신경을 많이 쓸 때 나타나는 증상이다.

김 씨에게 차근차근 설명해주었지만 도무지 못 믿겠다는 표정이었다. 몇 개월씩 치료해도 아무 효과가 없었는데 침도 놓지 않고 한약으로 치료하겠다는 내 말이 허황된 소리로만 들렸던 모양이다. 일단 약을 먹어보자는 남편의 권유로 '가미사물탕'을 투여했는데, 얼마 지나지 않아 벌겋게 부어오른 엄지발가락이 차츰 가라앉으면서 통증도 사라지기 시작했다.

여기서 치료를 그치지 않고 재발도 방지하고 허약한 몸도 보할 겸해서 세 제를 연속해서 복용토록 하였다. 이처럼 모든 통증에는 반드시 원인이 있게 마련이므로, 그 원인을 찾아 제거하면 아무리 심한 통증이라도 치료가 가능하다. 이것이 바로 한방 치료의 장점이다.

10

사소하지만 중요한 단서,
머리카락·털·눈썹

사람의 몸에는 머리카락을 비롯해 눈썹, 턱수염, 구레나룻, 콧수염, 겨드랑이 털(액모), 생식기 주변의 털(음모)을 비롯해 온몸에 수없이 돋아난 잔 솜털까지, 많은 털이 있다. 언뜻 생각하면 있어도 그만, 없어도 그만일 것 같은 이러한 털은 우리 몸에서 어떤 역할을 할까? 요즘은 미용상 보기 싫다고 겨드랑이 털이나 팔다리의 털을 없애는 여성들이 많지만 건강을 위해서는 한번쯤 생각해봐야 할 문제다.

털은 인체의 습기와 열을 조절하는 기능이 있다. 또 일정 부위에 집중적으로 나는 머리카락이나 겨드랑이 털, 음모 등은 해당 부위의 역할을 도와주면서 보호하는 역할도 맡고 있다.

예를 들어 겨드랑이 털은 사춘기 이후에 생기는 2차 성징으로, 특히 온도 조절에 있어 중요한 기능을 담당한다. 체온을 잴 때 주로 겨드랑이의 열을 재는 것도 그 때문이다. 한의학적으로 보면 겨드랑이는 수소음심경과 수궐음심포경의 경락과 연관되어 심장을 포함해 그에 연결되어 있는 기능과 밀접한 관계에 있다. 뿐만 아니라 털은 인체의 기혈氣血과 오장육부에도 연결되어 우리 몸의 건강 상태를 말해준다.

우선 기혈이 왕성하고 원활하게 돌아가야 인체의 모든 털이 건강하고 윤기를 띤다. 한의학에서는 여자에게 수염이 나지 않는 이유도 기혈의 원리로써 설명한다. 즉 혈기가 왕성해야 털이 나는데, 여자는 기는 많은 반면에 생리 등으로 인해 입 주위의 혈이 부족하기 때문에 수염이 나지 않는 것이다.

특히 여자의 생식기와 입은 아주 밀접하게 연관되어 있어서 입 주위에 물집이나 부스럼 등이 생기면 생식기 주변에도 그와 비슷한 것들이 돋아나는 것을 보게 된다. 서양 의학에서는 이를 '헤르페스'라는 피부병으로 보고 완치가 어렵다고 하지만 한의학에서는 생식기 계통의 기능을 순조롭게 다스려주면 입 주위의 물집이나 부스럼은 저절로 해결된다고 본다.

이렇게 기혈의 영향을 받는 털은 오장육부와도 연결되는데, 그중에서도 신腎이 가장 중요하다. 신장의 기능이 저하되면 머리카락도 희어지고, 생식기 주변의 음모 역시 변색되어 빠진다. 음모의 이상 현상을 서양 의학으로 설명하면 뇌하수체나 갑상선, 성 호르몬의 기능이 좋지 않을 때 나타나는데, 이는 바로 한의학의 신 기능에 해당하는 것이다.

우리 몸의 털 가운데서도 머리카락은 신에 속한 부위로, 나이를 먹어 머리가 하얗게 세거나 빠지는 현상이 모두 신 기능과 직접 관련되어 있다. 『동의보감』의 내용을 잠깐 들여다보자.

『내경』에 '여자는 7세에 이를 갈고 머리털이 길어지며 35세에 얼굴이 마르고 머리카락이 빠지기 시작한다. 42세가 되면 얼굴이 마르고 머리가 희어진다. 남자는 8세에 이를 갈고 머리털이 길어지며 40세에 머리털이 빠지고 치아에 윤기가 없어진다. 그리고 48세에 얼굴이 마르고 머리가 희어진다'고 하였다.

신 기능은 치아(치아는 뼈의 나머지라 했다)와 머리카락을 직접 주관하면서 인체의 성장과 발육에 결정적인 역할을 한다. 따라서 머리카락이 나이에 비해 일찍 세거나 유난히 거칠고 잘 빠진다면 근본적으로 신 기능이 많이 떨어져 있다고 봐야 한다. 성생활을 지나치게 즐기는 사람의 경우 머리가 희끗희끗 세는 것도 심한 체력 낭비로 인해 신장이 허해졌기 때문이다.

또한 머리카락은 혈血의 나머지라고 해서 혈의 상태에 따라 색깔과 광택이 달라진다. 혈이 왕성하면 머리카락이 반질반질하고, 혈이 부족하면 윤기가 없어지면서 거칠고 뻣뻣하다. 혈이 열을 받으면 머리카락의 색깔이 누렇게 변하고, 혈이 상하면 하얗게 센다. 그러므로 머리카락이 잘 빠지는 사람이나 윤기가 없으면서 머리카락 끝이 갈라지거나 부스러지는 사람은 혈을 위주로 치료해야 한다.

혈뿐만 아니라 기氣도 머리카락에 영향을 미친다. 신경이 예민하거나 울화가 쌓여 기가 맺히면 머릿결에 힘이 없고 가늘어지며, 까치머리처럼 머리카락이 들뜨기도 한다. 또 원형탈모증이라 하여 머리 군데군데 동전 모양으로 탈모가 생기는 현상 역시 스트레스, 즉 신경성에서 오는 경우가 많다. 신경성이란 바로 한의학에서 말하는 기 순환 장애이다.

온몸에 돋은 잔털도 형상의학에서는 중요하게 여긴다. 잔털이 비교적 긴 편에 속하면서 까맣게 보일 정도로 많이 나 있는 사람은 습열濕熱 체질이라 하는데, 이는 몸에 습기와 열이 많다는 뜻이다. 나무가 빽빽하게 들어차 있는 숲을 떠올리면 이해하기 쉬울 것이다.

나무가 거의 없는 초원은 메마르면서 건조한 반면, 나무가 많은 숲은 습기와 열이 차면서 축축하고 따뜻하다. 이와 마찬가지로 인체에도 잔털이 많으면 습기와 열이 쌓이게 된다. 습열은 뼈와 관절을 손상시키기 때문에, 잔털이 많이 난 사람들은 퇴행성 관절염이나 류머티즘 등으로 고생하기도 한다.

또한 털이 많은 사람은 성격상 뒤끝이 없고 화끈하지만 한번 화를 내면 불같이 터뜨려버린다. 이런 기질은 음陰을 쉽게 손상시키기 때문에, 갑자기 다리가 마비되거나 기절하는 수가 있다. 그래서 한의학에서는 사람의 일곱 가지 감정 중에 노怒(성냄)가 가장 나쁘다고 하였다. 건강하게 살아가는 데는 약 처방도 필요하지만, 그보다 더 소중한 것이 바로 자기감정을 조절하고 마음을 편히 다스리는 지혜가 아닌가 싶다.

눈썹으로도 진단한다

눈썹의 짙고 옅음을 보고 병을 진단하거나 체질적인 특징을 알 수 있다. 진료 시에 눈썹의 상태는 아주 중요하다. 남자가 눈썹이 진하면 혈기는 좋으나 기혈이 나쁘다. 성질이 불같이 급하고 버럭 화를 내기도 한다. 혈기가 왕성하므로 산돼지처럼 뛰어다닌다. 노력 과다형이라 할 수 있다.

여자도 눈썹이 진하면 혈기가 좋아 가만히 있지를 못하고 무엇이든 하려 한다. 반면 여자가 눈썹이 없으면 게으르다. 눈썹이 진한 것은 소기다혈少氣多血의 특징으로 한 군데에만 몰두하기 쉽다. 또 양눈썹이 진하면서 가까우면 성질이 급하다. 눈썹 사이가 좁은 것은 물이 급하게 흐른다는 의미다.

눈썹이 진한 사람은 평소에는 다정다감하지만 감정의 기복이 심하고 신경이 날카롭다. 남자가 눈썹이 진하면 여성형으로 봐야 한다. 즉 여자의 마음을 갖고 있다는 의미다. 마음이 곱고 여리면서 조바심을 내고 오락가락하기도 한다. 그러니 뭘 하고 싶다고 하면 하도록 내버려두어야 한다.

눈썹이 진하다는 것은 '춘하지상'이라 해서 올라가는 힘이 강하고 내려가는 힘이 약하다. 마음에 드는 일은 열심히 하지만, 내키지 않으면 뒤로 자빠진다는 뜻이다. 그러니 늘 마음이 편치 않다.

또한 눈썹이 진하면 머리 회전이 좋다. 남자와 여자를 놓고 보자면 남자보다는 여자가 눈썹이 진하고 머리가 좋다. 눈썹이 진한 사람은 생각이 많다. 일을 하기 전에 생각부터 한다. 그냥 저지르고 나중에 다시 생각해도 되는 일을 플랜B, 플랜C까지 생각하는 사람들이다. 그러다 보니 이들은 조금만 신경 써도 소화가 안 된다. 밤에 소화가 더 안 되고 칼로 위장을 베는 듯한 통증을 호소하기도 한다.

눈썹이 진한 사람이 자고 나도 피로가 풀리지 않는다고 하면 정精을 보해주어야 한다. 눈썹이 진하면 '정소혈소精少血少'로 빠질 가능성이 있다. 정소혈소란 쉽게 말해 너무 써먹어서 진액이 고갈되었다는 의미다. 눈썹이 진한 것은 십이경맥이 나쁘다는 의미도 된다. 특히 손발이 저린 증상이 있으면 십이경맥이 나쁘다고 봐야 한다. 또한 십이경근十二經筋도 나쁘다. 십이경이 근을 자양하지 못해 밤에 쥐가 날 수도 있다.

45세에 백발이 된 남자

머리카락은 뇌의 꽃이다. 뇌수가 영화를 누리고 있는지를 나타내는 지표라는 얘기다. 나이보다 빨리 새치가 나고 나이보다 빨리 머리카락이 희어진 사람은 그만큼 뇌수나 골수가 부족해져서 각종 불편한 증상들을 호소하게 된다. 하지만 머리카락이 빨리 세는 것을 심각하게 받아들이는 사람은 많지 않아 정작 다른 병으로 나타났을 때 우왕좌왕하게 된다.

이때 모발은 뇌의 꽃이라는 차원에서 머리가 빨리 희어지는 것을 보완해주는 치료를 하면 전신의 불편한 증상이 눈 녹듯이 사라지는 경우를 많이 보았다. 하지만 이를 완치로 볼 수는 없다. 중요한 것은 뇌수나 골수를 보존할 수 있게 생활 습관을 바꾸어야 한다. 무거운 것을 많이 들거나 오래 서 있는 것도 좋지 않다. 성생활을 자제하고 저녁식사를 자제하는 노력도 병행해야 한다.

45세의 남자 환자가 내원했는데 머리카락이 완전히 백발이었다. 얼굴은 검붉고 입술은 청색, 전체적으로 담체의 형상이었다. 머리카락이 언제부터 그랬냐고 묻자 30대 후반부터 이미 백발이었다는 대답이 돌아왔다. 환자는 이 외에도 가스가 차고 허리가 아픈 등 여러 증상을 호소했다. 예민한 성격에 아무것도 아닌 일에도 불안하다고도 했다. 3년 전에는 몸이 너무 안 좋아 피를 토하기도 해서 입원한 적도 있다는 것이다.

환자에게 '연년익수불로단'이라는 약을 처방하였다. 머리가 이상하게 빨리 희어졌을 때 쓰는 것으로 뇌수와 골수를 채워주는 처방이다. 환자는 약 복용 후 밤에 깨는 일이 없어졌다고 했다. 전에는 새벽녘에 깨서 트림을 꺽꺽 했는데 그런 증상도 거의 없어졌다고 한다. 불안감도 덜하고 발 시림과 허리 통증도 많이 나았다며 고마움을 표시했다.

다이어트 후 탈모가 온 여학생

키 크고 바짝 마른 서구형 미인을 추구하는 풍조 때문에 한평생 다이어트를 하는 여성들이 많다. 사람들은 제각각 자신의 키에 맞는 체중을 가져야 기본적인 건강을 유지할 수 있다. 무리한 다이어트로 체중을 줄이면 그에 따른 후유증이 따라오게 마련이다.

여대생 주 양이 진료실에 들어왔다. 한눈에도 키가 껑충하고 늘씬했다. 그녀는 넉 달 전쯤부터 생리가 끊어져서 진찰을 받으러 왔다고 했다. 처음엔 병원에서 호르몬 주사를 맞았더니 생리가 다시 시작되었는데, 그 후로는 주사를 맞아도 소식이 없다는 것이다.

주 양의 맥을 살펴보니 매우 활달하지만 예민하면서 감정의 기복이 심한 성격이었다. 거기다 키 169센티미터에 몸무게 47킬로그램으로, 무척 마른 체형이었다. 원래부터 그렇게 마른 체형이었냐고 물었더니 옆에 앉아 있던 어머니가 하소연을 했다.

"얘가 대학교 들어가면서부터 살 뺀다고 해서 제 속을 무척 썩였어요. 고3 때 65킬로그램이었던 체중에서 6개월 만에 20킬로그램 가까이 뺀 거예요."

도대체 어떻게 살을 뺐는지 물어보자 하루에 한 끼만 먹고 계속 운동했다는 답이 돌아왔다. 혹시 탈모는 없냐고 했더니 머리가 너무 많이 빠져 고민이라고 했다. 남자도 머리카락이 빠지는 것이 좋지 않지만, 특히 여자에게는 대단히 우려되는 현상이다.

머리카락은 혈血의 영화榮華를 누려야 하는 부위이므로, 혈이 부족해지면 곧바로 머리카락에 증상이 나타난다. 머리카락이 거칠어지고 갈라지며 탈모가 오기도 하는 것이다. 여자는 혈의 영화를 누려야 온몸의 건강 상태가 좋아진다. 지금 주 양은 온몸의 건강 상태가 무너졌을 것이다. 나는 환자에게 다시 질문을 던졌다.

"혹시 속이 메슥거리거나 가슴이 두근거릴 때가 있고 배에서 소리가 나지 않나요? 그리고 소변도 좋지 않을 텐데?"

여학생은 어떻게 알았냐는 듯이 눈을 동그랗게 떴다. 무리하게 다이어트를 하는 바람에 신체의 기름기가 모두 빠져나와 생리가 중단되고 탈모가 온 것이다. 다시 말해 환자가 겪는 모든 증상은 몸속의 혈이 부족해서 나타난 것들이다.

내가 체질에 맞게 약을 지어줄 테니 꼬박꼬박 잘 챙겨 먹으라는 말에 여학생이 약간 쭈뼛거리는 눈치였다. 한약을 먹고 힘들여서 뺀 살이 다시 찔까 봐 걱정이었던 것이다. 나는 살이 찌지 않는 약을 지어주겠다고 약속한 후에 아무리 예뻐도 건강을 잃으면 소용없다는 얘기를 간곡히 해주었다.

주 양에게는 '가미사물탕'을 체질에 맞게 처방했는데, 얼마 후 탈모 현상도 많이 좋아졌고 생리도 다시 시작했다는 소식을 들을 수 있었다.

Case 03

머리가 일찍 센 60대 남자의 가슴 답답증

얼굴이 불그스름하고 머리가 하얗게 센 65세의 서 씨가 내원했다. 나이에 비해 머리가 많이 센 것이 눈에 띄었다. 서 씨는 30대부터 머리가 세기 시작했는데, 어머니께서도 그런 걸 보면 유전인 것 같다고 말했다.

한의학에서는 머리가 세는 것을 나뭇잎이 푸른빛을 잃고 누렇게 뜨는 것과 같다고 본다. 나뭇잎이 누렇게 되는 이유는 수분과 영양분이 제대로 미치지 못해서이다. 마찬가지로 머리카락이 세는 것 역시 신체 기능이 나빠지면서 혈이 영화榮華를 누리지 못하거나 남자의 경우는 신수기가 부족하기 때문이다. 이 남성의 얼굴이 붉은 것 역시 밑이 약하다는 증거로 볼 수 있다. 이렇게 선천적으로 근본이 허약하면 자연히 위쪽으로도 약해질 수밖에 없다. 머리카락이 나이보다 빨리 세고 얼굴이 필요 이상으로 붉어지기도 하는 것이다.

어디가 불편해서 왔냐고 묻자 서 씨는 가슴이 답답하다는 얘기부터 꺼냈다.

"가슴에 뭐가 걸려 있는 것 같고 피리 소리 같은 게 나기도 해요. 꼭 천식을 앓는 것처럼요."

그 외에 소변을 보아도 늘 시원치 않고 잔뇨감이 있으며, 혈압도 높아서 일 년 전부터 혈압 약을 복용 중이라고 했다. 맥을 짚기 위해 서 씨의 손을 잡으니 무척이나 차가웠다. 맥은 간에 떨어졌는데 이는 간 기능이 좋지 않음을 말해준다. 그런데 간의 상태가 직접 나타나는 손을 보여 달라고 하자 잠시 머뭇거렸다. 손톱에 무좀이 있어 여러 해 동안 고생 중이란 얘기였다.

증상, 진맥, 형상 등을 토대로 판단해보건대, 서 씨는 간과 신장의 기능이 많이 떨어져 있는 상태였다. 한의학에서는 수생목水生木이라 하여 수에 해당하는 신장의 기능이 좋아야 목에 해당하는 간의 기능도 좋다고 본다. 따라서 서 씨가 겪고 있는 병증의 근본 원인은 신장에 있는 것이다.

서 씨는 어디 가서 신수가 훤하다는 말을 들을 정도로 당당한 체격이지만 사실 선천적으로 몸이 약한 체질이다. 물고기도 몸집이 큰 것보다는 작은 것이 생명력이 강하다. 서 씨처럼 선천적으로 몸이 약한 사람은 꾸준한 관리를 하면 건강을 유지하며 오래 살 수 있는 데 반해, 건강하다고 함부로 몸을 다루면 쉽게 건강을 해칠 수 있다.

지금 서 씨에게 나타나는 여러 증상은 한방에서 말하는 '음허화동陰虛火動'에 의한 것이다. 이때는 선천적으로 약한 밑불을 약으로 돋워주어야 하므로 '가미자음강화탕'을 처방하였다. 근본이 허약하니 가슴과 목에 무엇이 있는 듯하면서 피리 소리가 났던 것이다.

~~~~~~~~~~~~~~~~~~~ *Case 04* ~~~~~~~~~~~~~~~~~~~

머리가 일찍 센 50대 남자의 다한증

53세의 양 씨가 내원했는데 머리카락이 이상할 만큼 검었다. 아무래도 이상하다 싶었는데, 사실 다른 사람들보다 머리가 빨리 세서 몇 년 전부터 염색을 해오고 있다는 것이다. 이런 사람들은 원래 신장의 기능이 좋지 않아 피곤을 많이 느끼는 체질이다. 늘 피곤하고 눈이 침침하거나 머리가 맑지 못하지 않느냐고 물었더니 그렇다는 대답이 돌아왔다.

그 밖에도 등, 목이 뻣뻣하고 허리와 다리가 시원치 않다고 했다. 그리고 얼마 전에 허리를 삐끗한 후로 허벅지까지 아파 물리치료를 받고 있다는 것이다. 양 씨는 땀을 유난히 많이 흘려 괴롭다고도 했다. 찬바람만 가시면 땀이 비 오듯 흘러 어디를 다닐 수가 없을 정도라고 했다. 게다가 오른쪽 귀에서 웅웅 하는 이명까지 있다고 했다. 말을 마친 양 씨는 마른기침을 연거푸 서너 번 했는데, 위에서 말했던 증상이나 마른기침이나 모두 같은 원인에서 비롯된 것이다.

양 씨의 생김새를 보니 하관이 빠지고 턱이 뾰족한 것이 음이 부족한 형이었다. 그 때문에 코뼈도 휘었고 몸이 안 좋으면 허리와 등뼈, 다리 쪽으로 제일 먼저 병이 오게 되어 있다. 더구나 땀을 많이 흘린다고 했는데 이는 신장이 제 구실을 하지 못해서이다.

양 씨에게는 보음補陰을 하면서 신장 기능을 호전시키는 것이 가장 중요했으므로 '자음강화탕'을 처방했고, 곧 효과를 볼 수 있었다. 오랫동안 고생했던 병이 낫자 본인보다 부인이 더 고마워했으며 온 가족이 단골이 되었다.

Case 05

털이 많은 20대 여성의 속 쓰림 증상

조금만 신경을 쓰면 소화가 안 된다는 28세의 미혼 여성이 내원했다. 이런 증세가 나타난 것이 벌써 10년이나 되었다고 하는데 심할 때는 속이 쓰리고 답답해서 밤잠을 설칠 정도라고 했다. 다른 불편한 데는 없냐는 질문에 그것만 고치면 소원이 없으니 제발 그것만이라도 고쳐달라고 애원했다.

한의원에 온 환자들의 주요 레퍼토리다. 서양의학에서는 소화기 내과, 호흡기 내과, 심장 외과, 신경외과 등 진료과목을 세밀하게 구분하고 눈, 코, 귀, 입을 따로 보니 으레 그러려니 생각하는 것이다. 하지만 천만의 말씀이다. 우리 몸은 병원의 진료과목대로 분리되어 있는 것이 아니라 유기적으로 연결되어 있다. 전혀 상관없어 보이는 증세도 하나의 원인에서 비롯된 경우가 많다. 따라서 환자는 자신의 증상을 있는 그대로 모두 말해주는 것이 바람직하다.

내 얘기를 듣고 환자는 허벅지도 아프고 어렸을 때 귓병을 앓은 이후로는 귀가 울리면서 잘 안 들리기도 한다고 했다. 비염이 있어서 코가 막히고 답답한데 가끔은 콧속에서 냄새가 나고 목도 잘 붓는다고 했다. 몸이 피곤하면 눈, 코, 귀, 입이 다 좋지 않으면서 가슴이 답답하다는 것이다.

혹시 날이 흐리면 증상이 더 심해지지 않느냐고 했더니 그런 편이라고 대답했다. 몸에 털이 많으면 체내에 습열이 쌓이게 된다. 허벅지가 아프고 소화가 잘 안 되면서 호흡기가 좋지 않은 등의 증상은 흐린 날에 더욱 심했던 것이다. 우선 습열을 없앨 목적으로 '자혈양근탕'을 처방했다. 그랬더니 허벅지 아픈 것과 비염은 순조롭게 치료되었는데 소화불량 증세는 좀 낫는 듯싶더니 재발했다. 얼마 후에 소화가 안 된다며 다시 찾아왔던 것이다.

환자는 그동안 신경 쓸 일이 있었다고 했다. 신경이 예민해지면 막 먹어대는 버릇이 있는데 그래서인지 또 소화가 안 된다고 했다. 이럴 땐 다른 방법으로 치료해야 한다. 한습에 의한 것으로 판단해 '오적산'을 투여했다. 이번에는 약효가 확실하게 나타나 신경을 써도 증상이 재발되지 않았다. 하지만 과식을 하면 천하장사라도 배겨낼 재간이 없으므로 늘 적당량의 식사를 하라고 당부했다.

11

모든 주름이
노화 현상은 아니다

주름은 나이가 들면 당연히 생기는 것으로 알고 있다. 그런데 같은 나이인데도 주름이 없어 젊어 보이는 사람이 있고 반대의 경우가 있다. 주름은 몸의 진액이 부족할 때 겉으로 나타나는 현상이다. 쉽게 말해 고무풍선에서 바람이 빠져 쭈글쭈글해지는 것과 같다. 진액은 우리 몸속을 돌면서 피부를 윤택하게 해주고 관절을 부드럽게 움직이도록 한다. 즉 진액이 잘 돌면 땀과 침이 잘 조절되는 것이다. 그런데 이것이 부족하면 뼈를 마음대로 구부렸다 폈다 하기 힘들고 다리가 시큰거리면서 얼굴이 마르고 주름이 생긴다.

나이가 들어 진액이 줄어드는 것은 자연스런 현상인데 이는 오장육부의 기능이 저하되기 때문이다. 따라서 나이가 들수록 입이 자꾸 마르고 눈이 뻑뻑한 증상을 호소하게 되는 것은 어쩌면 자연스러운 일이다. 하지만 젊은 나이인데도 주름이 유난히 많다면 장기의 이상을 한번쯤 점검해볼 필요가 있다.

얼굴 전체의 주름

나이에 비해 얼굴 전체에 주름이 많이 잡혀 있다면 허로虛勞에 의한 것으로 볼 수 있다. 허로란 체력을 너무 소모하여 기진맥진해졌다는 뜻이다. 기운이 다 빠져버렸으니 진액을 만들어낼 수 없는 건 당연하다. 허로에 의한 주름이 생겼다는 것은 그만큼 고생을 많이 했다는 표시이다. 일을 지나칠 정도로 많이 해도 주름이 생긴다. 과로에 의해 노권내상勞倦內傷에 걸린 것이다. 음식을 통해 충분히 영양분을 공급받고 그에 알맞게 일을 해야 몸의 기능이 순조로운데, 그렇지 않고 계속 일만 해대니 몸의 상태가 나빠질 수밖에 없다. 광대뼈가 튀어나온 사람, 얼굴이 각지고 네모난 사람, 뼈가 굵은 사람 등이 노권내상에 잘 걸리는 유형이므로 평소 무리하지 않도록 조심해야 한다.

이마 주름

|

　유난히 이마 부위에 주름이 많은 것은 폐의 이상이 원인일 경우가 많다. 폐가 안 좋은 사람은 전반적으로 호흡기 계통이 약하므로 감기에 걸렸다 하면 기침이 심하고, 조금만 악화되어도 천식으로 발전하기 쉽다. 갑류의 경우도 이마에 주름이 많은데, 갑류는 대체로 영감이 뛰어나고 금방 우울해지는 등 감정 변화가 심한 편이다.

눈가 주름

|

　웃을 때 눈가에 주름이 많이 잡히는 사람은 심장이 약한 경우가 많다. 이런 사람은 평소 예의 바르고 약속을 잘 지키는 성격이라 주위 사람들로부터 정확하다는 소리를 듣는다. 매사 정확하지 않으면 못 견디므로 신경이 예민해질 수밖에 없다. 또 체질상 잘 웃는 편이며 입 안이 자주 헌다. 간혹 음경통으로 고생하기도 한다.

콧등 주름

|

　웃을 때 콧등에 주름이 생기는 사람이 있는데 이는 간이 약해서이다. 체질상 간이 약하면 어지럼증이나 두통 증상을 잘 호소하는데, 이

는 간이 혈血을 저장해두는 곳이기 때문이다. 혈에 의한 병은 오전보다 오후에 통증이 더 심해진다. 그래서 콧등에 주름이 있는 사람은 오후가 되면 더욱 피곤해하면서 허리와 다리에 통증을 느끼기도 한다.

입가 주름

입은 음식물을 먹는 곳이므로 소화기관인 비위와 연결된다. 입 주위도 마찬가지다. 따라서 입 주위에 주름이 많은 것은 비위가 약하기 때문이다. 비위가 약해지면 소화가 제대로 안 되면서 속이 더부룩하고 식욕을 별로 느끼지 못한다. 또한 비위는 사지를 주관하므로 비위가 약하면 사지말단으로 에너지가 도달하지 못해 항상 쉽게 피곤하고 눕기를 좋아한다.

법령이 깊은 경우

법령이란 콧방울 바로 옆에서부터 입 아래쪽으로 길게 나 있는 선을 말한다. 흔히 말하는 팔자주름이 잡히는 곳이다. 이곳이 깊게 파인 사람은 허리와 다리가 약하다. 이는 신기腎氣 또는 간신肝腎이 약하기 때문이다. 간과 신장이 좋지 않으므로 소변보는 것이 시원치 않으며 대변이 안 좋은 경향도 있다. 팔다리에 힘이 없어 노곤할 때가 많고 다리 근육에 경련이 잘 일어나기도 한다. 또 눈이 침침해지면서 무서움을 많이 타며 늘 불안 초조해 한다.

법령이 깊은 50세 남자의 위장병

위장 부위가 뻐근하게 아프다면 대개 위장에 관련된 치료약을 쓸 것이다. 대부분은 치료가 잘 되나 양방 치료가 전혀 효과가 없는 경우도 있다. 이런 경우 뿌리를 튼튼하게 하거나 신기를 돋워주면 생각보다 쉽게 치료될 수 있다.

50세 남자가 내원했는데 항상 위 부분이 뻐근하고 기분 나쁘게 아파서 고생이라고 했다. 역류성식도염 약을 일 년 이상 복용 중인데 차도가 없다는 것이다. 생긴 모습을 살펴보니 얼굴이 흰 담체였다. 특이한 점으로는 잇몸이 많이 드러나 있었고 양쪽 귀가 다르게 생겼고 법령이 깊었다. 전형적으로 신기가 허약한 사람이란 의미다.

다른 불편한 증상에 대해 묻자 목에 가래가 끼고 추위를 잘 타며 목이 잘 쉰다고 했다. 5년 전에 치질 수술을 한 적도 있다고 했다. 모두 신허腎虛로 생기는 증상들이다. 맥도 신장이 좋지 않은 것으로 나왔다. 환자에게 신장을 좋게 하는 '가미신기환'을 처방했다. 환자는 복용 후 곧바로 뱃속이 편안해졌다고 한다. 그렇게 여러 가지 치료를 받아도 소화가 안 되었는데, 한약 복용 후에 거북함이 사라지니 살 것 같다고 만족해한 경우였다.

얼굴에 주름이 많은 60대의 눈 뻑뻑한 증상

체내에 진액이 부족해서 나타나는 현상이 주름이라고 했다. 진액이 부족하면 건강 상태 전반이 나빠진다. 그중에서도 가장 먼저 눈이 불편한 증상이 찾아온다. 기계에 기름이 없으면 뻑뻑해지듯이 눈에 눈물이 줄어들면 이물질이 들어간 듯 껄끄럽고 뻑뻑한 느낌이 드는 것이다.

이럴 때 사람들은 안과를 찾거나 약국에서 안약을 사서 눈에 넣는다. 그러면 일시적으로 나아질지는 모르지만 근본 치료를 하지 않으면 다시 재발하게 된다. 진액 부족으로 눈이 뻑뻑할 때는 진액을 보충해주는 '증손백출산'이나 '노인신기환', '각병연수탕', '보중익기탕' 등을 체질에 맞게 쓰면 효과가 좋다. 눈의 불편한 증상을 없앨 뿐만 아니라 쇠약해진 몸의 상태도 호전시킬 수 있다.

63세의 강 씨가 그런 사례였다. 그는 얼마 전부터 눈에 뭐가 들어간 것처럼 껄끄러워 견디기 힘들다고 했다. 또한 관절이 아파서 걷기가 힘들고, 조금만 추워도 손발이 얼음장이 되면서 몸이 떨린다고도 했다. 그는 말을 하는 도중에도 계속 손을 떨었다.

강 씨는 마른 체격에 성격이 급했다. 얼굴을 보니 잔주름이 많고 광대뼈 부위가 붉었다. 이렇게 광대뼈 부위가 붉다는 것은 진액이 고갈되었다는 의미다. 진액이 온몸으로 골고루 돌지 않으니 불편한 증상들이 여기저기 생길 수밖에 없다. 걷기 힘들고 손발이 차갑고 온몸이 떨리는 증상은 바로 그 때문이다.

강 씨에게는 무엇보다 부족한 정기를 돋워주는 것이 급했으므로 '육미지황탕'에 '보중익기탕'을 합방하고 지모와 황백을 4그램씩 첨가해서 투여했다. 얼마 후 그는 피로감이 훨씬 덜하고 눈의 증상이 없어졌다며 소식을 전해 왔다.

미간과 콧등에 주름이 있는
갱년기 여성의 온몸 통증

56세의 김 씨는 내원 당시 제산제, 호르몬제, 진통제를 동시에 복용하고 있었다. 몸이 아프기 시작한 후 2년 동안 검사란 검사는 모두 받아보고 좋다는 약도 다 먹어보았지만 별 효과를 보지 못해 통증만이라도 가라앉힐 수 있는 약을 먹는 것이라고 했다. 병원에서 정확한 원인을 모르겠다고 하니 답답한 지경이 아닐 수 없다.

"잠을 자려고 누우면 마치 바늘로 콕콕 찌르는 것처럼 온몸이 쑤시고 저려 와요. 그러면서 등허리에 바위 하나를 올려놓은 것 같이 무겁고 땅기고, 아무튼 고개조차 돌릴 수가 없어요. 늘 밤잠을 설치니 낮에라도 눈 좀 붙여보려고 하면 또 쑤시고 저려서 견디기 힘들어요."

온몸의 통증 때문에 진통제를 먹는다는 김 씨에게 제산제와 호르몬제는 왜 먹느냐고 물어보았다. 제산제를 안 먹으면 뱃속에 가스가 차면서 위로 치받쳐 올라오고 아침마다 신물이 넘어와서라고 했다. 게다가 생리가 끊어졌는데 산부인과 검사상 폐경은 아니라고 해서 호르몬제도 먹는다는 것이다.

이런 환자를 보면 매우 안타깝다. 이런저런 약들로 불편한 증상들을 잠시 억누르고는 있지만 근본 치료가 안 되니 얼마나 힘들겠는가. 또 약을 많이 먹게 되면 부작용 또한 만만치 않으니 이중고가 아닐 수 없다.

얼마 전 김 씨는 주름을 펴는 성형 시술을 받았다고 했는데, 그래서 오히려 얼굴에 남아 있는 주름이 더 선명하게 보였다. 특히 미간과 콧등의 주름이 눈에 띄었다. 이는 뿌리의 기氣가 끊어진 것을 뜻하며 허리와 다리가 좋지 않다는 뜻이다. 주름이란 나무의 나이테처럼 사람의 체질이 겉으로 드러난 표식이므로 아무리

성형수술을 해도 다시 생기고야 만다.

김 씨는 온몸이 바늘로 찌르는 것처럼 아프다고 했는데, 이는 화火를 뜻하며 기과氣科의 여성에게 잘 나타나는 증상이다. 밤이면 증상이 더 심해지는 것은 어혈과 사혈, 즉 나쁜 피가 많이 몰려 있기 때문이다. 게다가 얼굴과 손등에는 검버섯이 만발했는데 이렇게 나이에 비해 빨리 그리고 많이 생겼다는 것은 외기外氣에 상한 것으로 봐야 한다.

진맥을 해보니 뭔가 울한 맥이 나왔다. 자신은 마음 상할 일이 없다고는 했지만 본래 예민한 성격인 데다 갱년기까지 맞으니 우울하지 않을 수 없었던 모양이다. 이러한 여러 가지를 종합해보건대 김 씨는 허로증이라 판단되었다. 나이가 들어 생기는 허로증도 병이냐고 반문할 사람도 있겠지만, 이때 어떻게 치료하느냐에 따라 노후의 건강이 좌우된다. 만약 이 환자를 그대로 놔둔다면 여생을 불편한 증상과 함께 보내야 할 것이다.

허로증으로 고생하던 김 씨에게 '가미양영탕'을 처방하였다. 워낙 병이 깊은 경우였으므로 약을 여러 제 복용해야 했다.

Case 04

법령이 깊게 파인 60대 택시 기사의 허리 통증

62세의 정 씨는 택시 운전을 한 지 20여 년이 되어간다고 했다. 앉아서 하는 일이라 늘 불안했는데, 어느 날 왼쪽 엉덩이 쪽을 삐끗한 적이 있다고 했다. 약국에서 약을 지어 먹고 파스를 붙였더니 통증은 가라앉았는데, 최근 장딴지가 아프기 시작했다고 한다. 처음엔 물리치료를 받으면 곧 낫곤 했는데 지금은 왼쪽 오른쪽 할 것 없이 허리와 다리가 번갈아 아프다고 호소했다.

소화는 잘 되냐고 물었더니 가끔 소화불량으로 고생하고 있으며 그럴 때마다 이상하게 머리가 깨질 듯 아프다고 했다. 게다가 냉면을 먹을 때조차 식은땀이 줄줄 흐른다는 것이다. 걱정을 가득 담아 쳐다보는 정 씨에게 한마디 해주었다.

"몸이 많이 축나셨군요. 이제 기계가 낡을 때도 됐으니 기름을 쳐주어야 하지 않겠습니까?"

정 씨는 법령이 깊게 파이고 이마에 주름이 많았다. 허리와 다리가 안 좋고 신장 쪽으로 병이 오기 쉬운 체질이다. 또 몸이 말랐는데도 땀을 지나치게 흘린다는 것은 진액이 새고 있다는 증거이므로 한시라도 빨리 몸을 보해주어야 한다. 젊은 사람이라면 엉덩이뼈가 삐끗한 정도로 이렇게 고생하지는 않는다. 그만큼 몸이 허약해졌다는 얘기다.

그래서 정 씨에게 '노인신기환'을 처방해 허리와 다리의 통증을 치료하였다. 정 씨는 체력이 쌓이자 땀도 덜 나고 개운하다며 "한약이 이렇게 좋은 줄 몰랐다."고 고맙다는 인사를 전해왔다.

12

기미는 누렇게 뜬
나뭇잎과 같다

　한창 푸르러야 할 시기에, 나무의 잎이 누렇게 뜬다면 이는 분명 뿌리와 줄기에 이상이 생긴 것이다. 기미도 이와 마찬가지다. 얼굴에 혈색이 돌지 않고 여기저기 거뭇거뭇하게 기미가 낀다면 거울을 볼 때마다 우울해질 것이다. 피부과에 가서 레이저 시술을 받는 것도 방법이지만, 그 원인을 찾아내 치료하는 것이 더 중요하다.

이마와 광대뼈 부위의 기미

광대뼈 부위의 기미는 산후 허로증, 위장장애, 비만 등이 원인일 수 있다. 산후 허로증은 유산을 자주 겪었거나 출산 후 몸조리를 제대로 못 했을 때, 그리고 자궁 제거 수술을 받았을 때 나타난다. 산후 허로증이 오면 만성 피로, 어지럼증, 열이 훅 났다 식는 한열寒熱 증상과 함께 광대뼈 부위에 기미가 많이 낀다. 이는 열이 올랐다 내렸다 하면서 몸 안의 기와 혈이 손상되기 때문이다.

위장장애로 인해 기미가 낄 때는 얼굴이 누렇게 뜨면서 속이 더부룩하고 헛배가 부른다. 또 신물이 자주 넘어오기도 한다. 위장장애는 대체로 아침을 적게 먹고 저녁을 많이 먹거나 술을 지나치게 많이 먹을 때, 신경이 예민해서 잘 체할 때 오는 병이므로 약보다는 섭생에 신경을 써야 한다.

요즘엔 소아 비만이 많은데, 이런 비만아들을 보면 광대뼈 부위에 기미나 주근깨가 많이 끼어 있다. 비만의 원인은 뭐니 뭐니 해도 잘못된 식습관에 있다. 날것이나 찬 음식을 오랫동안 즐겨 먹는 것, 아침을 자주 거르는 것, 식후에 바로 드러눕는 것, 인스턴트식품을 남용하는 것 등이 모두 비만의 원인이다. 따라서 식습관을 바로잡으면 기미도 없어지고 아울러 다이어트 효과도 거둘 수 있다.

얼굴 전체의 기미

얼굴에 전체적으로 기미가 있다면 뿌리에 이상이 있다고 봐야 한다. 이는 소화 장애나 신경과민으로 고생하는 사람들에게서 자주 관찰된다. 소화 장애를 자주 일으킨다는 것은 비위가 약하다는 말인데, 비위가 약한 사람의 생김새를 보면 얼굴이 넓적하면서 안으로 꺼진 듯 들어가 있는 경우가 많다. 이런 사람은 음식을 아주 조심해서 먹어야 한다. 저녁을 적게 먹고, 식후에는 반드시 200~300보 정도를 걸어 소화 작용을 도와야 한다.

신경과민으로 기미가 낄 때는 만성 피로, 무력감, 잦은 소변, 생리 불순, 가슴 두근거림 증상이 같이 나타난다. 신경과민 증상은 남성보다는 여성에게 더 많은데, 얼굴에 살이 없으면서 각진 여성이나 코가 오똑하고 날카롭게 생긴 여성들에게 주로 나타난다. 특히 혼자 사는 여성의 경우에 기미가 끼는 것을 흔히 보게 되는데 만성 감기나 피로감, 두통, 요통 등으로 고생하거나 땀이 많이 나기도 한다. 그런데 이러한 증상들은 주기적으로 나타나며 생리 때 더 심해지는 특징이 있다. 이는 성性과 관련된 생리작용이 순조롭지 못하기 때문에 일어난다고 봐야 한다.

눈 밑과 눈 주위의 기미

한의학에서는 눈 밑과 눈 주위에 시커멓게 기미가 끼는 것을 '담음痰飮' 형상이라고 한다. 담음이란 비장에서 진액을 온몸으로 퍼뜨리는 기능이 원활히 이루어지지 않았을 때 생기는 증상이다. 담음이 있으면 속이 메슥거리면서 어지럽고 가슴이 두근거린다. 또 뱃속에서 꾸르륵꾸르륵 소리가 나기도 하고, 소변이 잦고 막상 소변을 보고 나서도 시원치가 않다. 이럴 때 배꼽과 명치 중간을 눌러보면 압통이 느껴진다.

담음증은 날것(생선회나 육회 등)이나 찬 음식을 오랫동안 너무 많이 먹었을 때 생기는데, 체중이 급격히 늘거나 줄어드는 것도 모두 담음에 의해서 나타난다. 따라서 이 경우에는 음식 조절이 가장 중요하다. 날것, 찬 것은 절대 금물이며 야채를 갈아 만든 주스 같은 것도 되도록 피하는 것이 좋다.

양 뺨의 기미

얼굴의 측면은 바람, 온도, 습도風寒濕 등 외부 여건에 잘 적응하지 못할 때 병이 나는 부위다. 얼굴의 측면은 밭으로 치면 둔덕에 해당한다. 둔덕이 약하면 외부 환경을 이기지 못해 씨앗이 뿌리를 내리지 못하듯, 사람도 병이 드는 것이다. 풍한습에 의해 인체가 상하게 되면 양 뺨에 기미가 낄 뿐만 아니라 어깨와 팔에도 통증이 온다.

콧등의 기미

위장 장애가 있거나 허로증이 오면 콧등에 기미가 낄 수 있다. 위장장애로 인해 기미가 끼는 경우는 20~30대 연령층에서 많이 나타나고, 허로증으로 인한 경우는 50대 이상의 중장년층에서 많이 볼 수 있다.

낡고 오래된 기계일수록 자주 삐걱거리고 고장 나는 것과 마찬가지로, 사람도 나이들면 여러 기능이 저하되면서 여기저기 아프고 불편해지는 것이 허로증이다. 하지만 나이와 상관없이 허로증이 빨리 찾아오기도 한다. 예를 들어 지나치게 일을 많이 하거나 과도한 성생활 등으로 기력이 쇠약해지면 허로증으로 고생하게 된다.

발이 더워서 양말을 못 신는다는 주부

가정주부 최 씨가 특이한 증상으로 내원했다. 발이 너무 뜨거워서 한겨울을 빼고는 양말을 신을 수 없다는 것이다. 오죽했으면 겨울에도 앞이 트인 구두를 신고 다닌다고 했다. 환자를 살펴보니 이마와 광대뼈에 기미가 많고 피부가 뱀살처럼 갈라지고 허옇게 일어나 있었다. 신장 기능의 저하로 진액이 많이 부족한 형상이었다.

발이 뜨거운 것 외에 불편한 곳이 없냐고 묻자 그렇다는 대답이 돌아왔다. 아무리 봐도 없을 것 같지 않은데 본인이 한사코 없다고 하니, 하나하나 물어보며 진료하는 수밖에 없었다.

"피곤하면 입에서 냄새가 나지 않느냐? 뒷목이 뻣뻣하면서 어깻죽지가 아프고 가끔 어지럽지 않느냐? 등과 허리가 불편하지 않느냐? 눈이 침침하고 배에 가스가 차면서 헛배가 부르지 않느냐? 귀에서 소리가 날 때가 있지 않느냐? 마음이 항상 불안하고 쫓기는 것 같지 않느냐?"

나의 계속되는 질문에 최 씨는 그런 것들을 어떻게 아느냐고 놀라워했다. 생각해보니 목에 뭐가 낀 듯 답답하고 트림을 심하게 하면 왼쪽 팔이 아프다는 증상도 있다고 덧붙였다. 마지막으로 여기저기 아픈 것이 여름이면 더 심하지 않느냐고 묻자 최 씨는 한숨을 쉬더니 이렇게 말했다.

"여름에는 거의 환자나 다름없어요. 여름엔 딴 나라에 가서 살다오면 소원이 없겠다니까요."

역시 신장 기능에 문제가 있어 진액이 체내에 잘 돌지 않으면서 일어나는 증상들이었다. 특히 사계절 중 여름은 심왕신쇠心旺腎衰한 계절이다. 심장이 왕성해지고 신장이 쇠한다는 의미다. 원래부터 신장이 안 좋은 사람이나 신장이 하나

밖에 없는 사람은 여름철을 보내기 힘들어 한다. 최 씨도 마찬가지였으므로 신수기를 돋워주는 치료가 필요했다.

우선 뼛속에 기름을 치기 위해 '신기탕'을 투여했는데, 얼마 지나지 않아 발이 뜨거운 증상이 사라졌다. 그리고 환자가 가장 신기해했던 것은 거칠었던 피부에 윤기가 돌고 이마와 광대뼈에 끼어 있던 기미가 눈에 띄게 옅어졌다는 점이다. 최 씨는 이럴 줄 알았다면 진작 한약으로 치료할 걸 그랬다며 감사를 전했다.

Case 02

유산이 고민인 광대뼈에 기미가 낀 30대 여성

32세의 김 씨가 결혼한 지 5년이 되도록 아기가 없다며 내원했다. 처음 보자마자 눈에 띈 것은 광대뼈 주변에 잔뜩 끼어 있는 기미였다. 짐작 가는 것이 있어 유산한 경험이 있느냐고 물어봤더니, 몇 년 전에 어렵게 아기를 가졌는데 임신 초반에 자연유산이 되었다고 했다. 나는 몇 개월 때 유산이 되었냐고 재차 물었다. 한의학에서는 유산된 개월 수에 따라 진단이 달라지기 때문이다.

아기를 갖게 되면 열 달 동안 뱃속에서 잘 키워 예쁘게 낳는 것이 가장 좋겠지만 사람의 일이란 것이 마음대로 되지 않는 법이다. 불행하게 열 달을 다 채우지 못하고 유산되는 일이 벌어지기도 한다. 하지만 유산이 되더라도 2, 4, 6개월처럼 짝수 달에 유산을 하면 굉장히 안 좋다. 짝수 달은 음陰에 해당하여 자궁 문이 닫혀 있는 시기이기 때문이다. 이때 유산이 된다는 건 닫혀 있는 문이 억지로 열렸다는 것이므로 자궁에 탈이 생길 수밖에 없다. 자궁에 숙질이 생겨 병이 오기 쉬우며, 또 다음 임신에 지장을 초래하기도 한다.

김 씨는 임신 2개월째 유산이 되었으므로 자궁에 숙질이 생겼을 가능성이 많았다. 그런데다 얼굴에 기미까지 낀 것으로 보아 분명 자궁이 좋지 않을 것이다. 옛말에도 여자는 얼굴이 고와야 임신이 잘 된다고 했다. 얼굴이 곱다는 건 예쁘게 생겼다는 말이 아니다. 피부에 혈색이 돌고 잡티 없이 깨끗해야 자궁의 기능이 좋다는 뜻이다. 김 씨에게 생리는 순조롭냐고 물어보았다.

"생리할 때 가슴이 많이 아프고 생리통도 심해요. 무슨 이상이 있나 싶어서 병원에도 가봤지만 전부 괜찮다고 했어요. 그런데도 점점 생리 주기가 불규칙해지는 게 아무래도 이상해요. 신경을 많이 써서 그런지 처음엔 34일, 35일 주기였는데 지난달과 지지난달엔 45일 주기로 또 늦춰졌어요."

김 씨의 맥을 보니 담에 떨어졌는데 이는 스트레스를 많이 받는다는 얘기였다. 그녀는 원래 예민하고 감정 기복이 큰 체질이다. 생리할 때 유방이 아프고 기미가 낀 것으로 보아 자궁에 숙질이 있다고 판단하고 자궁 숙질을 없애는 '가미제음단'을 처방했다. 임신을 할 수 있겠느냐며 걱정스러워하는 그녀에게 이렇게 말해주었다.

"제가 지어드리는 약을 잘 드시면 기미가 차츰 없어지면서 곧 임신이 될 겁니다. 음력 11월에도 임신이 가능하겠지만 저는 내년 음력 3월을 권해드립니다. 왜냐하면 준비 기간도 적당하고, 또 봄에 갖는 아기가 건강하고 똑똑하거든요."

여성들은 한 달에 한 번씩 배란을 하지만, 그렇다고 전부 임신이 되는 것은 아니다. 임신은 일 년에 네 번 정도 가능한데 그 시기를 잘 맞춰야 아기를 가질 수 있다. 어쨌든 임신이 가능하다는 말에 김 씨의 얼굴이 한결 밝아졌다.

눈 밑이 검은 30대 주부의 피부병

32세의 주부가 가슴과 팔에 생긴 피부병을 고칠 수 있겠느냐며 내원했다. 최근 식욕이 통 없고 입 냄새도 심하다 싶었는데, 가슴과 팔에 피부병이 생겼다고 했다. 굉장히 가려워서 고통스러운데 맥주를 마시면 가려움증이 더 심하다는 것이다.

피부병이 생긴 부위를 자세히 살펴보니 끝이 볼록하게 올라온 것이 꼭 물사마귀처럼 보였다. 그런데 맥주를 마시면 피부병이 더 심해진다는 얘기와 환자의 눈 밑에 거뭇거뭇한 그늘이 드리워져 있는 형상으로 보아 담음이 있다고 의심되었다. 담음이 있는지 확인하기 위해 질문을 몇 개 던졌다.

"가슴 속이 느글거리고 메슥메슥할 때가 있습니까? 얼굴이 후끈 달아오르면서 어지럽고 가슴이 답답하거나 두근거리죠? 그리고 온몸 뼈마디가 쑤시지요?"

환자는 말도 하지 않았는데 그런 걸 어떻게 알았느냐는 표정으로 연속해서 그렇다는 대답을 했다. 환자의 얼굴을 보니 예민하면서 신경이 날카롭고 결벽증도 있어 보였다. 식욕을 느끼지 못하는 건 아무래도 신경성인 듯싶었다. 배 부분을 진찰해보니 배꼽에서 진물이 나면서 냄새가 났다. 한의학에서는 이를 옹저癰疽라고 하는데 쉽게 말해 썩는 것이다.

진단 결과 눈 밑이 검은 것과 피부병이 서로 연관되어 있고, 성격이 예민하면서 날카로운 것도 이 병의 원인이라는 것을 알 수 있었다. 따라서 담열에 의해서 오는 피부병으로 판단하여 '이진탕'에 창출, 백출, 천궁, 산사를 가미해서 1차 치료를 하고, 2차로는 배꼽의 옹저를 치료하기 위해 '가미평위산'을 처방해 좋은 효과를 보았다.

13

여드름은
위치가 중요하다

여드름이 청춘의 심볼이니 어쩌니 하는 말이 있지만 당하는 사람 입장에서는 그보다 괴로운 것이 없다. 여드름이 올라오는 족족 다 짜 낼 수도 없거니와 짜내면 상태가 악화되곤 한다. 더욱이 기미나 잡티 와는 달리 치료 후에도 흉터가 남고, 피부 노화를 촉진시키므로 되도 록 빨리 치료하는 것이 좋다.

이마의 여드름

남자의 경우 이마는 심장, 턱은 신장에 해당한다. 반대로 여자는 이마가 신장, 턱이 심장에 해당한다. 이렇게 여자와 남자를 반대로 보는 것이 한의학의 특징 중 하나이다. 따라서 여자의 이마에 여드름이 많이 났다고 하면 신장의 기능이 좋지 않아서라고 판단한다.

한의학에서는 신장의 기능이 좋지 않은 것을 '신수기腎水氣가 부족하다'라고 표현한다. 신수기 부족으로 이마에 여드름이 많이 난 여성은 대체로 피부가 거칠고 피부색은 검은 편이며 요통과 어지럼증, 이명 등의 증상이 동반된다. 이때 신수기를 돋워주는 '육미지황탕' 등을 쓰면 여드름은 물론이고 신장의 기능까지 좋아진다. 물론 개인의 체질에 맞춰 약을 써야 할 것이다.

턱 주변의 여드름

사람마다 턱의 생김새는 모두 다르지만, 그중에서도 유난히 턱이 나온 사람이 있다. 이른바 주걱턱이다. 그런데 한의학에서 이런 형상은 식물의 뿌리가 밖으로 드러난 것과 똑같이 보기 때문에 근본이 부족한 것으로 여긴다. 근본이 부족하면 비위의 순환장애를 일으키므로 대개의 경우 위장이 나쁠 수밖에 없다. 이와 반대로 턱이 거의 없는 사람은 허리와 다리, 자궁 및 기타 부속 기관이 허약하다. 물탱크가 작으면 물을 많이 저장하지 못하는 것과 똑같은 이치이다.

여성의 턱은 화火, 즉 불에 해당한다. 여기서 화 또는 불이란 신경이 예민하여 사소한 일에도 속을 끓이거나 화를 낼 때 몸에 생기는 열 같은 것이다. 몸에 열이 쌓이면 위로 뜨면서 밖으로 분출되기도 하는데, 턱 주변에 나는 여드름이 바로 그것이다. 이때는 체질에 맞는 약도 중요하지만 스스로 자신의 마음을 다스리는 지혜도 필요하다.

얼굴과 가슴의 여드름

그리 흔치는 않지만 간혹 얼굴과 가슴 부위에 함께 여드름이 나는 경우를 볼 수 있다. 가슴에 여드름이 나는 것은 담열痰熱이 원인인데 담음증의 하나라고 보면 된다. 즉 날것이나 찬 것에 예민한 사람이 이런 음식을 많이 먹으면 순환이 제대로 이루어지지 않으면서 상초上焦(가슴 이상 부위)에 화가 쌓이고 이로 인해 가슴에 여드름 같은 피부 트러블이 생기는 것이다. 담열이 원인이라면 구내염과 가슴 통증, 뒷목 뻣뻣함 등의 증상이 동반된다. 이 밖에 얼굴의 측면과 광대뼈 주위의 여드름에 대해서는 기미 부분에서 이미 다루었으므로 설명을 생략하기로 한다.

등의 여드름

인체는 참으로 신비롭다. 내부에 이상이 있으면 반드시 겉으로 드러나기 마련인데, 그 양상이 목소리로 나타나기도 하고 손발톱이나 손가락 발가락 이상으로 나타나기도 하고 피부로 나타나기도 한다. 예를 들면 얼굴의 여드름, 등의 여드름, 가슴의 여드름은 원인이 각기 다르고 치료 방법 또한 다르다.

등에 난 여드름이 고민이라는 32세의 여성이 내원했다. 이 환자처럼 신체의 뒤편 즉 등이나 허리 뒷목에 무엇이 날 때는 소변을 잘 나가게 해서 양기를 운행시켜야 치료가 된다. 반면에 전면, 즉 목의 앞부분이나 가슴에 뭐가 나는 경우는 대변을 소통시킴으로써 음혈을 운행시킨다는 것이 한의학의 대원칙이다.

그래서 환자에게 소변을 잘 나가게 하는 '신기환'이라는 한약을 투여하였는데 등의 여드름이 매우 빨리 없어지는 효과를 볼 수 있었다. 특히 등 부위는 정기의 통로이기 때문에 여기에 무엇이 난다는 것은 정기가 부족해서 나타나는 현상이다. 말하자면 여드름을 없애주는 치료를 하는 것이 아니라 여드름이 나는 원인을 없애주는 치료를 한 것이다.

생긴 대로 병이 오고, 생긴 대로 치료한다

옛 의서에 '도道로써 병을 치료한다'고 했다. 예전 신성한 의사들은 사람의 마음을 치료해 질병에 걸리지 않도록 했다. 그런데 근본을 버리고 말단을 쫓고, 근원을 바라보지 않고 흐름만 쫓고 있는 요즘 세태는 안타까운 일이 아닐 수 없다.

인간은 욕심 많고 나약한 존재다. 제 몸 편한 것, 제 입에 단 것만 쫓는다. 병 되는 일만 하므로 병이 들지 않을 수가 없는 것이다. 문제는 여기서 출발한다.

왜 병이 왔느냐는 생각도 하지 않고 머리가 아프면 두통약을 먹고 소화가 안 되면 소화제를 먹고 혈압이 높으면 혈압약을 먹는다. 증상만 보고 원인을 보지 않으니, 평소 어떤 생활습관이 잘못되어 병이 왔는지를 알려고도 하지 않는다. 그러니 병은 깊어지고 약은 한 움큼씩 평생을 먹는다. 한번쯤 생각해봐야 할 일이다.

생긴 대로 병이 오고 생긴 대로 치료한다는 것은 환자가 어떤 체질이고 어떤 흠에서 이런저런 병이 생겼는지를 알아내서 치료한다는 뜻이다. 그 과정에서 당연히 생활상의 문제점이 발견되므로 환자가 스스로 병을 이겨나가도록 도와줄 수 있다. 물론 그것만으로는 되지 않으므로 한약이나 침 치료, 운동법들을 병행하는 것이 좋다.

의사는 조력자일 뿐이다. 의사가 다 하려고 할 때 문제가 생긴다. 인체의 흠을 보완해주어 정상적으로 운행되도록 도와주는 것이 최선이다. 그리고 병을 예방하려면 어떻게 살아야 하는지를 환자에게 제시해주는 것이 도道로써 병을 치료하는 신성한 의사의 몫이다.

01

대표적인 난치병,
피부 질환

한의학에서 피부병은 피부의 부드러움과 건조함에 따라 원인을 다르게 본다. 피부가 거친 것은 피부호흡이 안 되거나 신기가 부족하거나 혈이 부족한 것이다. 특히 혈허血虛한 사람의 피부는 건조하고 단단하다. 부드럽고 물렁물렁한 사람은 기가 부족한 사람이다.

피부와 관련된 피부병도 종류가 많다. 우선 가려움증이 있는가, 상체 하체 중 어디가 심한가에 따라서 다르다. 가려움증이 밤낮 중 언제 심한가에 따라서도 해석이 다르다. 이런 세심한 진료가 선행되어야 피부병의 근본 치료가 가능하다.

피부병 때문에 고생하는 사람들이 많다. 양약을 쓰거나 바르면 잘 치료되는 경우도 있으나 대부분 약 기운이 떨어지면 다시 재발하기 때문에 한방치료를 위해서 한의원에 내원한다. 앞서도 말했지만 한의학에서는 어느 부위에 피부병이 생기느냐에 따라서 원인 진단과 치료법이 달라진다.

62세의 여성이 피부질환으로 내원했다. 얼마 전 다리에 좁쌀 크기의 갈색 창이 생겼는데 주로 저녁에 가렵다고 했다. 기타 증상으로는 목에 항상 무엇이 붙어 있는 듯하고 발이 화끈거린다고 했다. 환자는 목소리가 걸걸했고, 광대뼈가 크고 법령이 깊었다. 여러 증상들과 생긴 모습으로 보아 간장과 신장, 즉 뿌리가 약해서 나타나는 피부 소양증으로 판단했다. '가미육미환'을 한 달쯤 복용한 후 피부도 좋아지고 기타 증상들도 사라졌다.

59세의 남성 환자가 밤이면 피부 가려움증이 심한 증세로 내원했다. 특히 엉덩이 쪽이 가려워 긁다보면 뭐가 툭툭 불거져 나온 것이 1년 가까이 되는데, 양방 치료도 한약도 효과가 없었다는 것이다. 풀에만 스쳐도 두드러기가 난다고 하니 견디기 어려웠을 것이다. 거기다 신물이 올라오고 당뇨 증세도 있다고 했다. 피곤하면 자다가 쥐가 자주 난다고도 했다.

환자를 자세히 보니 손톱이 약했고 이마 부분이 검었다. 환자를 볼 때는 무엇을 중점으로 보느냐에 따라 치료 성패가 갈라진다. 이 환자의 경우 손톱이 약하고 밤에 쥐가 난다는 것이 핵심이다.

허리 이하는 혈지부血之府로 본다. 밤에 증상이 심해진다는 것은 혈허 증상이다. 자다가 다리에 쥐가 나는 것은 혈열 증상이다. 혈열에 의해 쥐나 나고 엉덩이 아래로 가려운 것으로 판단해 혈열을 꺼주는 '전근사물탕'을 몇 제 투여했더니 그렇게 고생하던 가려움증이나 쥐가 나는 증상이 한꺼번에 좋아졌다.

위의 두 사례에서 허리 이하의 가려움증이라는 동일한 증상에 전혀 다른 진단과 처방이 내려진 것을 볼 수 있다. 앞의 사례는 뿌리(간장과 신장)가 약해져 나타나는 증상으로 간신을 돕우는 '가미육미환'을 투여했다. 뒤의 사례는 혈이 열을 받은 상태에서 혈이 영화를 누리지 못한 것이 원인이므로 혈열을 꺼주는 '전근사물탕'을 투여해 치료한 것이다.

두드러기

현대사회의 고질병이라 불리는 아토피 등, 만성적인 피부질환은 딱히 죽을병은 아니지만 죽고 싶을 만큼 고통스럽다. 최근엔 두드러기로 고생하는 사람들이 많다. 현대의학의 관점에서 두드러기는 원인도 모르고 치료약도 없다. 단지 항히스타민제 등으로 그때그때 증상만 가라앉힐 뿐이다. 하지만 한의학적으로 근본적인 원인을 찾아 치료한다면 재발 없이 나을 수 있는 병이다.

두드러기 때문에 병원을 일 년 넘게 다녔다는 20대 후반의 여성이 내원했다. 두드러기 증상은 배, 머리, 팔 안쪽에 주로 나타난다고 했다. 환자의 경우 눈 밑에 담음의 형상이 있어서 이를 치료하는 '이진탕'을 가미해서 투여했더니 거짓말같이 두드러기 증상이 치료되었다. 평소 트림도 자주 나고 소화도 잘 안 되면서 몸이 많이 부었는데 이런 제반 증상도 함께 없어졌다.

음식을 먹기만 하면 두드러기로 고생한다는 12세 여자아이의 사례도 있다. 배가 자주 아프고 입이 마르는 증상이 있는 이 아이에게는 '가미건중탕'을 투여해 치료했다. 가미건중탕은 두드러기 약이 아니라 굳어진 복부를 부드럽게 하는 약이다.

두 사례 모두 내상발반內傷發癍이라 하여 음식을 잘못 먹어서 생기는 두드러기였다. 하지만 두 사례의 처방은 달랐다. 체질에 따라 두드러기의 원인을 다르게 보고 근본 원인을 없애는 치료를 함으로써 좋은 결과를 얻은 것이다.

40대 중반 여성의 사례도 소개해보겠다. 환자는 두드러기가 너무 심해서 가려운 부위를 긁으면 붉은 줄이 생긴다고 했다. 6개월 동안이나 여러 가지 치료를 받았지만 차도가 없었다고 한다. 특징적인 것은 과음을 한 이후에 두드러기가 시작되었고, 술을 마시면 더욱 악화되었다는 것이다. 지금은 술을 끊었는데도 증상이 심해서 아무것도 할 수가 없다는 얘기였다.

이 환자는 주독으로 인해 피부호흡이 안 되는 것이 원인이었다. 따라서 주독을 풀면서 피부호흡을 시킬 목적으로 '갈화해정탕'을 투여하였는데, 환자 말로는 기적이 일어났다는 것이다. 역시 두드러기가 감쪽같이 사라졌다. 한의학에서는 같은 두드러기라도 신체의 어떤 부위에 나는가, 언제 더 심하게 나타나는가에 따라 치료 방법을 달리

한다.

대변이 나가지 않아 온몸에 독기가 쌓여서 두드러기가 심하게 난 사례가 있다. 기도까지 부어서 숨을 쉴 수 없어 응급실에 열세 차례나 실려 가야 했을 정도의 환자가 '가미투격탕'을 복용한 후 치료된 경우도 있다. 양명형 여성의 사례인데, 양명형에게는 습열이 잘 쌓이고 습열로 인한 두드러기가 잘 생긴다는 이런 체질적 특징을 알기에 치료가 가능했던 것이다.

한포진

한포진汗疱疹이라는 병은 손바닥과 발바닥에 작은 물집이 잡히는 습진 중 하나이다. 예정일보다 보름 정도 빨리 태어났다는 6세의 남자아이가 내원했다. 평소 손바닥, 발바닥에 땀이 많은데 수포가 생겨 껍질이 벗겨지고 진물이 나면서 몹시 가려워한다는 것이다. 사실상 양방에서는 치료가 어려운 한포진이라는 진단을 받았다고 했다.

결론적으로 아이에게 '가미도적산'을 투여했는데 이 약은 습진을 치료하는 한약이 아니다. 아이의 생긴 모습을 보니 화火의 성질이 강하고 눈꼬리가 들려 있었다. 예민해서 잠을 잘 자지 않고 잠자면서 이빨을 가는 증상도 있다고 했다. 아이의 생긴 모습, 그리고 잠자면서 이빨을 가는 증상은 심장의 기능이 원활하지 않다는 의미다. 심장을 돌봐주는 '가미도적산'으로 흠을 보완해주니 인체가 활성화되어 한포진까지 치료된 것이다. 생긴 대로 병이 온다는 차원의 치료는 어린아이에겐 더 중요하다. 아이들은 병의 원인이 선천적인 경우가 많기 때문이다.

식당에서 일한다는 25세 여성의 사례도 있다. 식사 시간이 불규칙하고 야식을 많이 먹는 습관이 있었는데 어느 날부터 손가락에 물집이 한두 개씩 잡히더니 전체 손가락으로 퍼졌다고 한다. 병원을 다녀봐도 낫지를 않아 혹시나 하고 내원했다는 것이다.

환자의 말대로 손가락이 엉망이었다. 사지는 비위에 속한다는 이론이 있다. 손발에 어떤 병이 오는 것은 위장, 즉 먹는 것과 연관이 있다. 저녁을 과식하거나, 식후에 드러눕거나, 식사를 너무 빨리 하거나, 허기를 참고 무리하게 일하거나, 식사시간이 일정하지 않은 것 등이 모두 위장 장애의 원인이다. 이 여성에게도 위장을 돕워주는 약을 투여해 피부병을 치료했다.

손가락에 생긴 습진을 치료하기 위해서는 환자가 어떤 체질이고, 어떤 증상이 있으며, 어떻게 생겼느냐를 봐야 한다. 이 여성은 양명형이었다. 여성치고는 덩치가 크고 얼굴이 부은 듯 푸석푸석했다.

이 환자의 경우 손가락뿐 아니라 전신 피부에 가려움증이 있었다. 입술이 자주 갈라지거나 벗겨지고 얼굴에 열이 오르고 입이 마른다고 했다. 식욕이 왕성하고 식곤증이 심한 증상도 있었다. 소화 장애는 특별히 호소하지 않았으나 복진을 해보니 중완 압통이 심했다. 이밖에도 얼굴이 붓고, 손바닥에서 열이 나고 붉어지며 땀이 나는 증상도 호소했다.

생긴 대로 병이 온다는 차원에서 이 여성의 증상을 정리해보자면 다음과 같다.

① 양명형이고 덩치가 크다.
② 사지의 병은 비위에서 주관한다.
③ 매일 야식을 먹는다.
④ 식욕이 좋아 잘 먹고(특히 육류), 식곤증이 심하다.

양명형들은 항상 마음이 편치 못해서 조잡증이 생기기 쉽다. 이는 담화에서 오는 것인데 화는 위로 작용한다. 한의학적으로 손가락이라는 것은 팔다리를 뻗은 관점에서는 인체의 제일 위쪽에 있다. 야식, 과식, 마음이 편치 못해서 생기는 담화가 손끝에 가서 수포와 가려움증 등을 동반한 것이다. 환자에게 위장의 담화를 꺼주는 '가미화담청화탕'을 투여하자 그렇게 고생하던 한포진이 치료되었다.

한포진을 앓고 있다면 절대 야식을 해서는 안 된다. 식후에는 천천히 걸어야 한다. 식후에 드러눕는 습관은 뱃속에 덩어리가 생기게 한다. 그러니 식사는 천천히 해야 하고 저녁은 가능하면 적게 먹어야 한다. 이런 것들을 지키지 않으면 증상이 재발되고 여러 가지 병이 생기게 된다.

40대 초반의 남성 한포진 환자를 치료한 사례도 있다.

그는 마른 체형이고 코가 길면서 얼굴이 약간 붉은 편이었다. 한마디로 예민하게 생겼는데 이런 사람들을 '혈허유화형'이라 한다. 상담을 해보니 스트레스를 많이 받는 직업이고 업무상 저녁에 회식이 잦다고 했다.

손바닥 발바닥에 농포가 생기고 표피가 벗겨지는 것이 주 증상이었다. 처음 생길 때는 물집 형태인데 시간이 지나면 물집 끝이 노랗게 곪는다고 했다. 다행히 가려움은 그리 심하지 않다고 했다. 피부과에서 1년간 치료를 받았는데 배양검사상 진균, 세균, 박테리아가 나오지 않았다고 했다. 차도가 없어서 한방치료를 받아볼 생각으로 내원했다고 말했다.

이 남성 환자에게는 침 치료를 하면서 한약을 투여하였다. 혈허유화형, 예민한 성격, 스트레스를 많이 받는 직업, 잦은 저녁 회식이란 특징에 맥이 비위에 떨어졌으므로 신경성 위장병을 치료하는 '가미사물탕'을 투여한 것이다. 양약을 끊으니 처음에는 증상이 심해지는 듯했으나 곧 한약 기운이 돌면서 좋아지기 시작했다.

그런데 문제가 생겼다. 웬일인지 중간에 치료가 잘 되지 않았던 것이다. 환자에게 물어보았더니 치료가 거의 되었다고 생각하고 다시 회식을 하면서 과식, 과음을 했고 최근 스트레스를 많이 받는 일이 있었다고 한다.

그래서 이번에는 담화를 꺼주기 위해 '가미청화탕'을 투여하였다. 그리고 철저하게 주의사항을 지키도록 당부했다. 치료를 할 때 의사는 조연일 뿐이다. 주인공인 환자가 섭생을 잘 지켜 병을 이겨 나가야 치료에 성공할 수 있다. 잘 치료되던 한약과 치료법이 전혀 듣지 않게 되는 것을 '병사病邪'라고 한다. 병사는 잘 물러나지 않는다. 병의 기세가 한 번 성해지면 같은 치료를 해도 잘 듣지 않는 경우가 허다하다. 병사도 그만큼 힘이 커진 것이다. 치료에 있어서는 약도 중요하지만 환자의 마음가짐과 섭생이 무엇보다 중요하다.

주부습진

주부습진은 말 그대로 물일을 많이 하는 주부에게 흔한 손바닥이나 손가락 습진인데, 치료가 참 안 되는 병 중 하나이다. 39세의 여성이 매년 가을만 되면 손가락 끝과 손바닥에 습진이 생긴다고 내원했다. 이 책을 이 부분까지 읽었다면 짐작하겠지만 주부습진을 치료하는 약이 따로 있는 것이 아니다. 환자의 흠을 찾아 보완해주는 것이 모든 병의 치료 방법이다. 일단 손바닥, 손가락의 병은 비위와 연관되어 있음을 기억하자.

이 여성의 체질은 얼굴이 둥글고 퉁퉁하며 살집이 있는 것으로 보아 방광체와 습체였다. 그래서 습을 제거해주면서 위장을 좋게 해주는 '가미양위탕'을 투여했더니 주부습진이 완전히 사라졌다. 그런데 '가미양위탕'을 써야 하는 환자는 따로 있다. 즉 살이 부드러운 습체이면서 얼굴은 둥글고 넉넉하게 생긴 체질에, 한축寒縮(추워서 몸을 움츠림)이 났다 열이 나는 증상들이 나타나야 한다. 문제는 이 여성의 경우 이런 증상이 뚜렷하지 않았다는 것이다.

그러나 손바닥은 습이 있어야 제대로 움직이는데 습이 너무 많으면 오히려 관절이 아프거나 붓고 또한 균이 성해서 주부습진이 생기게 된다. 그래서 위를 좋게 해주면서 습을 조절해주는 '가미양위탕'을 투여하게 되었다.

주부습진 역시 제대로 된 생활습관이 병행되어야 한다. 생활 속에서 법도를 지키지 않으면 반드시 재발하게 된다. 가끔 한약도 근본치료는 안 되는 것 아니냐고 하는 분들도 있는데, 병사가 성하게 될 조건을 스스로 만들고 있다면 그 어떤 명약도 소용이 없다. 주부습진을 예방하는 방법은 여러분의 예상을 깨고 지극히 일반적이다. 모두 식습관과 연관된 것이다.

첫째, 식후에는 반드시 걷는다.
둘째, 저녁식사는 적게 한다.
셋째, 과식을 하지 않는다.
넷째, 야식은 절대 금한다.

건선

|

건선은 대표적인 난치성 피부병이다. 그러나 초기에 전신에 퍼지지 않았을 때 올바로 치료하면 큰 효과를 볼 수 있다. 피부병에는 크게 두 가지가 있다. 피부가 건조하고 인설이 떨어지는 경우와 습해서 진물이 나고 썩어 들어가는 경우다. 건선은 피부가 건조하고 인설이

떨어지는 경우에 해당한다. 한의학에서 본 건선의 원인은 외기 손상으로 인한 비위의 운행 장애, 그리고 체질적 흠이다.

초등학교 6학년 때부터 전신의 건선 증상으로 고생하고 있다는 18세의 남자 고등학생이 내원했다. 사실 이 학생이 건선 때문에 내원한 것은 아니고, 이마에 여드름 같은 것이 나서 없어지지 않는 증상 때문이었다.

중국 청나라 시대의 의서인 의종금감醫宗金監에 의하면 이마에 난 여드름은 '침뇌저'라 하여 초기에 '형방패독산'을 투여하게 되어 있다. 이 학생은 얼굴이 갸름한 목체형에 팔다리가 길었다. 그 밖의 불편한 증상으로는 비염과 코 막힘, 맑은 콧물이 있었다. 감기는 아닌데 감기처럼 컨디션이 안 좋을 때가 있고 뒷목이 뻣뻣하거나 아침에 일어났을 때 머리가 아플 경우도 있다고 했다.

여러 가지를 종합적으로 판단해 '형방패독산'을 투여했는데, 이마의 피부병뿐 아니라 인설까지 떨어지던 전신의 건선이 함께 치료되는 효과를 본 것이다.

33세의 남성 환자가 건선으로 내원한 사례도 있다. 10년 전부터 팔, 몸통, 다리에 건선이 생겨 고생 중인데 가을 겨울에 가려움증이 심하다고 했다. 남성의 콧구멍이 드러나고 이마에 상처가 있는 것을 보고 '가감팔미환'을 투약했다. 지금은 다리 쪽에만 증상이 약하게 남았고 거의 좋아졌다고 한다.

그런데 '가감팔미환'은 피부병하고는 아무 상관이 없다. 방광을 좋게 해서 진액을 채워주는 약인 것이다. 방광이 나쁜 사람들은 이마가 검거나 상처가 생기고, 이마에 기미가 많이 낀다. 엉덩이가 유난히 큰 남자들이나 콧구멍이 드러난 사람들에게 진액이 소변으로 새나가는 것을 막아주는 한약이 가감팔미환이다.

나이가 들면 진액이 고갈되면서 피부가 쭈글쭈글해지고 건조해진다. 젊은 사람도 진액이 새나가면 마르고 건조해진다. 그래서 건선도 생기는 것이다. 진액이 충만하면 면역체계도 좋아져서 세포가 활성화되니 자연스럽게 건선이 치료된다. 이 환자는 약 복용 후에 입이 마르거나 밤에 땀을 많이 흘리는 증상도 함께 좋아졌다고 한다.

다음은 덩치가 있는 41세 여성의 사례다. 초등학교 때부터 고생했다는 팔꿈치 건선이 본원에서 한약을 먹고 많이 좋아졌다. 몇 달 전 몸이 안 좋아지면서 피부에 멍든 것처럼 모세혈관이 진하게 보였는데 그것도 거의 좋아졌다고 한다.

이 환자는 건선 외에도 불편한 증상들을 많이 호소했다. 자궁 물혹, 비문증, 입 마름, 안구 건조증, 질 건조증, 성교통, 생리전증후군 등이다. 증상은 복잡하지만 병을 치료하는 데 중요한 것은 체질이다. 여성치고는 덩치가 크고 지적상(삼각형)으로 생겼으며, 유방이 크고 생리 몸살이 있으므로 이것을 우선 치료하면 전신의 증상이 좋아질 것으로 판단하고 '오적산생리몸살방'을 투여하였다.

이 처방의 기본이 되는 '오적산'은 덩치가 있는 여성들이 외기에 손상되어 자궁에 이상이 나타나는 현상을 치료하는 한약이다. 여성의 생식기는 피부가 안으로 밀려들어가 생성된 것이다. 그래서 여성은 외기에 아주 민감하게 영향을 받는다. 그래서 자궁질환에 오적산처럼 외기를 조절하는 한약이 이용되는데, 이 여성도 같은 원리로 치료된 것이다. 같은 처방을 계속 투여한 결과 피부병뿐 아니라 기타 불편했던 증상이 좋아지는 효과를 볼 수 있었다.

건선 증상이 매우 심했던 40대 후반 여성 환자의 사례도 있다. 엉덩이, 배, 생식기 주변, 허벅지가 거칠어지고 검게 변해 보기 민망할 정도였는데 이 환자에게도 생리 전 몸살을 치료하는 '오적산생리몸살방'을 투여해 좋은 효과를 보았다.

레이노이드병

차가운 환경에 노출되면 손가락 혹은 발가락이 밀랍처럼 하얗게 변하면서 심한 통증이 오고 심한 경우 손가락, 발가락의 일부가 썩게 되는 병이 있다. 혈관 검사를 하면 차가운 환경에서 과도한 혈관 수축이 일어나 혈류의 흐름이 차단되고, 차가운 환경에서 벗어난 후에도 혈관 수축이 회복되지 못하는 소견을 보인다. 이를 레이노이드병이라 부른다.

이 병의 원인은 뚜렷이 밝혀져 있지 않은 실정이다. 손의 진동이 지속적으로 일어나는 작업 환경에 장기간 노출된 경우에 유발될 가능성이 있다고 보고되어 있으며, 일부 약물 반응, 동상, 혈액병 등에 관련되어 있다고 알려져 있으나 확실치는 않다. 따라서 치료 역시 확실한 방침이 없다, 보조적으로 혈관확장제, 항혈소판제, 교감신경절제술 등을 시행하고 있는 실정이다.

이 병에 걸리면 무엇보다 차가운 환경에 노출되는 것을 절대 삼가야 하고 손가락과 발가락을 항상 따뜻하게 해야 한다. 50대 여자 환자가 레이노이드 증상으로 내원했다. 손발이 차서 심할 때는 아프다는 것이다. 47세 때쯤 등산을 갔다가 동상에 걸렸는데 아마 그것 때문에 시작된 것 같다고 했다. 다른 불편한 증상으로는 입 마름이 심하다고 했다.

환자는 얼굴이 붉고, 콧구멍이 드러나 있었고, 천수상(삼각형)의 얼굴이었다. 콧구멍이 드러나 있다는 것은 방광이 약하다는 의미다. 손끝 발끝으로 양기가 제대로 전달되지 않는 레이노이드병의 증상으로 보아, 방광의 주약이자 양기를 끌어올리는 '오령산'을 먼저 투여했다. 약 복용 후 레이노이드 증상이 아주 좋아졌다. 악어가죽 같다고 표현했던 피부도 굉장히 부드러워졌다. 어려운 병일수록 근본 치료약을 써야 한다는 사실을 다시 한 번 확인한 사례였다.

오령산 복용 후에, 피부 호흡을 돕고 피부를 부드럽게 하기 위해 '가미육미환'을 투여했는데 환자의 만족도는 더 높아졌다. 피부가 많이 호전된 상태에서 치료를 종료할 수 있었다.

안면홍조

얼굴이 붉어서 고민인 사람들이 많다. 조금만 긴장해도 얼굴이 붉어지고 술을 마신 것 같은 경우도 있다. 정신적으로도 안정이 안 되고, 눈이 충혈되거나 머리가 맑지 않은 증상이 동반되기도 한다. 심한 경우는 탈모의 원인이 되거나 얼굴이 불에 덴 듯 통증이 있는 경우도 있다. 한의학적으로 안면홍조의 원인은 10가지도 넘는데, 이를 잘 감별하면 치료가 잘 되는 증상이다.

속상한 일을 겪은 후에 얼굴이 붉어지면서 열이 오르는 증상이 3주 이상 계속되고 있다는 58세의 여성이 내원했다. 안면이 불에 덴 듯 붉었는데, 그동안 여기저기 다니면서 치료를 해도 효과가 없었다고 했다. 환자는 더운 곳, 건조한 곳에 가지도 못하고 뜨거운 음식도 못 먹고 늘 창문을 열어놓고 잔다고 했다. 햇빛을 보면 얼굴이 따끔거려 일상생활에도 불편함이 많다고도 했다. 그 밖에 소화가 잘 안 되어 마치 명치에 혹이 있는 느낌이라고 했다.

환자의 증상이나 생긴 모습으로 보아 화火에 의한 면열面熱로 판단하고 '승마황련탕'을 투약하고 침 시술(소장정격)을 했다. 이 환자에게 시술한 '소장정격'은 화상이나 햇빛 알레르기에도 효과적인 것이다. 치료를 받은 후 증상이 호전되었다. 치료 전후의 사진을 보아도 효과를 확연히 알 수 있을 정도였다. 안면홍조 역시 한의학의 관점에서 원인을 정확하게 찾으면 불편한 증상들이 많이 개선되는 효과를 볼 수 있다.

티눈과 사마귀

한약을 먹고 발바닥의 티눈이 없어졌다고 하면 믿기 힘들 것이다. 그러나 실제 임상에서 티눈은 잘 치료되는 질환이다. 예전에 한 남자 환자가 내원한 적이 있는데 그 부인의 생긴 모습을 보고 한약을 투약했고, 그 결과 불편했던 증상뿐 아니라 티눈까지 좋아진 사례가 있다.

한의학에서는 진찰을 할 때 본인은 물론이고 배우자의 모습도 매우 중요하게 본다. 특히 남성들의 약을 지을 때는 부인의 생긴 모습이나 피부색, 골격 등 어떤 체질의 여성과 함께 사는지가 중요하다. 남녀의 병은 서로 주고받는 것이기 때문이다.

남자 환자의 부인은 한의학적으로 볼 때 매우 기실한 체질이었다. 이렇게 기가 실한 여성과 함께 사는 남성은 상대적으로 신정腎精 부족증이 나타나기 쉽다. 그런 의미에서 이 환자에게 정을 보해주는 '보정익수고'를 투여한 것이다.

그런데 이 약을 복용하는 중에 오래 전부터 골칫거리였던 발바닥의 티눈이 거의 사라지는 놀라운 일이 벌어졌다. 티눈 때문에 걷기도 힘들 정도라서 병원에서 레이저 치료를 받았으나 효과가 없었다고 한다. 티눈이 나을 것이라는 기대는 전혀 없었기에 내원했을 때 말하지도 않았던 증상이다. 그런데 한약을 복용하면서 거짓말처럼 티눈이 떨어지니 신기할 따름일 것이다.

그러나 한의학을 알면 신기한 것이 아니라 당연한 일이다. 발바닥에 티눈이 생긴 주원인은 신정腎精 부족이었는데, 정을 보해주니 자연스럽게 티눈이 사라진 것이다. 남자 환자는 심한 식곤증, 만성 피로와 같은 증상도 함께 좋아졌다며 신기해했다.

8세 여자아이의 손가락에 있던 편평사마귀가 사라진 사례도 있다. 보기 싫을 정도로 컸던 사마귀가 완벽하게 없어진 것이다. 하지만 아이에게 투약한 '황기건중탕'은 전신 보약이지 사마귀를 없애는 약이 아니다.

앞의 사례처럼 티눈이나 사마귀 등 피부과 질환은 한의학적 원인을 찾아 한약을 투여하면 인체의 흠이 없어지면서 저절로 치료된다. 티눈이나 사마귀는 인체가 활성화되지 못해 올라오는 것이므로, 레이저 치료로 증상만 없애려고 하기보다는 전신적인 근본치료를 하는 것이 좋다.

02

땀은 해석이
중요하다

땀은 한의학적으로 다양하게 해석된다.

첫째, 계절별로 다르게 해석한다.

여름에는 땀이 나는 것이 정상이다. 그래도 지나치게 많이 나면 기부족이므로 보기補氣 요법을 쓴다. 가을과 겨울에는 땀이 나지 말아야 한다. 그러나 이때도 땀이 많이 난다면 치료를 해야 한다. 인체의 진액이 새는 현상이므로 지한止汗 요법을 쓴다.

둘째, 체질에 따라 다르게 생각한다.

마른 체질과 뚱뚱한 체질을 구분해야 한다. 화성을 띤 사람, 즉 심장이 약한 사람들은 또 다르게 생각한다. 심장이 대소변과 땀을 주관하기 때문이다.

셋째, 땀이 나는 부위에 따라서 다르게 생각한다.

땀은 상체에만 나는 것이 정상이다. 그러나 머리에만 난다거나 하체에만 난다거나 손발이나 겨드랑이에만 난다면 다르게 치료해야 한다.

넷째, 땀이 주로 나는 시간에 따라 다르게 생각한다.

낮에 나느냐 밤에 잠잘 때 나느냐에 따라 원인이 다르므로 치료 방법도 달라야 한다.

14세 남자아이의 다한증

땀 때문에 괴롭다는 14세 남자아이가 내원한 적이 있다. 땀이 얼마나 많은지 그냥 가만히 있어도 땀이 나고, 시험을 볼 때처럼 긴장을 하면 손바닥에 땀이 흥건할 정도라고 한다.

다른 증상으로는 고추 끝이 아프고 자주 붉어지고 소변을 자주 본다고 했다. 대변은 아침과 저녁에 보는데, 아침엔 일어나자마자 아랫배가 아파 화장실에 가는데 대부분 설사를 한다는 것이다. 손발 끝이 많이 벗겨지고, 코도 안 좋아 계속 코를 푼다고도 했다. 같이 온 어머니는 아이가 잘 먹는데도 안 큰다고 걱정이 많았다.

아이는 또래보다 약간 작아 보였다. 입술이 얇고 윗입술이 들려 있었으며 양쪽 뺨에 주근깨가 있고 얼굴이 붉었다. 생긴 모습과 증상, 맥을 참고해 심소장열로 인한 다한증으로 판단하고 '적복령탕+녹용'을 투여하였다. 결과는 놀라웠다.

예전처럼 아랫배가 아프면서 불쾌한 증상이 사라지고 땀도 줄었다. 고추 끝 아픈 것은 한약을 먹고 바로 좋아졌다고 한다. 한약 다 먹을 무렵부터는 화장실도 하루 한 번만 가고 있다고 매우 만족해했다. 이처럼 땀이 나는 경우도 생긴 모습이나 나타나는 주변 증상에 따라 대응하면 비교적 잘 치료된다.

하체에만 땀이 난다면 위험 신호

한의학에서는 땀을 진액이라는 차원에서 생각한다. 밤에 주로 나는 도한盜汗, 하체에 나는 음한陰汗, 겨드랑이에 나는 액한腋汗, 손바닥과 발바닥에만 나는 수족한手足汗 등은 모두 원인이 다르고 따라서 치료 방법도 다르다.

예전에 스페인 남성이 내원한 적이 있는데 하체에만 땀이 나는 경우였다. 이런 경우 의외로 아주 사소한 것이 원인일 경우가 많다. 이 환자에게는 땀을 치료하는 약이 아니라 주독을 풀어주는 '대금음자'라는 한약을 처방했다. 스페인 사람들은 식사 때나 평소에 술을 자주 마시는데 이를 이기지 못해 땀이 났던 것이다. 환자는 한약을 복용한 후 땀도 덜 나고 피곤한 것도 가셔서 잘 지내고 있다고 한다.

땀은 원래 상체에서 나는 것이 정상이다. 하체에 땀이 나는 '음한'은 땀이 나지 말아야 할 곳에 나는 것이므로 예사롭게 생각해서는 안 된다.

60대 남성의 경우도 소개해보겠다. 이 환자는 오래전부터 허리, 어깨가 아팠고 소화도 잘 안 되고 피곤도 매우 심했다고 한다. 이 환자에겐 '음한'에 관한 약을 처방했는데, 이는 새나가는 진액을 막아주는 것이다. 예전엔 땀이 많이 나서 속옷이 누렇게 찌들었는데 이제 속옷이 보송보송해졌다고 한다. 게다가 진액을 막아주니 허리와 어깨의 통증, 피로감, 소화불량 등이 함께 좋아졌다.

이 사례처럼 하체의 땀은 전신 건강과 매우 밀접한 관련이 있다. 특히 겨울철에 하체에 땀이 난다면 진액이 새는 현상이다. 이런 증상을 방치하면 당뇨병, 고혈압, 디스크 등 복잡한 병이 생길 수 있다. 아주 사소한 병이라도 치료하지 않으면 큰 병이 된다는 것은 진리다. 한의학은 이런 원인 치료를 통해 사람들을 건강하게 살도록 해주는 학문이다.

03

특히 체질이
중요한 항문질환

피부병과 마찬가지로 항문 관련 질환이 한약이나 침으로 치료된다고 믿는 사람은 드물다. 하지만 생긴 대로 병이 오고 생긴 대로 치료한다는 관점에서 항문 질환의 원인을 찾아 치료하면 정말로 말끔하게 치료되는 경우가 많다. 이때 수술을 하지 않았으면 더 빨리 회복되는 것을 볼 수 있다. 이 경우에도 생활습관이 중요하므로 치료와 생활습관 교정을 병행해서 병의 근본을 다스리면 재발까지 막을 수 있다.

다음은 항문 질환을 예방하기 위한 생활습관이다.

① 저녁은 소식한다.

② 항문은 항상 청결하게 관리한다.

③ 아침마다 항문 조이기를 해준다.

④ 과음하지 않는다.

⑤ 과음 후 성생활을 피한다.

⑥ 운동 등으로 스트레스를 그때그때 풀어준다.

⑦ 변비나 설사가 있으면 즉시 해결한다.

⑧ 항문이 조금만 불편해도 바로 한방치료를 받는다.

수술 없이 치료한다

의류 사업을 한다는 40대 초반 여성의 이야기다. 보통 새벽 서너 시에 잠을 자므로 항상 피곤하고, 2개월에 한 번 유럽 출장을 가야 해서 스트레스도 심하다고 했다. 그녀는 치질 증상이 있는데 스트레스를 받으면 더하다고 걱정이었다.

환자는 얼굴이 각진 기과형에 근골 위주인 마른 체질이었다. 얼굴이 각진 데다 출산 경험이 없고 스트레스를 받으면 치질 증상이 심해진다는 것으로 보아 '기치氣痔(기가 하초에 몰려서 생긴 치질)'로 판단해서 '후음향소산'에 녹용을 가해 투약했고, 저녁에는 공진단을 복용하도록 하였다. 결과는 참으로 만족스러웠다. 환자는 한약을 먹고 이렇게 효과를 본 것은 처음이라고 기뻐했다. 치질 증상도 거의 불편함을 느끼지 못할 정도로 좋아졌고 피로도 덜하다는 것이다.

항문의 병은 모두 먹는 것, 음주, 스트레스에 의한 것이 대부분이다. 한의학에서는 수술 없이 치질의 원인 치료가 가능하다. 손발에 침 치료를 하거나 한약을 투여해서 치료에 성공한 사례가 많다. 치질은 어떤 치료를 하더라도 일상에서 제대로 섭생을 해야 유지될 수 있다는 것을 명심해야 한다.

피곤할 때마다 악취가 나는 증상

다리가 삐끗해서 침 치료를 받기 위해 내원한 환자와 상담을 하다가, 평소 치질로 고생하고 있다는 얘기를 들었다. 변비와 항문 출혈이 있는 것 외에도 평소 피로를 쉽게 느끼는데, 피곤하면 항문에서 좋지 않은 냄새가 난다는 것이다. 또한 뒷목이 자주 뻣뻣하고, 식사 때 땀을 많이 흘리는 증상도 있다고 했다.

항문은 24절기와 연관되어 있기 때문에 항문에 병이 있는 경우에 이를 우선적으로 치료하면 전신의 건강이 좋아진다. 항문에 악물이 있어서 악취가 나는 경우를 맥치脈痔(항문 주위가 헐고 피가 나는 증상)라고 하는데 사례의 환자도 그런 경우라 판단해 '활력축어탕'을 처방했다.

환자는 치질과 악취 증상으로 고생한 것이 상당히 오래되었음에도 불구하고 한약 복용 후 좋은 효과가 있었다. 악취가 사라지고 안

색까지 맑아진 것이다. 기본적으로 항문의 병은 근맥筋脈(힘줄과 핏줄)이 나빠서 오고, 치질은 피부 호흡이 안 되어서 오기 때문에 근본적인 치료를 위해서는 생활 속에서 철저한 주의가 필요하다.

한의서에 따르면 '치질은 주, 색, 풍, 기, 음식의 다섯 가지가 지나쳐서 24가지 증상으로 변한다'고 하였다. 즉 음주를 지나치게 즐기거나, 성생활을 과도하게 하거나, 스트레스를 많이 받거나, 식생활의 절도를 지키지 않는 사람에게 오는 병이라는 뜻이다. 다시 말해 아무리 좋은 약을 먹어도 평소에 이런 섭생을 철저히 지키지 않는다면 잘 낫지 않거나, 나았다 하더라도 금세 재발하게 된다. 항문 질환을 수술한 후에도 마찬가지이다.

앞 사례의 환자도 양명형 체질로서 풍채가 좋고 살집이 있으면서 입술이 두툼하게 생겼다. 이런 체질은 뭐든지 맛있게 먹기 마련이다. 그래서 늘 먹는 것으로 인한 병이 온다. 또한 먹고 나서 바로 드러눕는 습관을 가진 사람이 많다. 허기가 지면 잠이 오질 않는다거나, 먹고 바로 드러누워 잠을 자는 경우를 흔히 본다. 이런 생활 습관을 고치지 않으면서 침이나 약만으로 병이 낫기를 바라는 것은 과한 욕심이다.

항문의 출혈

치질이 있어서 불편하고 최근에는 변을 본 후에 출혈이 있다는 41

세의 여성이 내원했다. 환자에게 '가미축어탕'을 투약했는데, 그 후로는 한 번도 피가 나오지 않고 항문도 불편하지 않다고 했다.

'가미축어탕'은 특수 한약이라 할 수 있다. 항문 안쪽에 손을 넣어보면 핏줄이 불거지듯이 치질이 생기는 '맥치脈痔'에 투여하는 특수한 한약인데, 맥치는 식탐이 있는 양명형에게 많이 나타난다. 양명형들은 얼굴이 둥글넓적하고, 유방이 유난히 크고, 배가 나오는 것이 특징이다. 유방은 위장에 해당하는 것으로 이런 체질은 식탐이 많으며 툭하면 잘 체하는 것이 특징이다. 많이 먹지도 않는데 살이 찐다고 억울해하는 사람들이 이들이다. 이런 체질들에게 특히 맥치가 잘 생기는데 '가미축어탕'이 특효를 보인다.

이번 사례의 여성도 여기에 해당했다. 이런 체질들은 식사를 천천히 해야 하고, 저녁 식사의 양을 줄여야 한다. 또한 술과 성생활은 치질과 항문 출혈을 재발하게 한다.

한의학으로 항문 출혈이 치료된다는 것이 믿기지 않는 분들도 있을 것이다. 그러나 조금만 생각해보면 수술로 문제 부위를 잘라내는 것이 근본 치료가 아님을 알 수 있다. 문제의 원인을 제거하는 한약을 투여하거나 침 치료를 하는 것, 생활습관을 바꾸는 것이 근본 치료다.

양명형 체질의 치질 치료

한의학에서 바라보는 치질의 첫 번째 원인은 스트레스다. 둘째는 저녁 식사를 과하게 하는 것, 셋째는 술과 성생활, 넷째는 양명형 체질의 만성 변비다. 수술 날짜까지 잡아놓았다가 한방 치료를 선택한 특이한 사례가 있어 소개해보겠다.

젊은 여성 사업가가 내원했다. 모레 치질 수술이 잡혀 있는데 혹시 한의학적으로 치료가 가능하냐고 질문했다. 지인이 본원에서 한방 치료로 치질이 나았다는 얘기를 듣고 혹시나 해서 방문했다는 얘기였다.

상담을 해보니 환자는 변비가 무척 심해서 설사하게 하는 약을 오랫동안 복용해 왔다고 했다. 장이 좋지 않아 조금만 먹어도 가스가 차고 배가 늘 풍선처럼 빵빵하다는 것이다. 몸이 잘 붓고 가슴이 답답하고 등까지 통증이 있어서 심전도검사 등 안 해본 검사가 없다고도 했다.

신물이 올라오고 소화가 안 될 뿐 아니라 위경련도 가끔 겪는다고 한다. 스트레스를 받으면 심장이 뛰고 숨 쉬는 게 힘들 때가 있다고 한다. 며칠 전엔 소변을 몇 분 간격으로 자주 보는 증상까지 나타났다는 것이다. 또한 어지럼증, 손발 저림, 우울감 등의 증상도 호소했다.

환자의 형상을 보니 입과 코가 크고, 눈두덩이 두툼한 전형적인 양명형 체질이었다. 환자에게 '가미축어탕'을 처방했는데 복용 후 너무 좋았다는 반응이었다. 가슴의 답답함과 통증이 사라지면서 가스 차는 것, 붓기 등 모든 증상들이 좋아졌다고 감사의 인사를 전해왔다.

가미축어탕은 양명형 체질이면서 평소에 대변이 굳고 소변도 시원하지 않을 때 특별한 효과가 있는 약이다. 대소변이 시원하게 나가므로 오장육부가 조화를 이루어 가슴의 통증이 덜해진 것이다. 수술해도 치질 증상이 어느 정도는 치료가 되었을 것이다. 그러나 변비나 소화 장애, 가슴의 통증, 소변 이상, 붓기 등이 모두 좋아질 수는 없다.

가미축어탕은 변비도 근본적으로 해결해주니 치질도 치료되고 불편했던 증상들이 함께 사라졌다. 대변이 소통되니 오장육부의 조화가 이루어지고 몸이 정상적으로 운행되기 때문이다. 설사하게 하는 약을 쓰는 것과 가미축어탕으로 대변을 소통시키는 것은 차원이 다르다.

한 가지 사례가 더 있다. 하와이에서 사진업을 한다는 30대 중반의 남성이 치질 수술을 하려고 한국에 들어왔다. 그 역시 양명형이었는데, 환자의 장모가 수술을 하면 안 된다면서 본원에 데려온 것이다. 환자는 치질로 오랫동안 고생했는데 이것도 한약으로 치료가 가능하냐며 의심하는 눈치였다. 참고로 양명형은 의심이 많은 것이 특징이다. 한약 세 제를 복용하고 불편하던 치질이 없어져서 수술하지 않고 다시 하와이로 돌아갔는데, 몇 년이 지난 지금도 재발하지 않고 잘 지낸다는 소식을 들을 수 있었다.

04

정신과 질환의
한방 치료

복잡하고 경쟁이 심한 세상을 살아가다 보니 각종 신경성질환으로 고통받는 사람들이 폭발적으로 증가하고 있고 현대의학으로도 치료가 잘 되지 않는 사람이 많다. 그런데 발상을 바꾸어 생긴 대로 병이 온다는 차원에서 한의학적 치료를 선택했을 때 예상외의 효과를 보는 경우가 많다.

공황장애

|

불안증의 하나인 공황장애는 한 번 치료가 되었더라도 재발하기

쉬운 만성 질환이다. 최근 연예인들을 중심으로 공황장애 환자들이 늘고 있다.

각종 사건 사고 뉴스를 볼 때마다 너무 무섭고 본인에게도 곧 나쁜 일이 닥칠 것 같아 불안해 견딜 수 없다는 50대 여성이 내원했다. 남편의 사업 실패 후 이런 증상이 나타났는데, 조금만 서운한 소리를 들어도 눈물이 쏟아지고 가슴이 답답하거나 고춧가루를 뿌린 듯 화끈거린다고 했다. 불안하고 피로가 심해서 쓰러질 정도이고 무슨 일을 하려면 겁부터 난다는 것이다. 순간적으로 눈앞이 흐릿해지면서 시야가 물결치는 것처럼 보인다고도 했다. 환자는 현재 공황장애 약을 복용 중이었다.

한의학적으로 이런 병을 치료하려면 생긴 모습과 맥이 중요하다. 환자는 코가 강하고 광대뼈가 나온 기과형에 태음형 체질이었다. 여자이지만 남자 같이 생겼다고 봐야 하므로 '가미사칠탕'을 썼다. 본원에서 한약을 먹은 후 증상이 좋아져서 정신과 약을 끊었으며 몸의 컨디션이 전반적으로 좋아졌다며 감사의 인사를 여러 차례 전해왔다.

자신이 혹시 공황장애가 아닐까 걱정하는 분들이 많은데, 다음과 같은 증상이 최소 4가지 이상 나타날 때 공황장애로 진단하므로 참고하기 바란다.

공황장해의 임상적 진단 기준
① 가슴의 두근거림, 저린 느낌, 혹은 심장 박동이 빨라짐
② 호흡이 가빠지고 숨이 막히거나 가슴이 답답한 느낌

③ 질식할 것 같은 느낌

④ 가슴 부위의 통증이나 불쾌감

⑤ 식은땀

⑥ 손발 혹은 몸의 떨림

⑦ 구역질 혹은 복부 불쾌감

⑧ 현기증이나 비틀거림

⑨ 오한 또는 화끈거리는 느낌

⑩ 얼얼하거나 따끔거리고 저리며 마비되는 느낌

⑪ 현실 감각 상실 또는 자신으로부터 분리된 느낌

⑫ 통제력을 잃거나 미쳐버릴 것 같은 두려움

⑬ 죽을 것 같은 공포

이러한 증상들이 특별한 경고나 확실한 이유 없이 저항할 수 없을 정도로 갑작스럽게 밀려와서 10분 이내에 최고조에 달하는 상태를 공황발작이라 하는데, 대개 수분 이내에 사라진다. 가장 흔한 증상은 심장 박동의 증가다. 공황발작을 한 번 겪은 환자는 또 그런 일이 생길지도 모른다는 두려움에 감정과 행동의 변화를 겪게 된다. 이와 같은 예기불안(발생하지 않은 위험을 예상한 데 따른 불안)은 공황발작 그 자체보다 생활을 더 무력하게 만드는 원인이 된다.

공황장애는 신체적 문제와 개인적인 경험에 기인하는데 특히 유소년 시기 초기의 경험과 이에 따른 인격 발달, 외부적인 스트레스가 가장 큰 원인이다. 물론 이런 요인이 있다고 해서 모두가 공황장애를 겪는 것은 아니다.

형상의학적 관점에서 공황장애가 오기 쉬운 체질이 있다. 근시이거나 난시, 곱슬머리, 예민한 여성, 성격이 강한 여성, 소심한 남성, 겁이 많은 사람, 얼굴이 붉고 심장이 약해서 근심 걱정이 많은 사람이 그들이다. 이러한 체질들을 잘 판별한다는 것은 공황장애의 원인을 알아낸다는 말과 일맥상통한다.

한의학에서는 한약, 침, 뜸 등으로 치료를 하는데 공황장애의 경우 침법도 중요하다. 사암침법 중에 공황장애에 잘 듣는 침법으로는 심한격, 심열격, 심정격, 비정격, 폐정격 등이 있다.

공황장애와 산후병

|

미용실을 운영하고 있다는 53세 여성이 내원했다.

순간순간이 불안하고 일을 하다가도 곧 쓰러질 것 같다는 것이다. 이러다 곧 죽거나 미칠 것 같아 병원에서 검사를 했는데 아무 이상이 없다니 환장할 노릇이었다. 다른 병원에 가서 공황장애 약을 처방받아 하루 먹었는데, 이건 아닌 것 같아 지금은 먹지 않고 버티고 있다고 했다. 이 외에도 몇 달째 아침만 되면 가래, 기침, 콧물 등 감기 기운이 있고 머리가 텅 빈 듯하고 등이 가려운 증상도 있다는 것이다.

환자와 상담을 해보니 45세에 늦둥이를 출산했다고 한다. 광대뼈 부위에 기미 잡티가 많았고 피부도 검은 편이었으며 콧등에 주름이 잡혀 있었다. 산후 허로증이라 판단해 '소요산'을 투여했는데 증상이 급격히 좋아졌다. 한약을 꾸준히 복용하자 광대뼈의 기미도 많이 옅어졌다.

콧등에 주름이 생긴다는 것은 혈허 증상이다. 노산으로 혈이 허하고 산후에 몸조리를 잘 하지 못해 생긴 증상들인데 원인은 찾으려 하지 않고 증상만 치료하려니 잘 되지 않았던 것이다. 정신과적 증상에 산부인과적 해결책을 찾을 수도 있음을 알아야 한다.

과호흡증후군

최근 드라마 같은 데서 많이 다루는 증상이 과호흡증후군이다. 말 그대로 지나친 호흡으로 혈액 속 이산화탄소 농도가 낮아지는 현상으로 환자들은 숨을 쉴 수 없다고 고통을 호소한다. 항상 긴장 속에서 사는 연예인, 직장인, 수험생들이 이런 증상으로 고통을 받는다. 본인은 숨이 잘 안 쉬어지니 죽을 것 같은데 주변 사람들에게 얘기해도 이해를 못하니 더 괴롭다는 환자도 많다.

한의학적으로 과호흡증후군의 원인은 크게 4가지를 들 수 있다. 신기 부족, 원기 부족, 담화, 삼초가 맺혀서 소통이 안 될 때이다.

31세 남성이 이런 증상으로 내원했는데 하루에 한두 번은 흡입기를 써야 한다고 했다. 흡입기를 안 쓰면 누군가 목을 꽉 누르는 것처럼 느껴져 불안하다는 것이다. 숨이 안 쉬어지면서 심장이 빨리 뛰고, 식은땀이 나고, 어지럽다고 했다. 숨 쉬기 힘들 때는 자신도 모르게 숨을 깊게 들이쉬게 되고 결과적으로 과호흡을 하게 된다며 괴로워했다.

환자는 사회생활 하느라 술을 자주 마시는데 술 마신 다음날이면 꼭 이 증상이 온다고 했다. 요즘 가장 불편한 점이 뭐냐고 묻자 어지럼증이란 대답이 돌아왔다. 추운 곳에 있다가 따뜻한 곳으로 들어가면 많이 어지러운데, 특히 운전 중에 갑자기 어지럽고 숨이 가빠지는 증상 때문에 위험한 상황을 겪는다는 것이다.

환자는 마른 체형이었다. 문진을 해보니 근시와 난시가 심하고 피부 습진, 수면장애, 허리와 뒷목이 뻐근한 증상, 귀에서 소리가 나는 증상 등이 있었다. 그에게는 근본을 돌봐주는 것이 급선무라고 판단해 '육미지황환 가미방'을 투여했다.

한 달 정도 약을 복용하니 효과가 나타나기 시작했다. 과호흡 현상도 서서히 덜해지고 어지럼증 역시 빈도나 강도가 덜해져 최근에는 운전하다가 위험한 상황에 빠진 적이 없다고 한다. 잠도 비교적 잘 자게 되었다고 한다. 한의학은 근본을 치료하는 것이므로 꾸준히 치료하면 여러 가지 면에서 건강이 좋아질 것이다.

불안공포증

|

세월호 사고가 벌어졌을 때 전 국민이 우울감을 겪었다는 말이 있다. 특수한 대상이나 상황에 심한 불안과 공포를 느끼게 되어 그러한 상황이나 대상을 회피하게 되는 것을 불안공포증이라고 한다. 흔히 말하는 범불안 장애보다 훨씬 강도가 높은 불안과 두려움을 경험하는 것이 특징이다.

어떤 계기로 인해 불안 공포증이 생겼을 수도 있지만, 보다 근본적 원인을 알기 위해 다음의 7가지로 정리해보았다.

① 기 부족: 기운이 없어서 말하기 힘들어 한다. 뼈가 시리고 몸이 나른하여 잘 움직이지 못하며 늘 불안하고 두렵다.

② 간허: 눈이 침침하고 잘 보이지 않는다. 누가 잡으러 오는 듯한 느낌이 든다.

③ 심허: 무서움을 많이 타고 눈을 감거나 자려고 할 때 멀리 가는 꿈을 꾼다.

④ 담허: 한숨을 잘 쉬고, 가슴이 울렁거리면서 누가 자기를 잡으러 오는 것 같아 무섭다.

⑤ 신허: 무서움증과 공포감이 있고 자주 하품을 한다.

⑥ 담화: 눈 밑에 다크 서클이 있거나, 여성 중에 코가 크고 얼굴이 크면서 각진 여성, 광대뼈가 나온 여성, 피부가 희고 코가 낮은 남성이 해당된다.

ⓐ 근시가 심한 사람: 심기가 부족한 경우이다.

버스나 지하철을 못 탄다는 불안공포증 환자가 있었다.

38세의 남자였는데 스트레스를 받으면 불안하고 가슴이 답답하고 빨리 뛰면서 쓰러질 것 같다고 했다. 혈압이 올라서 응급실에 몇 번 갔는데 원인을 못 찾았다고도 했다. 병원에서 갑자기 쓰러질 것 같으면 먹으라고 비상약을 주었는데, 이 약이 없이는 어디도 갈 수 없다는 것이다. 특히 버스, 지하철 같은 대중교통을 이용하면 답답하고 불안해서 견딜 수 없는데 자기도 왜 그런지 모르겠다고 답답해했다.

환자는 시력이 나쁘고 목에 가래가 자주 낀다고 했다. 생긴 모습을 보니 뼈대가 굵고 눈이 크고 콧구멍이 드러나 보였다. 방광체의 체형이었다. 환자의 특징적 증상은 무언가를 하려 할 때 불안해지는 것이었다. 체질과 증상, 맥을 종합적으로 판단해 자음滋陰에 효과적인 '가미귀비탕'을 처방했고 좋은 효과를 보았던 사례이다.

내 몸과 마음이 건강해지면 불안과 공포도 견디고 예방할 수 있게 된다. 따라서 생활의 법도를 잘 지켜 자신의 흠이 드러나지 않도록 관리를 해야 한다. 그래도 증상이 나타났다면 한의학적 치료가 큰 도움이 된다. 특히 부작용에 대한 걱정이 없기 때문에 안심하고 치료받을 수 있다는 것도 장점이다.

강박증

강박증이란 본인의 의지와 상관없이 어떤 생각이나 장면이 떠올라 불안해지고, 그 불안을 없애기 위해 특정 행동을 반복하는 질환이다. 외출 시 가스 밸브를 몇 번이나 확인하고 한 시간에도 몇 번씩 손을 씻는 행위 등을 말한다. 한의학적으로 이런 강박증의 원인은 4가지로 본다. 즉 신허, 간신 부족, 명문화쇠, 심비허약이다.

강박증으로 10년 이상 약을 먹고 있다는 30세 남자가 내원했다. 똑같은 생각이 반복적으로 일어나고 좋아하는 노래가 자꾸 떠오른다고 했다. 무심히 넘겨도 될 일이 자꾸 떠오르고 가슴이 두근두근하다고도 했다. 특히 무엇을 발표할 때는 긴장도가 너무 높아 도망치고 싶을 지경이라는 것이다. 어려서부터 겁이 많고 소심하며 잡생각이 많았던 것 같다는 얘기까지 덧붙였다.

그 외 증상으로는 만성 피로, 잦은 감기, 잔뇨감을 호소했다. 소변이 시원치 않고 소변을 보려고 막상 화장실에 가면 소변이 나오지 않는다는 것이다. 자려고 누웠다가도 몇 번이나 화장실에 간다고도 했다.

생긴 모습을 보니 얼굴에 푸른빛이 돌고, 털이 많고, 눈이 크고, 콧구멍이 드러나 있었다. 곱슬머리가 눈에 띄었는데 털이 곱슬하면 뻗는 힘이 약하다. 그래서 곱슬머리 중에는 기울증이 많다. 이들은 생각이 많고 자신의 행동을 늘 복기한다. 한마디로 완벽주의자다. 체질에 맞춰 '가미귀비탕'을 처방했는데 이 약을 복용하면서 양약을 줄일 정도로 많이 좋아진 사례이다.

건강염려증

건강염려증이 의심되는 65세 남자 환자의 사례다.

그는 평소에 작은 소리에도 불안해서 잠을 못 자고, 부인이 외출이라도 할라치면 언제 돌아오느냐고 꼬치꼬치 묻곤 한다고 했다. 그는 기운이 없어 계속 몸이 처지면서 가슴이 아프고 속이 더부룩하다고 했다. 변은 항상 묽게 보고 잇몸도 좋지 않으며 피부도 건조하고 목에 가래도 낀다고 호소했다.

생긴 모습을 보니 이마가 검었고 양쪽 귀가 짝짝이인 것이 눈에 띄었다. 이는 신장이 허약하다는 것을 나타내는 징표다. 나무의 뿌리가 약하면 잎과 줄기가 쉽게 흔들리듯이, 신장 기운이 부족하니 겁이 많고 건강염려증이 온 것이다.

환자에게 신장과 명문을 튼튼하게 하는 '팔미환'을 투약했더니 증상들이 서서히 사라지면서 전반적으로 건강이 좋아졌다. 만약 양쪽 귀가 짝짝이란 사실을 알아차리지 못했다면 정신과 질환이라 생각하고 다른 치료를 했을 수도 있다. 한의학으로 정신과 질환을 치료할 수 있음을 보여준 사례라 생각된다.

수면장애(불면증)

한번 잠들기가 어렵거나 자다가 깨면 다시 잠들기 어려운 것을 수면장애라 한다. 흔히 불면증이라고 하는데, 이는 다음과 같은 여러 가지 한의학적 원인으로 발생한다.

첫 번째 원인은 허번증虛煩證이다. 허번증은 가슴이 답답하여 잠을 자지 못하는 것과 심담이 허약하여 걸핏하면 잘 놀라고 꿈자리가 사나우며 허번이 생겨서 잠을 못 자는 경우로 나눌 수 있다.

두 번째는 중병을 앓고 몸이 허약해져서 잠을 못 자는 경우다.

세 번째는 노인이 양기가 쇠약하여 잠을 못 자는 경우다.

네 번째는 담경에 담연이 있어서 신神이 제자리로 돌아가지 못해서 잠을 못 자는 경우다.

다섯 번째는 지나치게 마음을 쓰느라 담경이 차가워져 잠을 못 자는 경우인데, 담이 허하면 비가 지나치게 생각하는 것을 억제하지 못해 잠을 못 이루는 것이다.

마지막으로 양명형의 체질적인 원인으로 심과 담이 허약해져서 잠을 못 자는 경우다.

오래된 수면장애는 치료하기가 어렵다. 잠이 인간의 기본 욕구이므로 수면장애는 근본 치료가 중요하다. 원인에 맞게, 체질에 맞게, 나이에 맞게 치료하는 것이 근본 치료의 원칙이다. 동시에 평소에 생활의 법도를 잘 지키고 원기가 떨어지지 않게 하여 면역력을 키우면 수면장애를 예방할 수 있다.

55세의 여자 환자가 불면증으로 내원했다. 불면증을 앓은 지 6~7년 되었는데, 이틀 정도 잠을 못자서 힘들면 양약을 먹는다고 했다. 가슴이 답답하고 조금만 신경 쓰면 가슴이 조여드는 증상이 있으며, 머리와 얼굴에 땀이 많이 나고, 잇몸이 좋지 않고, 구내염이 잘 생긴다고도 했다. 생긴 모습은 덩치가 큰 전형적인 양명형이었다.

그래서 양명형의 불면증에 쓰는 '고침무우산'을 투여해서 효과를 보았다. 환자는 한약을 먹은 후 잠을 잘 자게 되었을 뿐 아니라 땀이 줄어들고 가슴 답답한 것과 더부룩한 증상까지 줄어들었다며 매우 만족해했다.

05

소화기 질환

낯선 곳을 가면 화장실 위치부터 확인하는 사람들이 있다. 현대의학에서 말하는 과민성대장증후군이다. 일시적인 장염 증세와 달리 설사가 오래되면 아무리 치료해도 잘 낫지를 않는 경우가 많다. 특히 눈 밑에 다크 서클이 있는 사람들은 치료가 더욱 어렵다.

다크 서클의 원인은 담음인데 이런 환자들의 설사를 담음 설사라 한다. 대체로 찬 음식이나 날것을 많이 섭취해 노폐물이 축적되어 나타나는 현상으로 증상이 아주 애매하다. 하루에 여러 차례 설사를 하다가 갑자기 변비가 되기도 하는 것이다.

고시를 준비 중이라는 24세 여자 환자는 평소엔 괜찮다가도 시험

기간만 되면 하루에도 서너 차례 설사를 한다고 했다. 평소 속이 더 부룩하고 가스가 잘 차며 아랫배가 자주 아픈데 스트레스를 받으면 더 심해지는 것 같다고 했다.

생긴 모습을 보니 눈꼬리가 들리고 털이 많고 눈 밑이 검은 천수형으로, 전형적인 담음 설사 증세를 보였다. 따라서 몸 안의 노폐물을 제거하기 위해 주로 쓰는 '가미이진탕'을 처방했다. 신기하게도 곧바로 설사가 멎어서 이제 고시 공부에 전념할 수 있게 되었다며 고맙다는 인사를 받았다.

56세의 여성 환자 역시 20년간 설사로 고생했다고 했다. 병원을 다녀도 증세는 나아지지 않았고 40대에 53킬로그램이었던 체중이 39킬로그램까지 빠지면서 몸이 급격히 나빠졌다고 했다. 먹기만 하면 화장실을 들락날락하고, 평소 가슴이 답답해서 한숨을 잘 쉬고, 배고프면 손발이 떨리고 기진맥진한다고 호소했다. 항상 어질어질한 증상도 있다는 이 환자 역시 눈 밑이 검었다. 담음 설사로 판단되었다.

하지만 이번 사례는 앞의 고시생과는 달리 소화력이 약해진 담음 설사 허증이었기에 '육군자탕'을 투여했다. 약 복용 후 대변이 좋아진 것은 물론 화장실만 다녀오면 탈진하던 것도 좋아지고, 얼굴이 확 달아오르는 증상도 말끔히 없어졌다고 했다. 담음은 여러 질병의 원인이 되므로 항상 조심해야 한다. 무엇보다 식이요법의 실천이 중요한데 평소 찬 음식이나 날것을 적게 먹고, 장에 부담을 주는 기름진 음식이나 폭음과 폭식도 피해야 한다.

앞의 두 사례를 보면 담음 설사라는 같은 증상에 다른 처방을 했다. 만약 '이진탕'을 써야 하는 환자에게 '육군자탕'을 투여했다면 전혀 효과가 없었을 것이다. 그래서 정확한 진단은 무엇보다 중요하다.

06

산부인과 질환

냉대하가 심해서 일 년 내내 생리대를 하고 다닌다는 여성도 있다. 거기다 악취까지 나는 경우 사회생활을 하기도 어려울 지경이다.

35세 여자 환자가 위궤양을 치료하기 위해 내원한 적이 있다. 위가 불편해 여기저기 병원에서 치료를 받았지만 그때뿐이고 약 기운이 떨어지면 다시 재발한다는 것이다.

그녀는 피부색이 검은 듯도 푸른 듯도 했는데 호리호리한 목체형 이었다. 이 체질은 인정은 많으나 성질이 급하고 깔끔을 떠는 경향이 있다. 목체형 체질 여성에게는 늘 하는 질문이 있는데 냉대하가 있냐 는 것이다. 한의학적으로 목이 생식기에 해당하므로 목체형은 생식기 쪽으로 병이 오기 쉽기 때문이다.

그런데 환자는 어차피 냉은 한방으로 치료가 안 될 텐데 왜 물어보냐는 눈치였다. 자기는 위가 아픈 게 문제이니 그것만 치료해달라는 반응이었다. 게다가 위가 아팠던 지인의 소개로 내원한 것이기에 더 그랬을 것이다.

사실 이 환자는 냉대하가 심해서 오랫동안 병원에서 치료를 받고 있던 중이었다. 그녀는 냉대하의 원인이 균에 의한 감염인데 한약으로 치료를 한다는 게 이해가 되지 않았던 모양이다. 균이 살 수 없는 조건을 만들어주는 것이 한의학적 치료라는 내 설명을 듣자 그녀는 전혀 생각도 못했다면서 그것까지 치료되면 소원이 없겠다고 했다.

피부가 푸르고 목체형으로 생긴 점, 술을 먹으면 냉이 심해진다는 것을 중요한 근거로 습열을 없애주는 '가미용담사간탕'을 투여하였다. 한약을 한 제 복용하고 온 환자는 위장이 편해졌다고 매우 만족해했다. 하지만 그녀가 복용한 것은 위장약이 아니라 목체형의 냉대하를 치료하는 약이다.

한약을 먹고 자궁이 좋아지니 위장은 저절로 좋아졌던 것이다. 그녀는 이제 콩비지처럼 나오던 냉이 사라져 생리대도 안 하고 다니니 살 것 같다고 했다. 위장병과 냉대하가 한 번에 치료된 것이다. 한의학에서는 자궁과 위장이 밀접한 관계가 있다고 본다. 임신을 하면 입덧을 하는 이유도 거기에 있다.

난임과 불임

결혼 연령이 점차 늦어지고 결혼을 하더라도 자녀를 갖지 않겠다는 풍조가 만연하다 보니 저출산이 큰 사회 문제로 대두되었다. 그런데 아이를 갖고 싶어도 갖지 못해서 고통받는 부부들도 많은 것이 현실이다. 난임, 불임일 경우 시험관 시술 등으로 임신을 시도하나 그 과정이 적잖이 고통스럽고 성공률도 그리 높지 않다.

3명의 연년생 자녀를 얻은 기적 같은 이야기

지금 소개하려는 사례는 37세 늦은 결혼, 그 후 2년간 시험관 시술, 중도 포기란 과정을 거쳤지만 결국엔 자연 임신으로 3명의 연년생 자녀를 갖게 된 기적 같은 해피엔딩 스토리다.

유치원을 경영한다는 환자는 시험관 시술 중 복수가 차서 중도에 포기하고 몸을 돋우기 위해 본원을 방문했다. 한방으로 복수를 치료하고 임신이 잘 될 수 있는 몸을 만들기 위한 치료를 시작했다. 임신부의 나이가 39세이면 밭의 질이 떨어졌다고 봐야 한다. 밭을 양질로 바꾸어 아기가 잘 자랄 수 있도록 퇴비를 주는 것이 급선무였다. 남편과 함께 한약을 복용하며 몸만들기를 하면서 맥을 보아 임신하기 좋은 목표 달을 정해 주었다.

환자는 약을 8개월간 먹으면서 그동안 시험관 아기 시술도 몇 번 했는데, 놀랍게도 마흔 넘은 나이에 자연 임신에 성공한 것이다. 임신에 어려움을 겪는다는 것은 그만큼 태아가 건강하게 자랄 환경이 갖추어지지 않았다는 의미다. 비록 한약을 먹고 임신이 되었다고는 하나 다른 임신부보다는 더 조심해야 한다.

환자는 임신 기간 중에 자궁문이 열려 걱정을 했으나 안태를 시키는 한약을 먹고 안정이 되었다. 또 감기에 걸리거나, 양수의 양이 줄어들거나, 피가 비치는 일도 있었으나 그때그때 증상에 맞는 한약을 투여해 해결해주었다. 우여곡절 끝에 예정일에 건강한 아기를 정상분만할 수 있었다. 환자는 출산 후 불과 5일 만에 내원해 아기 사진을 보여주며 고마움을 표했다.

신기한 것은 40세의 나이였지만 손발이나 몸이 붓지도 않고 임신중독증도 생기지 않았다. 아무것도 모르는 의사들은 아기를 잘 낳을 수 있는 체질인 것 같다거나 몸 관리를 참 잘했다고 칭찬했다고 한다.

산후관리 역시 체계적으로 했다. 산후 어혈을 빼주어 배가 원상회복되도록 하고 체중도 임신 전으로 돌아가게 했다. 손상된 원기를 돋우는 한약도 투여했다. 그리고 맥을 보아 임신이 가능한 달로 예상했던 바로 그 시기에 둘째를 임신했다. 큰일 없이 건강한 둘째를 출산하고 회복을 위해 또 다시 한약을 열심히 복용했다. 그동안 유치원 원장으로서 열심히 일한 것은 물론이다.

연년생으로 두 명의 자녀를 출산한 그녀는 다음해 셋째를 임신했다. 앞선 두 번의 출산 때와 마찬가지로 순산하게 하는 힘이 강한 녹용을 차처럼 달여서 마시고 분만실에 들어갔다. 셋째 역시 순산이었다. 연년생으로 얻은 1남 2녀는 하나같이 명석하고 건강하다고 한다. 퇴비를 듬뿍 받고 자란 아이들이니 당연한 일일 것이다.

다낭성 난소증후군과 불임

다낭성 난소증후군에서 다낭성多囊性이란 난포가 여러 개라는 뜻이다. 커진 난소의 가장자리를 따라 10여 개의 작은 난포가 염주 모양을 하고 있는 데서 유래된 병명이다. 3가지 기준(다낭성 난포, 만성적 무배란, 고안드로겐 혈증) 중 2가지 이상에 해당될 때 다낭성 난소증후군polycystic ovary syndrome, PCOS이라 진단하는데 현대의학에서는 정확한 발병 원인을 밝히지 못했다.

다낭성 난소증후군이 문제가 되는 것은 비만, 다모증, 여드름과 더불어 불임을 유발하기 때문이다. 임신을 준비하는 여성이 이런 병을 진단받는다면 매우 두려운 일일 것이다. 그러다 보니 한방으로 치료가 가능하냐는 문의를 가끔 받게 된다. 한의학적으로 다낭성 난소증후군 자체는 문제가 되지 않는다고 본다. 생리가 정상이고 임신에 성공한다면 인체는 전혀 다른 체질로 바뀌고 병은 치료되기 때문이다.

정작 더 큰 문제는 이 병이 생긴 원인이다. 나쁜 생활습관으로 인해 배에 살이 찌게 되면 생리가 멈춘다. 즉 몸에 담음이라는 찌꺼기가 낀 것인데 이것이 다낭성 난소증후군의 원인이다. 생리가 정상화되면 인체는 급격하게 변하고, 인체가 활력을 찾으면 임신이 가능하다. 이것이 한의학에서 이 병을 치료하는 원리다. 그러니 병명을 듣고 절망할 필요도 없고, 임시로 호르몬제를 투여해 생리를 유도해서도 안 된다. 어떤 병이든 원인 치료가 중요하다.

다낭성 난소증후군을 진단받은 29세의 여성이 내원했다.

1년간 두 차례나 계류유산을 했고, 3개월간 생리가 없어 병원에 갔다고 한다. 환자는 체격에 비해 가슴이 발달하고 식탐이 있는 양명형 체질이었다. 이런 유형의 사람들은 배고픈 것을 참지 못하고 폭식하는 습성이 있어 그로 인해 병이 오는 경우가 많다.

또한 담음이라고 해서 노폐물이 잘 쌓이는 체질이다. 담음은 수많은 병증의 원인인데, 담음이 있으면 무월경이 초래되기도 하고 갑자기 체중이 늘기도 한다. 그러면 당연히 체내 호르몬 불균형이 유발되므로 다낭성 난소증후군 등의 병증이 나타날 수 있다. 이런 관점에서 한약을 투약하며 약 1개월 반 정도 치료를 한 끝에 임신에 성공했다.

결혼한 지 9개월 된 여성의 사례도 있다.

결혼 직후부터 임신을 시도했지만 잘 되지 않았고 산부인과 검진에서 다낭성 난소증후군을 진단받았기에 걱정이 많았다. 진찰을 해보니 자궁이 냉했고 그로 인해 생리전증후군도 겪고 있었다. 환자는 손발이 차고 생리 날짜가 늦어진다고 했는데 그 역시 배가 차기 때문에 나타나는 증상이다.

그래서 자궁을 따뜻하게 하여 활력을 불어넣어주면서 임신에 도움이 되는 치료를 했다. 한 달 반가량 한약을 복용하던 중 임신이 되었다는 소식을 들을 수 있었다. 이와 같이 다낭성 난소증후군이라는 병명이 중요한 것이 아니다. 왜 배란이 안 되고, 왜 생리를 안 하고, 왜 임신이 안 되는지가 중요하다. 생긴 대로 병이 온다는 차원에서 원인을 찾아내어 흠을 보완해주면 인체가 활성화되고, 인체가 활성화되면 배란과 생리가 정상이 되고 임신이 가능해지는 것이다.

앞의 사례는 나쁜 생활습관과 식탐으로 살이 찌고 몸에 노폐물이 쌓여서 임신이 되지 않았던 것이고, 뒤의 사례는 배가 냉해서 노폐물이 쌓여 임신이 안 되었던 것이다. 각각의 경우에 맞는 한의학적 치료로 임신에 성공할 수 있었다.

08

안과 질환

    나이가 들면서 눈이 침침해지고 나빠지는 것은 자연스러운 현상이다. 50대가 되면 간기肝氣가 쇠퇴하기 때문이다. 이런 경우에도 한약을 쓰거나 침 치료 또는 눈 운동을 통해서 눈의 불편함을 경감시킬 수 있다.

    요즘은 대여섯 살밖에 안 되어 보이는 어린아이들이 안경을 쓰고 다니는 모습을 많이 본다. 왜 이렇게 어릴 때부터 안경을 쓰는 아이들이 많을까? 가성근시인데 안경을 너무 일찍 씀으로써 영구히 눈이 나빠지는 것은 아닌지 의심이 된다.

    실제로 어려서부터 안경을 쓴 아이들은 성인이 되어 심각하게 높은 도수의 안경을 쓰게 된다. 그런데 도수가 높은 안경을 쓰게 되면 진취성이 부족하고 소심해질 수 있고 정신적으로 취약할 수도 있다. 한의학적으로 눈은 정신과 혼백의 상태를 나타내는 곳인데 눈이 나빠지면 정신과 혼백이 제대로 역할을 하지 못하기 때문이다.

눈은 여성의 경우 14세, 남성은 16세가 되어야 시력이 완성된다. 그 이전에는 눈이 침침하더라도 웬만하면 안경을 쓰지 않는 것이 좋다. 안경을 쓰면 시력이 약화되어 점점 도수가 높은 안경을 써야 한다. 여기서 간략히 안경을 쓰지 않게 해주는 눈 운동과 눈의 영양을 좋게 하는 방법을 소개한다.

시력을 좋게 하는 운동 5가지

① 손바닥을 비벼서 따뜻하게 만든 후 눈에 지그시 대주는 운동을 하루에 14회 이상 한다. 천천히 손바닥을 비벼야 팔이 아프지 않다. 이 운동은 각종 눈병을 치료하거나 예방하는 효과가 매우 좋다.

② 두피를 마사지하는 느낌으로 손가락으로 머리카락을 빗어 올린다. 이는 눈을 좋게 하고 탈모를 방지하고 뇌수를 채워서 치매를 예방하는 데도 어느 정도 도움이 된다.

③ 양측 귀를 마사지하면 신장 기운을 좋게 해서 눈이 침침한 것을 예방하거나 치료한다. 또한 청력이 약해지는 것도 예방된다.

④ 일점 응시법, 즉 앉아서 벽에 그려진 점을 응시하는 방법이다. 앉아서 바라볼 수 있는 벽에 눈높이에 맞춰 지름 2센티미터의 검은 점을 그리고, 벽에서 1.5미터 거리에 앉아 바라보면 된다. 이렇게 하면 안경을 써서 약화된 눈 주변의 근육이 강화되어 시력이 좋아지게 된다.

⑤ 눈 주변의 경락을 자극한다. 눈썹의 끝부분, 눈동자 아래의 뼈 바로 아랫부분, 광대뼈 주변 등을 손가락으로 마사지해준다.

눈을 좋게 하는 한약

눈을 좋게 하는 한약으로는 사물탕, 보간환, 쌍화탕, 인숙산, 신기환, 팔미환, 육미지환을 들 수 있고 침 치료로는 간정격, 신정격, 위승한격, 위정격이 있다.

한약, 침 치료, 꾸준한 운동을 통해 안경을 벗게 되는 아이들도 있다. 치료에 있어 가장 중요한 것은 자신의 건강을 좋게 하려는 환자의 노력이다. 의사는 도움을 줄 뿐이다. 이는 시력 문제에 있어서도 마찬가지다. 보다 많은 아이들이 안경을 쓰지 않고 건강하게 자라기를 바랄 뿐이다.

09

비뇨기과 질환

급성 방광염

|

급성 방광염은 여성들이 잘 걸리는데, 한의학적으로 보면 남성보다 여성들이 음혈이 부족해지기 쉬운 체질이기 때문이다. 방광염은 배뇨 곤란, 배뇨 통증, 잔뇨감, 긴박뇨, 요통, 빈뇨, 혈뇨를 주 증상으로 하는 비뇨기과 질환이다.

77세의 여성이 내원했다. 원래 비뇨기 계통이 좋지 않아 요실금 수술을 두 번 했고, 소변을 참지 못하는 증상이 있어 이 또한 수술을 받았으나 좋아지지 않았다고 한다. 그런데 어느 날 새벽에 급성 방광염이 생긴 것이다. 소변을 보고 싶은데 나오지 않고 똑똑 떨어지면서 쓰리고 따갑고 당기고 불편한 증상이 계속되었다. 그 밖에 왼쪽 발 앞부분이 시리고 아프며 항문이 빠질 것 같은 증상도 있다고 했다.

환자는 얼굴이 붉고 웃을 때 눈가에 주름이 잡혔다. 또 예전에 혓바늘이 자주 돋았다는 것으로 보아서 심장과 연관이 있는 급성 방광염이라 판단해서 '가미도적산'을 투여했다. 그런데 딱 2봉을 복용한 후 요도 쪽이 편안해졌다고 한다. 역시 생긴 대로 병이 온다는 차원의 치료가 위력을 발휘한 것이다.

남성 방광염

20대 청년이 배뇨 시 통증으로 내원했다. 보통 30분에서 1시간 간격으로 소변을 보는데, 시원하게 나오지도 않으면서 배뇨 후 한 시간 동안이나 통증이 심하다는 것이다. 5~6년 전부터 소변을 자주 보는 증상이 있었지만, 이렇게 심해진 것은 예닐곱 달 된다고 했다. 유명하다는 비뇨기과를 다 가보았지만 '간질성 방광염'이라는 진단명만 받았을 뿐 전혀 치료가 되지 않았다는 얘기였다.

환자는 밤에 한두 시간밖에 못 자고, 최근 들어 아토피 피부염까지 생겼다고 했다. 또한 사타구니가 습한 증상도 있어 괴롭다고 호소했다. 사실 남성 방광염 환자는 극히 드물다. 대부분 요도가 짧은 여성들에게 나타나기 때문이다. 만약 남성이 방광염이라면 선천적 원인을 의심해봐야 한다.

생긴 대로 병이 온다는 차원에서 볼 때 콧구멍이 드러나 보이는 사람들은 방광에 이상이 있을 가능성이 크다. 그리고 방광에 이상이 있는 사람은 이마에 상처가 있거나 이마 색이 검은 것이 특징이다. 20대 환자 역시 콧구멍이 드러나 보이고 양 눈썹 사이에 상처가 선명한 것이, 선천적으로 방광에 이상이 오기 쉬운 체질로 판단되었다.

따라서 방광의 기능을 돕는 데 주로 쓰는 '오령산' 엑기스를 투여했고, 한 달 후 증상이 상당히 호전되었다며 다시 내원했다. 그는 통증이 거의 없고 소변보는 횟수도 눈에 띄게 줄어 살맛이 난다고 했다.

콧구멍이 위로 들린 사람은 선천적으로 방광이 약해서 소변에 이상이 나타나는 것 외에도, 기운이 콧구멍으로 빠져 나간다고 본다. 그래서 쉽게 피로를 느끼고 허리가 아프기 쉽다. 이런 체질은 당뇨병에도 걸리기 쉬우므로 평소 건강관리에 신경을 써야 한다. 또한 위장도 약하므로 조반석죽을 생활화하고 성생활은 무리하지 않는 것이 좋다. 대부분의 급성 방광염은 쉽게 낫지만 증상이 지속되어 만성질환으로 발전하면 치료를 해도 재발이 잦아 평생 고통을 줄 수 있으므로 조기에 치료를 받아야 한다.

10

정精은
지극한 보배

　정은 몸의 근본이다. 정이 부족하면 머리가 빙빙 돌고 귀가 울리며 정강이가 시큰거리고 눈이 어지럽고 캄캄해진다. 사람이 보배로 삼아야 할 것은 '명命'이며, 아껴야 할 것은 '몸'이며, 중요하게 생각해야 할 것은 '정'이란 말이 있다. 정은 기氣를 낳고 기는 신神을 낳는다. 신이 왕성하면 몸이 건강해진다.

　정을 굳게 지켜서 함부로 내보내지 않으면 생기가 튼튼해지므로 오래 살 수 있다. 64세가 되면 정수가 다한다고 하였으니 성욕을 절제해야 한다. 젊은 시절 제멋대로 살다가 마흔이 넘으면 문득 기력이 쇠한 것을 깨닫게 되는 경우가 많다. 일단 기력이 쇠한 다음에는 병이 벌떼같이 일어나는 법이다.

60세가 넘어 수십일 동안 성교하지 않아도 마음이 평온하다면 스스로 굳게 지킬 수 있는 사람이다. 성욕이 갑자기 동하더라도 반드시 억제해야지 방종하면 해를 입게 된다. 한 번 참으면 욕망의 불길이 한 번 꺼지고 기름을 한 번 아끼게 되는 것이다.

만약 욕망에 몸을 맡겨 정을 내보낸다면 등잔의 불이 꺼지려 하는데 기름을 없애는 격이다. 참으로 어려운 일이지만 이를 해내야 장수할 수 있다. 정을 보하는 데는 오곡이 좋은데, 그중에서도 쌀은 정을 가장 잘 만들어준다. 아침에 쌀미음을 꾸준히 먹으면 많은 도움이 된다.

몽정의 중요성

인체에 저장되어야 할 정이 새어 나가는 것이 몽정이므로 대수롭지 않게 치부해서는 안 된다. 몽정 현상을 보고 심장이 벌렁거리는 증상을 치료해준 사례가 있다.

55세의 남자가 내원해 심장이 갑자기 벌렁거리면서 마구 뛰어서 응급실까지 다녀왔다고 했다. 40년째 서서 하는 일을 하고 있으며 평소 무거운 것도 많이 든다고 했다. 그는 이명, 항문이 허는 증상, 낭습 등의 증상도 있다고 했다. 자신도 모르게 자다가 사정을 하는 경우도 있고, 사정이 너무 빠른 것도 고민이라고 했다.

증상과 맥, 생긴 모습을 종합해 심장에 대한 처방이 아닌 몽정에 대한 처방을 했다. 즉 '가미계지용골모려탕'을 처방했더니 심장이 벌렁거리는 증상이 없어졌고 낭습도 좋아졌다.

인체의 가장 귀중한 호르몬인 정이 몽정으로 인해 새나가면서, 심장의 정이 부족해져 벌렁거리는 증상이 생긴 것이다. 여기서 더 심해지면 어지럽고 힘이 없어서 일상생활을 하기도 힘들어진다. 문제는 검사상으로는 아무것도 나오지 않아 정신신경과 약을 복용하는 사태까지 벌어진다는 것이다.

이런 증상으로 집안이 풍비박산 나는 경우도 본 적이 있다. 지금 말하려는 사례의 남자는 소변을 볼 때 정액이 뿌옇게 새어나올 뿐 아니라 대변을 볼 때도 정액이 새나올 정도였다고 한다. 천지가 빙글빙글 도는 것처럼 어지러워서 아무것도 할 수 없을 지경이었다. 병원을 전전하며 검사를 해도 원인을 찾을 수 없어 결국 정신과 약을 복용하고 있었다. 정이 새나가게 되면 전신 증상을 일으키므로 검사로 무언가가 나타날 확률은 거의 없다.

이런 남자들은 막상 성생활을 하려 하면 조루가 된다. 이 사례의 환자 아내는 성생활을 매우 좋아하는 사람이어서 갈등이 더 심한 경우였다. 의서에 따르면 선비가 색을 밝히면 그 집안은 저절로 망하고 그 덕을 잃어서 그 몸도 병든다고 하였다. 무엇이든 과한 것은 좋지 않다는 사실을 명심해야 한다.

11

그 밖의 질환

만성 피로

|

본인은 너무나 기운이 없고 만사가 귀찮은데 병원에 가서 검사를 해도 아무런 문제가 없다고 나오는 경우가 허다하다.

55세 여성이 내원했다. 오후가 되면 기운이 없고 너무 피곤하다는 것이다. 오죽했으면 '오후에는 죽음'이라는 표현까지 썼다. 작년에 혈소판 감소증 진단을 받았고 다리가 잘 부으며 검버섯이 유난히 심한 것도 고민이라 했다.

생긴 모습을 보니 체격이 좋은 편이고, 눈코가 내려먹었으며, 눈가

와 콧등에 주름이 있었다. 앞니가 돌출되어 있었고 광대뼈에 기미가
낀 것이 눈에 띄었다. 이 환자에게는 '이진사물탕'을 썼는데 한 제를
복용한 후 피곤이 많이 풀렸다고 해서 한 제를 더 복용하게 했다. 이
제 오후만 되면 가라앉는 증세는 거의 사라졌고 주변 사람들이 '얼굴
에 광채가 난다'고 한다면서 매우 만족한 사례다.

앞의 사례와 달리 오전에 피곤이 심하다는 43세 여성이 내원했다.
최근 대여섯 달 사이에 10킬로그램 가까이 체중이 불었고, 3개월 전
부터는 생리를 안 해서 약을 처방받았다고 한다. 또 역류성식도염 진
단을 받아 현재까지 1년 이상 약을 먹고 있다고도 했다. 그 밖에 속
쓰림, 변비, 약간의 우울감도 있다고 했다. 사춘기 자녀와 남편과의
사이가 좋지 않아 고민이라는 얘기도 덧붙였다.

생긴 모습을 보니 두상이 크고 기괴에 뿔이 달린 듯 머리가 파여
있었다. 웃을 때 눈가에 주름이 졌다. 환자에게 '가미증미이진탕'을
몇 제 투여하였는데, 속 쓰림이 좋아지면서 신기할 정도로 피곤함이
가셨다고 한다. 3일 먹으니 바로 효과가 나타나서 많이 놀랐다는 얘
기도 했다. 변도 매일 보게 되었고 가슴이 답답하던 증상도 많이 풀
렸다고 아주 만족했다.

다음은 반년 전부터 오후만 되면 피곤해 죽을 지경이라는 41세 여
자 환자의 사례다. 감기에 걸린 지 한 달이 되었는데도 낫지를 않는
다고 한다. 몇 달 전부터 꼬리뼈 부근의 통증으로 병원에 갔다가 디
스크 초기 진단을 받았으며 손, 발, 겨드랑이에 땀이 많이 난다고도
하였다. 생긴 모습을 보니 눈과 코가 내려먹었으며 눈코에 주름이 져

있었다.

꼬리뼈 통증, 코의 주름은 정혈의 부족을 나타낸다. 따라서 정혈을 보충하는 '사물탕 합 이진탕 가 지모 황백 지골피'를 처방했는데 꼬리뼈 통증, 감기 기운, 요실금이 좋아지고 피로감이 훨씬 줄었다고 한다. 몇 달 후 다시 내원한 환자는 다른 건 다 좋아졌는데, 손에 땀이 나고 겨울이 오면서 추위를 많이 타고 어깨가 무너져 내리듯 아프다고 해서 처방을 바꾸었다. '팔물탕 가 반하', 백복령, 백부자, 천오두를 쓰면서 어깨와 등의 통증이 좋아졌다.

수험생 건강관리

여름 한더위를 지나 가을에 접어들면 수험생들은 막바지 공부에 한창이다. 그런데 앉기만 하면 졸음이 쏟아져 고민인 학생들이 많다. 공부는 열심히 하는데 모의고사나 내신 시험을 치면 성적이 오르지 않아 고민인 경우도 있다. 시험을 앞두고 너무 긴장한 나머지 머리가 아프거나 생리를 시작하거나 하는 경우도 있다.

부모님들 입장에서는 시험공부에 지친 자녀들이 안쓰럽다. 더운 여름철을 지나 체력이 고갈될 때쯤 도움을 줄 수 있는 방법은 없는 걸까? 꼼짝 않고 앉아서 공부만 하다 보니 소화력이 떨어질 수밖에 없다. 몸에 좋은 보양식을 해먹이려고 해도 소화가 안 될까 고민하게 되는 것이다. 이럴 때일수록 차분하게 일상생활을 해야 마지막까지 컨디션을 유지하면서 좋은 성적을 낼 수 있다.

수험생들의 섭생에서 중요한 원칙은 다음과 같다.

① 조반석죽의 원칙을 지키되 밤늦게까지 공부해서 출출하면 우유로 끓인 죽이나 잣죽을 조금 먹는다.

② 차 종류는 녹차나 쌍지차(뽕나무 가지로 만든 차)가 좋다.

③ 피부가 희다면 인삼차, 홍삼차 등도 좋다.

④ 아무리 바빠도 식후에는 300보 정도 가볍게 팔다리를 흔들며 걷는 것이 좋다.

수험생에게 도움이 되는 한약 4종류를 소개해보겠다.

우선 병든 닭처럼 졸고 소화력이 약할 때는 '익위승양탕'과 '보중익기탕', 체력이 떨어지고 소화력이 약해지면서 대변을 지릴 때는 '이공산'과 '사군자탕', 과도한 긴장으로 시험을 망치는 경우는 '정지환'과 '자음건비탕'이 좋다. 마지막으로 총명함과 암기력을 향상시켜주는 데는 '총명탕'과 '총명환' 등이 효과적이다.

기숙학원에 있다는 21살의 재수생이 내원했다.

평소 긴장을 많이 하는 편이라 학기 초에는 늘 과민성대장증후군으로 고생을 했다고 한다. 평소 가스가 차고 배가 자주 아프며 변을 사흘에 한 번 정도 본다는 것이다. 체력도 달리고 졸음이 쏟아져 공부하기 힘들다고 호소했다. 체력을 보강하기 위해 잘 먹으려고 해도 소화력이 약해 고민이라는 얘기였다.

맥, 체질, 증상 등을 종합해서 '자음건비탕'을 투여했다. 나중에 전해들은 이야기인데 이 한약을 먹은 후엔 시험 성적도 잘 나오고 수능도 잘 보았다고 한다.

등의 통증

등짝이 아프다, 등살 바르다는 사람들이 종종 있다.

등뼈는 정기의 통로이므로 어떤 원인으로 정기가 부족해지면 등에 통증이 오게 된다. 선천적으로 신장이 허약한 사람들도 등이 아플 수 있다. 오래 서서 무거운 것을 들거나 자신의 능력 이상으로 성생활을 하는 사람들도 등짝이 아파서 고생하는 경우가 있다. 재미있는 사례가 있어 소개해보겠다.

조리사가 직업이라는 49세의 여성이 내원했다. 첫마디가 등짝이 아파서 잠을 잘 수가 없다는 것이다. 등이 아프면서 온몸이 뻣뻣해지고, 쥐가 나서 다리를 쭉 뻗지 못한다고 한다. 허리와 다리 통증으로 병원에 갔더니 디스크라고 했다는 것이다. 그 외에도 변비, 목의 이물감, 비염, 혀가 빨려 들어가는 듯한 느낌 등의 증상을 호소했다.

환자의 얼굴을 보니 광대뼈가 나와 있는 것이 특징이었다. 이는 보음이 필요하다는 의미인데 환자가 호소한 증상들과 상통하는 측면이 많다. 그래서 '가미육미지황탕'을 투여했고 등의 통증과 쥐가 나는 것이 많이 좋아져서 요즘은 잠을 푹 잔다고 한다. 예전엔 아침에 일어나면 손가락이 부었는데 그것까지 좋아졌다며 매우 만족해했다.

CHAPTER
- 05 -

이렇게 하면
건강해질 수 있다

병 없이 건강하게 오래 살고자 하는 것은 모든 사람들의 바람이다. 건강하기 위해서는 많은 돈이 필요하지도 않고 특별한 방법이 있지도 않다. 대부분 우리들이 상식으로 알고 있는 것들이 최고의 건강법이다. 다만 몸에 편한 것, 입에 단 것에 지고 마는 인간의 나약함 때문에 건강을 상하는 안타까운 경우들이 많다.

지금부터 의서들이 제시하는 검증된 건강법들을 소개하려고 한다. 어떻게 먹고, 어떻게 마시고, 어떻게 자고, 어떻게 사느냐에 관련된 기본적인 원칙들이자 우리 조상들이 남겨준 소중한 자산이다. 이를 믿고 생활습관으로 만들면 건강하게 살 수 있다.

01

아침은 황제처럼, 점심은 왕자처럼,
저녁은 거지처럼

인류의 역사는 허기를 극복해온 투쟁이라 해도 과언이 아니다. 원시시대부터 근세까지, 인간의 주 관심사는 먹고사는 문제였다. 지금까지도 일부 국가, 일부 지역의 사람들은 기본적인 생계를 유지하지 못하고 있다. 우리 조상들도 사람이 누리는 복 가운데 식복食福을 최고로 쳤다.

그런데 세상이 바뀌었다. 산업이 발달하고 생활이 윤택해지면서 먹을 것에 대한 욕망은 화를 불러왔다. 입에 맛있는 음식, 인스턴트 음식의 과잉 섭취는 비만을 불러왔고 중년 이후엔 당뇨병, 고혈압 등 대사성질환에 시달리게 된 것이다. 식복이 식화食禍가 된 셈이다. 이는 모두 '무엇을 어떻게 먹어야 하는가'라는 식습관이 제대로 형성되지 못해서 생겨난 결과이다.

'천지 사이에 사람의 성명性命을 기르는 것은 오직 오곡五穀뿐이며, 몸을 편히 하는 근본은 반드시 음식의 힘을 입어야 한다'고 할 정도로 먹는 행위는 매우 중요하다. 하지만 식사를 하는 데는 지켜야 할 법도가 있다. 법도에 어긋나는 식습관을 장기간 반복한다면 건강한 사람도 병이 오게 된다. 세끼의 평범한 식사가 건강을 지켜주기도 하고 해치기도 하는 열쇠가 되는 것이다.

그렇다면 과연 무엇을 어떻게 먹어야 될까?

무엇을 먹어야 하는가?

백미가 안 좋다고 현미만 먹는 사람도 있고 육류가 안 좋다고 채식만 하는 사람도 있다. 완벽히 틀린 말도 아니지만 완벽히 맞는 말도 아니다. 음식은 편식만 하지 않는다면 입맛 당기는 대로 먹고, 어느 한쪽에 치우치지 않게 골고루 먹는 것이 정석이다.

어떤 음식이 유독 맛있게 느껴진다는 것은 몸이 그 음식을 필요로 하는 것이다. 임신을 했을 때 평소 입에도 대지 않던 음식을 찾는 현상도 그런 차원에서 이해할 수 있다. 새 생명을 키우기 위해 평소 부족했던 영양소를 보충하려는 본능인 셈이다. 물론 이렇게 말하면 반박하는 분들도 분명 있을 것이다.

아이가 맨날 피자랑 햄버거만 찾는데 그런 정크 푸드가 몸에 필요하단 말이냐는 반론이다. 물론 그렇지는 않다. 아이들의 편식은 대부분 음식 맛을 골고루 체험해보지 못한 데서 비롯된다. 부모가 아이들이 미각을 개발할 수 있는 기회를 제공하는 것이 먼저다. 다양한 입맛에 길들여진 아이는 결코 편식하지 않는다.

하지만 골고루 입맛 당기는 대로 먹는다는 원칙에 예외는 있다. 우선 찬 음료나 찬 음식은 되도록 피해야 한다. 요즘 사람들은 냉장고에서 바로 꺼내 먹는 음료수와 음식을 당연한 것으로 안다.

사람은 일정한 온도를 유지하는 항온동물이다. 그 일정한 온도에서 모든 기능이 조화롭게 이루어진다는 뜻이다. 찬 음식이 뱃속에 들어가면 오장육부의 기능을 위축시키므로 기혈의 운행 상태가 나빠지는 것은 당연하지 않겠는가.

찬 음식을 습관적으로 먹으면 기혈이 한 곳에 뭉치면서 담음을 만들어낸다. 담음이 생기면 눈 밑이 숯을 발라놓은 듯 시커멓게 된다. 이른바 다크 서클이다. 이런 사람들은 소화가 잘 안 되고 메슥거리면서 어지럼증이 생기는데 이것이 만병의 근원이다. 특히 성장기의 청소년들에겐 해악이 더 크다. 추운 곳에 뿌려진 씨앗은 제대로 뿌리를 내리지도 성장할 수도 없기 때문이다.

너무 짜거나 매운 음식도 좋지 않다. 자극적인 음식을 지나치게 많이 먹으면 원기元氣가 손상되기 때문에 체력이 떨어지면서 수명이 단축된다. 되도록 너무 자극적인 음식은 피해야 한다.

체질에 따라 피해야 할 음식도 있다. 얼굴이 유난히 붉은 사람은 너무 뜨겁거나 매운 음식을 먹지 않는 것이 좋다. 얼굴이 붉다는 것은 선천적으로 심장이 약하다는 표시이므로 심장을 자극하는 뜨겁고 매운 음식을 피해야 한다. 이를 무시하면 체내에 사혈死血이 생겨 고생하게 된다. 피부색이 유난히 흰 사람은 선천적으로 폐가 약한 체질이므로 찬물이나 찬 음식을 반드시 피해야 한다. 그렇지 않으면 폐가 손상되어 기관지염이나 폐렴, 폐결핵 등 각종 폐 질환에 걸릴 가능성이 높다.

어떻게 먹어야 하는가?

무엇을 먹는가, 어떻게 먹는가, 둘 중에서 전자가 더 중요하다고 생각하는 사람이 많겠지만 사실은 후자가 훨씬 중요하다. 음식으로 인해 빚어지는 문제들은 잘못된 식습관으로 인한 경우가 많다. 그렇다면 어떻게 먹어야 할지에 대해 알아보자.

① 아침은 황제처럼, 점심은 왕자처럼, 저녁은 거지처럼

한마디로 아침엔 밥을 먹고 저녁엔 죽을 먹으라는 조반석죽朝飯夕粥의 원칙을 지키라는 얘기다. 아침은 활동을 준비하는 시간이고 밤은 휴식을 취하는 시간이라는 것을 생각하면 당연한 이치일 것이다.

사람들은 위장이 음식을 소화시키는 기관이라 생각하지만, 사실 위는 음식물을 받아들이는 저장 탱크일 뿐이다. 좀 이상한 말로 들리

겠지만 소화란 것은 사지(팔다리)와 명문의 화命門之火(비위를 덥게 하여 음식의 소화 작용을 도와주는 것)에 의해 이루어진다.

특히 사지는 성체成體의 근본이기 때문에 사지가 움직일 때 비로소 음식이 피와 살이 되고 진액이 되어 몸의 기능이 순조로워진다. 따라서 팔다리를 움직이기 시작해야 할 아침은 많이 먹고, 팔다리를 움직일 일이 없는 저녁은 적게 먹어야 한다. 더욱이 밤에는 위기胃氣가 닫히므로 이때 음식을 먹고 억지로 움직이려고 하면 그만큼 무리가 따른다.

만약 이를 어기고 저녁을 많이 먹거나 야참을 즐기면 여러 가지 질병에 걸리기 쉽다. 내상발반內傷發癍이라 해서 팔다리에 악성 피부병이 생기기도 하고 천식에 걸리기도 한다. 이때의 천식을 '식적 천식'이라 하는데 새벽이면 기침이 아주 심해지는 특징을 보인다. 또한 얼굴에 여드름이 심하게 나기도 하고 식적 복통, 식적 설사, 식적 요통 등 많은 질병에 시달린다. 이런 증상이 나타나는데도 저녁에 과식하는 습관을 지속하면 중풍, 좌골신경통, 디스크, 식궐증이 오게 된다.

이중 식궐증은 간질과 비슷하게 별안간 쓰러지거나 심하면 혼수상태에 빠지는 병인데 검사상으로는 아무런 이상도 나타나지 않는다. 또한 성장기에 있는 아이들이 아침식사를 거르면 키가 크지 않고 두뇌 발달에도 나쁜 영향을 미친다.

이렇게 음식은 어떻게 먹느냐에 따라 약이 되기도 하지만 독이 되기도 한다. 어떤 이들은 아침식사를 거르고 하루에 두 끼만 먹어도 된다고 말하지만 위험천만한 생각이다. 대개 마른 체질의 사람들이 이런 주장을 하는데, 마른 사람은 상대적으로 비위 기능이 좋아 아침을 걸러도 큰 문제가 생기지 않는다. 반면 뚱뚱한 사람은 원래 위장이 약하므로 아침을 지속적으로 거르면 문제가 생긴다. '내가 해봐서 아는데'라는 식의 주장은 잘못된 것이란 뜻이다.

그러나 조반석죽의 원칙은 체질에 관계없이 누구에게나 적용되며, 또 누구든 반드시 지켜야 할 생활 규칙이다. 『동의보감』 「내경」 편에도 '저녁에 너무 배불리 먹지 말 것이며, 밤참을 먹는 것은 새벽밥을 먹는 것만 못하다'라고 하여 조반석죽의 중요성을 강조하고 있다. 더욱이 비만이 고민인 사람이라면 조반석죽의 원칙만 잘 지켜도 다이어트 효과를 볼 수 있다.

② 음식은 가능한 한 천천히 먹는다.

천천히 꼭꼭 씹어서 먹어야 소화도 잘 되고 정신도 안정된다. 식사 중에 음악을 듣는 것도 좋은데, 음식을 소화시키는 비장이 음악을 좋아하기 때문이다. 굳이 클래식 음악을 듣지 않아도 괜찮다. 자신이 좋아하는 음악을 들으면서 즐거운 마음으로 식사하기를 권한다.

③ 식후에 곧바로 드러눕거나 일을 하지 않는다.

식후에 바로 눕는 것은 좋지 않다. 포식 후에 눕는 일이 반복되면 배에 덩어리가 생긴다. 한방에선 이를 적취積聚라고 하는데 큰 병으로 발전할 위험이 있다. 식사 후에는 손으로 얼굴과 복부를 수백 번 비벼준 다음 200~300보 정도 걷는 것이 가장 좋다. 그래야 소화도 잘 되고 병도 예방된다.

식후에 곧바로 일을 하는 것도 좋지 않다. 식사 직후에 일을 하거나 운동을 하면 비장이 상하기 쉬워 소화 장애뿐 아니라 전신의 건강이 나빠질 수 있다.

④ 과식도 말고, 허기진 상태에서 일하지도 말라.

과식 역시 비위를 손상시킨다. 비위는 팔다리를 주관하므로 피로감이 높아질 수도 있으며 비위가 나빠지면 식후 혼곤증이 생기기도 한다. 또 너무 배고픈 상태에서 일을 하면 기氣를 손상시키므로 건강에 좋지 않다.

건강을 지키는 올바른 식습관에 대해 알아보았지만 무엇보다 중요한 것은 '실천'이다. 아무리 좋은 방법이라도 실생활에서 직접 실천하지 않으면 소용이 없다. 특히 다른 건 몰라도 조반석죽의 원칙만큼은 꼭 지켰으면 한다. 건강 장수를 약속하는 행운의 열쇠이기 때문이다.

02

잠도 생긴 대로 자야
건강하다

잠은 배터리를 충전하는 것에 비유할 수 있다. 배터리가 방전되면 어떤 일이 벌어지는지 생각해보면 된다. 밤에 충분히 자야 간담에서 혈血을 충분히 만들어내기 때문에 인체의 건강을 유지할 수 있다. 만약 혈이 부족하면 뇌는 극도로 피곤한 상태에 빠지고 체력 또한 급격히 떨어진다. 따라서 수면장애가 계속되면 단순히 피곤한 것을 넘어 인체는 위기에 봉착하게 된다.

그렇다면 하루에 몇 시간이나 자야 건강을 유지할 수 있을까? 나폴레옹은 하루 3시간만 잤다고 하고, 아인슈타인은 10시간 이상을 잤다고 한다. 왜 이렇게 다른 걸까? 바로 여기에 해답이 있다. 잠도 타고난 체질에 맞게 자야 한다는 것이다.

덩치가 크고 뚱뚱한 사람은 그 덩치에 맞게 잠을 많이 잘 수밖에 없으며, 마르고 작은 사람은 수면 시간이 적더라도 별 문제가 없다. 이는 에너지 충전량이 서로 다르기 때문이다. 소형차보다는 대형차에 들어가는 기름이 많을 수밖에 없다.

그러나 지나칠 정도로 잠이 많이 쏟아진다면 혹시 기가 허하지 않은지 진단해볼 필요가 있다. 뚱뚱한 사람이 잠이 많은 것도 대개는 기가 허하기 때문이다. 또 봄철이면 으레 찾아오는 춘곤증도 소화기 계통인 비위의 기가 허해져서 나타나는 현상이다.

만약 몸에 아무 문제가 없는데도 잠을 많이 자고, 또 잠자고 일어나도 개운치 않다면 잠자는 자세가 나쁘지 않은가를 생각해봐야 한다. 가장 좋은 자세는 새우처럼 구부리고 옆으로 누워 자는 것이다. 흔히 반듯이 누워 자는 게 좋은 줄 알지만 이런 자세는 숙면을 취하는 데 방해가 된다. 공자 역시 옆으로 누워 자길 즐겼다는 기록이 있다.

다리를 약간 구부리고 모로 눕는다. 똑바로 누울 때보다 사람의 기를 더해준다. 공자는 잘 때 죽은 시체처럼 똑바로 눕지 않았다. 잘 때는 구부리는 것을 싫어하지 않았고 깨어 있을 때는 (손발을) 쭉 펴고 있는 것을 싫어하지 않았다. - 손사막의 『천금방千金方』 중에서

『동의보감』에도 '사지를 뻗고 평와平臥하면 귀신과 사마가 따른다'

고 하여 똑바로 누워 자면 깊은 잠을 이룰 수 없다고 말하고 있다. 또한 옆으로 자는 게 좋은 이유는 낮과 밤에 따라 호흡의 방식이 달라지기 때문이다. 낮에는 피부 호흡을 하지만 밤에는 피부가 아니라 대장(항문)으로 호흡하게 된다.

옆으로 눕는 것은 이 대장 호흡을 도와주는 자세다. 밤에 이루어지는 대장 호흡은 몸의 나쁜 기운을 배출시킬 뿐만 아니라 심기心氣를 북돋워 심장을 튼튼하게 한다. 그러므로 심장이 약한 사람이나 체질적으로 허약한 사람은 옆으로 누워 자는 습관을 들이면 아주 좋다.

그런데 옆으로 누워 자면서도 그 자세를 그대로 유지하는 것이 아니라 하룻밤에 대여섯 번 정도 자세를 바꿔주는 것이 좋다. 처음엔 옆으로 갔다가 다시 바로 눕고, 또 옆으로 눕는 식으로 말이다. 그리고 잘 때는 입을 다물고 자야 한다. 입을 벌리고 자면 기운을 잃을 수 있고 나쁜 기운이 들어가 병의 원인이 되기도 한다.

잠잘 때 불을 켜놓고 자는 것도 좋지 않다. 무섭다며 밤에 불을 끄지 못하게 하는 아이들은 담이 허해서 그렇다. 이런 아이들을 보면 대개 손톱이 얇은 것이 특징이다. 손톱은 간담의 영화榮華를 나타내기 때문이다. 증세가 심한 아이라면 간기나 담기를 길러주는 약을 쓰면 아주 잘 치료된다. 어른도 불을 켜놓고 자면 신神이 불안해서 숙면을 취할 수 없다. 잠을 잤는데도 잔 것 같지 않은 것이다.

어른이나 아이나 잠을 잘 때는 반드시 이불을 덮어야 한다. 낮에는 기온이 높아 공기가 가볍지만 밤에는 기온이 내려가면서 공기가 무거워진다. 이 무거운 공기를 막아주는 방패 역할을 하는 것이 이불이다. 이불을 차 던지고 자면 아침에 일어났을 때 몸이 찌뿌드드하고 개운치 않은 것이 이 때문이다. 아무리 더운 여름이라도 홑이불 정도는 꼭 덮고 자도록 하자. 심폐 기능이 좋지 않은 노인들은 더욱 조심해야 한다.

잠과 관련해 가장 심각한 문제가 불면증이다. 자고 싶은데도 며칠씩 눈을 붙이지 못하고 밤을 지새우면 원기가 손상되어 건강까지 해친다. 잠은 되도록 12시 이전에 자야 간담의 조혈造血 작용이 원활해진다. 그러므로 비행사, 간호사, 스튜어디스 등 야간 노동자들은 더욱 건강관리에 힘써야 한다.

불면증도 나이에 따라 그 양상이 다르다. 젊은 층의 불면증은 주로 마른 체질에서 나타난다. 노인성 불면증은 기운이 쇠약해지면서 나타나는 자연적인 현상으로 낮에는 졸고 밤이면 잠이 오지 않는 것이 특징이다. 젊은 층과는 달리 노인의 불면증은 주로 살찐 체질에서 흔하다. 선천적으로 기운이 없기 때문이다. 따라서 노인성 불면증을 치료하기 위해서는 무엇보다 기력을 돋워주어야 하므로 '가미육군자탕'을 주로 처방한다.

03

더운 나라로
신혼여행 가는 것은 넌센스

괌, 사이판, 하와이, 몰디브 등 인기 있는 신혼여행지의 공통점은 대체로 더운 지역이라는 것이다. 한의사로서 극구 말리고 싶은 선택이 아닐 수 없다. 너무 더운 기온에서 성관계를 가지면 남자는 신장이, 여자는 자궁이 나빠진다. 또 그런 상태에서 허니문 베이비라도 생기면 선천적으로 심장이 안 좋거나 태열이 심하고 말을 더듬는 등 전체적으로 허약한 체질의 아이를 낳을 가능성이 높다. 『활인서』의 내용을 잠깐 들여다보자.

여름 한때는 사람의 정신이 떨어지는 때이다. 심心이 왕성하고 신腎이 모손되며, 신腎이 녹아서 물이 되다가 가을이 되면 결국 엉기고 겨울이 돼서야 견고해지는 고로, 더욱 방실房室(성생활)을 삼가서 정기를 보양하는 것이 좋다.

무더운 여름철은 심왕신쇠心旺腎衰의 계절이다. 나무로 치면 잎이 무성하고 뿌리가 약해지는 시기다. 이렇게 뿌리가 약한 여름철에 과도한 성관계를 하면 안 그래도 약한 뿌리가 더욱 약해질 수밖에 없다. 따라서 건강에도 문제가 생기고 심할 경우 신장이 손상될 수 있다. 여름에는 되도록 성관계를 갖지 않고 임신도 하지 않는 것이 여러모로 좋다.

너무 더운 날씨와 마찬가지로 매우 추운 날에도 성생활을 삼가야 한다. 또 시간적으로는 병·정일丙·丁日과 초하룻날, 보름날, 그믐날을 피하는 것이 좋다. 낮 시간에 하거나 불을 켜놓고 하는 것도 좋지 않다. 비바람이 심하게 칠 때나 천둥번개가 번쩍일 때도 삼가는 것이 좋다.

이렇게 얘기하고 보니 성性이란 즐기는 것이고 하룻밤 성관계쯤 대수롭잖게 여기는 요즘 풍토와 어울리지 않는 듯하다. 하지만 사람살이란 숨 쉬고 밥 먹고 일하고 성생활 하는 것에서 크게 벗어나지 않는다. 적당하고 절도 있는 성생활이야말로 건강한 삶의 기본 조건이다. 지나친 성생활로 건강을 해친 사례가 있어 소개해보겠다.

76세의 김 씨는 나이에 비해 건강해 보였다. 얼굴도 불그스름하게 화색이 돌았다. 그런데 호소하는 증상이 심상치가 않았다.

"어지러워서 잘 걷지도 못하겠고 숨이 많이 찹니다. 소변도 잦아 불편하고요. 한번은 코피가 나더니 멈추지를 않아 병원에 입원한 적도 있어요. 또 밤이면 수면제를 먹지 않고는 통 잠을 이룰 수가 없어요."

김 씨와 함께 온 부인을 보니 무척 젊어 보였다. 55세의 나이에도 생리를 하고 있었다. 이는 나이에 비해 건강 상태가 아주 좋다는 징표다. 부인에게 부부관계에 대해 묻자 매우 계면쩍어하면서 매일 관계를 갖는다고 대답했다. 남편에게 약간의 의처증이 있어서 그렇게 되었다는 것이다.

김 씨의 증상은 과도한 성생활로 인한 허로증이 분명했다. 허로증이란 진음眞陰이 고갈되어 나타나는 증상으로 대개 지나친 성생활이나 잦은 유산이 원인이 된다. 어지럼증은 물론이고, 특히 밤이 되면 온몸을 바늘로 콕콕 찌르는 것처럼 아프고 칼로 저미는 듯한 통증을 호소한다. 그야말로 전신이 쑤시고 아파서 죽을 지경인 것이다.

허로증에는 허열을 끄고 진음을 돋워주는 '사양보음탕' 종류의 처방을 쓴다. 즉, 뿌리를 튼튼하게 하여 잎을 무성하게 만드는 것이다. 한약을 한 제 복용한 후 다시 찾아온 김 씨는 혈색이 몰라보게 깨끗해져 있었다. 그는 어지럼증이 많이 좋아졌다며 만족한 표정으로 다시 한약을 지어갔다.

성생활을 과도하게 하면 허로증뿐만 아니라 다음과 같은 증상들이 나타난다.

① 음허요통陰虛腰痛이라 하여 허리가 뻐근하게 아프다.

② 두통과 함께 머릿속이 흔들리며 어지럼증이 생긴다.

③ 땀을 많이 흘린다(특히 허리 아래로 땀을 많이 흘리는 것은 건강의 적신호로 남자들에게 많이 나타난다).

④ 오른쪽 귀에 이명 증상이 나타난다.

⑤ 콧속에서 단내가 나면서 목이 아프다.

⑥ 밤이 되면 온몸이 쑤시고 저리다.

⑦ 이불 속에 발을 못 넣을 정도로 발바닥이 화끈거린다.

여자는 49세 무렵이 되면 갱년기에 접어들어 폐경을 맞고, 남자는 64세 무렵이 되면 폐정閉精을 맞는다. 그래서『천근방』의 소녀론은 '사람이 60세가 되면 정액을 간직하고 내보내지 말아야 한다'고 쓰고 있다. 정精을 함부로 소모하지 않아야 건강 장수할 수 있다는 말이다. 그러나 사람들은 온갖 정력제와 희한한 스태미나 식품들을 찾아나선다. 과도한 욕심이 육체를 병들게 한다는 사실도 깨닫지 못한 채 말이다. 무엇보다 욕심을 내려놓는 것이 우선이다.

다만 허약 체질이거나 과로로 인한 체력 소모, 나이에 따른 허로 증상 등으로 고생할 경우에는 전문적인 처방과 함께 정기精氣를 돋워 주어야 한다. 정기를 보하는 음식으로는 오미자, 백복령, 구기자, 산수유, 녹용, 참깨 등이 있지만, 이보다 더 손쉽게 구할 수 있고 값도 저렴하며 훌륭한 정력 보강 음식이 있다.

죽이나 밥이 끓을 무렵 한가운데 고이는 걸쭉한 밥물이 바로 그것이다. 이 밥물을 먹으면 정액이 가장 잘 생긴다고 했다. 밥물이 무슨 효과가 있으랴 싶겠지만 세상의 모든 음식물 중에 오곡만이 온전한 맛을 갖고 있으며 이 오곡을 먹는 것으로써 정을 가장 많이 보충할 수 있다.

원기가 많이 허약해진 노인들이라면 싸라기 우유죽을 먹으면 아주 좋다. 우유와 싸라기(부스러진 쌀알)를 섞어 죽을 쑤어 먹는 것이다. 딱히 불편한 증상이 없더라도 건강을 위해 해볼 만한 방법이다.

04

사계절
맞춤형 건강법

유독 특정 계절이 되면 까닭 없이 기운이 빠지면서 매사 의욕이 없고 병치레가 잦아지는 경우가 있다. 바로 '계절을 타는' 증상이다. 어떤 이는 봄철만 되면 몸이 무거워지면서 평소 고생하던 관절염이 훨씬 더 심해진다고 호소한다. 어떤 이는 겨울이 되어 찬바람을 조금만 쐬어도 기침이 나고 두드러기가 생긴다고 한다.

계절을 탄다는 것은 자연의 변화에 인체가 제대로 적응하지 못해 일어나는 현상이다.

인간 또한 자연의 일부이므로 계절이 바뀌면 인체의 오장육부도 바뀌며 생명을 이어간다. 예를 들어 봄은 간왕폐허肝旺肺虛한 계절이다. 간 기능은 왕성하지만 폐 기능은 약해진다는 의미다. 그 계절을 이겨나가기 위한 인체의 무의식적이고 지혜로운 대응인 셈이다.

따라서 사계절을 건강하게 보내려면 계절의 특성은 물론이고 인체의 변화에 대해서도 잘 파악해야 한다. 그래야 알맞은 섭생법으로 대처할 수 있다.

봄, 습기와 바람에 관절 질환과 풍이 생길 수 있다

봄은 발진發陳이라 하여 겨우내 얼어붙었던 천지만물이 발동하여 만물이 소생하고 번영하는 계절이다. 이처럼 얼었던 땅이 다시 녹고 뿌리 속에 저장되었던 양기가 땅 위로 솔솔 피어오르면 우리 인체 내부에서도 같은 현상이 일어난다.

그 대표적인 것이 습濕에 의한 증상이다. 대지가 녹으면서 축축해지듯 우리 몸에도 습이 쌓이면서 불편한 증상이 생긴다. 가령 소화가 잘 안 되고, 답답하며, 몸이 천근만근 무거우면서 나른해진다. 또 자꾸 눕고 싶고, 얼굴이나 손이 붓고, 평소에 관절이 좋지 않던 사람은 상태가 더 나빠진다. 봄철이면 으레 찾아오는 춘곤증도 습에 의해 소화기 계통인 비위 기능이 상해서 나타나는 수가 많다.

다리 쪽으로도 이상이 잘 생긴다. 봄이 되면 겨울 동안 뿌리 속에 저장되어 있던 양기가 위로 솟아오르는데, 양기를 뿜어 올릴 때 여자는 오른쪽에서 시작하고 남자는 왼쪽 발이 축이 된다. 이때 양기가 부족하면 여자는 주로 오른쪽 발이, 남자는 왼쪽 발이 약해져서 이상이 생긴다. 나타나는 증상으로는 아무 이유 없이 발목이 아프거나 붓고, 삐끗하거나 근육이 늘어난다.

또한 봄철에는 평소 혈압이 높거나 뚱뚱한 사람들은 특별히 풍風을 조심해야 한다. 봄은 바람이 많은 계절이라 인체 역시 똑같은 원리에 의해 풍이 동하기 때문이다. 자칫 소홀히 하여 풍에 상하면 혈압이 올라가고 어지럼증이 생기면서 토할 것 같고, 두통과 함께 귀가 울리고 항상 정신이 맑지 못하다. 땅을 딛고 서면 마치 배를 타고 있는 것처럼 흔들리고 감기 기운을 달고 사는 사람도 있다.

특히 봄철 감기는 온병溫病의 하나로, 대부분 '〇〇형 독감'의 지독한 감기 형태로 나타난다. 이러한 현상의 근본 원인은 비정상적으로 따뜻한 겨울 날씨와 더운 실내에서 생활한 잘못된 섭생에 있다.

겨울이 겨울답지 않게 따뜻하면 세균들이 죽지 않고 잠복해 있다가 봄이 되어 병증을 일으킨다. 사람 또한 겨울에 너무 따뜻하게 지내면 양기가 외부로 발산되므로 몸 안의 기운이 약해져서 병을 이겨내지 못한다. 겨울철 실내 온도를 너무 덥게 하고 반팔로 지내는 요즘의 생활 문화는 에너지 낭비일 뿐만 아니라 건강을 위해서도 바람직하지 않다.

그러면 봄철 건강을 위해서는 어떻게 해야 할까. 『동의보감』의 「내경」편은 봄철 건강관리에 대해 이렇게 말하고 있다.

밤에 일찍 자고 아침에 일찍 일어나서 뜰을 거닐며 머리를 풀고 몸을 편안하게 늦추어주며 마음을 유쾌하게 하며, 생겨나는 만물에 대해서는 그 생장을 도와주고 죽이지는 말며, 주기는 하면서 빼앗지는 말며, 상은 주되

벌을 주지 말아야 한다. 이것이 봄철에 맞게 양생하는 방법이다. 이것을 거역하면 간肝을 상하고 여름에 가서 철이 아닌 추위가 와서 자라게 하는 힘이 적어진다.

봄은 꽁꽁 얼었던 대지가 녹아내리고 추웠던 공기가 풀리는 시기다. 따라서 사람도 따뜻한 기운을 받아들이기 쉽도록 옷도 느슨하게 입고 머리와 몸도 편안하게 늦추어야 한다. 입으로 먹는 음식도 제철에 나는 식품 위주로 하되, 달래와 냉이 같은 봄나물을 많이 먹으면 좋다. 또 봄철에는 기가 부족하고 습이 많아지므로 기를 돋우기 위한 음식으로 인삼차, 황기, 닭이 알맞다.

특히 봄에는 조반석죽의 원칙을 지켜 위장장애가 일어나지 않도록 아주 조심해야 한다. 춘곤증도 비위 기능이 좋지 않아 일어나는 현상이므로 아침은 많이, 저녁은 적게 먹도록 한다. 검은콩과 검은깨, 돼지고기 등을 자주 섭취하여 신장 기능을 돕는 것도 중요하다. 신장은 추운 겨울 동안 인체의 건강을 위해 부지런히 일했으므로 봄이면 많이 지쳐 있기 마련이다. 그리고 다가올 여름은 신장이 쇠약해지는 때이므로 봄에 신장 기능을 돋워주면 여름 나기가 훨씬 수월해진다.

여름, 자궁과 신장이 쇠약해지므로 성생활을 자제해야 한다

사계절 중에서 가을과 겨울은 인체의 모든 영양이 뿌리로 들어가는 시기이고 봄과 여름은 뿌리에 저장되었던 영양이 잎사귀로 흩어지는 때이므로 이에 맞게 섭생해야 건강을 지킬 수 있다. 특히 여름

은 사계절 중 건강관리가 제일 어려운 때이므로 신경을 많이 써야 한다. 「위생가衛生歌」에서도 여름철 건강관리의 중요성을 강조하고 있다.

사계절 중에 여름이 가장 조섭하기 어려우니, 복음伏陰이 잠재하여 위장이 냉하므로 신腎을 보하는 약과 음식을 항상 먹어야 한다. 음식물이 조금만 냉하여도 절대 먹지 말 것이며, 심心이 왕성하고 신腎이 쇠하여 정기를 잃기 쉬우니 잠자리를 청결하게 하고 조용히 하여 지려志慮와 심기心氣를 화평하게 하며 빙장(얼음물)과 채과(과일과 익히지 않은 야채)를 절제해야 한다. 이러한 것을 조심하지 않으면 가을에 학병(학질)과 이병(이질)에 걸리기 쉽다.

여름은 뜨거운 열기가 기氣를 손상시키는 계절이다. 이때 기를 돋워주지 않으면 정신이 멍하고 집중력과 의욕이 떨어지면서 두통과 만성피로, 식욕 저하 등의 증상으로 고생한다. 더욱이 여름철에 찬 것을 많이 먹으면 증상이 더 심해지므로 각별히 유의해야 한다.

찬 음식을 절대로 피해야 하는 이유는 인체의 모든 원기元氣(양기)가 더위를 이기기 위해 피부로 몰려나오거나 상부上部로 떠서 뱃속이 허해지기 때문이다. 뱃속에 양기가 부족한 상태에서 찬 것을 먹으면 소화기관이 손상을 입어 구토와 설사, 복통 등이 일어난다. 심지어는 발열과 오한 증상이 겹쳐 나타나기도 한다.

그렇다고 여름에 찬 것을 아예 먹지 않을 수 없으며, 어느 정도 열기를 식혀줄 필요가 있으므로 이럴 때는 '인삼냉차'를 끓여 먹도록 한다. 인삼을 푹 달여 시원하게 식힌 다음 꿀을 타서 마시면 된다. 이렇게 마시면 배탈이 나지 않으면서 갈증이 해소되는데, 특히 피부가 하얀 사람이나 코가 큰 사람들에게 아주 좋다. 오미자, 인삼, 맥문동을 1:1:2의 비율로 달여서 보리차처럼 마셔도 좋다. 오미자는 기를 보충하면서 갈증도 해소시켜주는 효과가 있다.

여름철, 특히 늦봄과 초여름에 흔한 증상으로 주하병注夏病이 있다. 밥맛이 없고 머리가 아프면서 몸이 후끈거리고 다리에 힘이 없어지는 증세를 보인다. 주하병은 음이 허하고 원기가 부족해서 나타나므로 체질에 맞게 적절히 치료해야 한다.

또한 여름은 심왕신쇠한 계절로 자궁이나 신장 쪽이 무척 쇠약해지는 시기이므로 성생활을 지나치게 많이 하면 체력이 떨어지면서 신장이 손상되기 쉽다. 따라서 무더운 여름은 결혼에도 임신에도 적합한 시기가 아니다. 참고로 임신에 좋은 계절은 봄과 가을이다.

여름철 기운을 돋우는 음식으로는 복숭아, 살구, 부추 등을 들 수 있는데 봄에 열심히 일했던 간 기능을 보해주는 식품이다. 또 더위를 이기게 해주는 보리밥도 좋다. 보리는 여름이 아니라도 열성熱性 체질의 경우 열을 내리는 효과가 있으므로 자주 먹으면 좋다.

여름에는 쇠약해진 신장 기능을 보해야 하는데 이때는 신장에 좋다고 알려진 검은콩과 검은깨, 호두보다는 닭고기나 파를 많이 쓰는 것이 좋다. 검은콩, 검은깨 등은 겨울철에 먹어야 그 효과가 제대로 발휘되기 때문이다. 따라서 여름철에는 파를 듬뿍 넣은 삼계탕으로 몸보신을 하는 것이 좋다.

가을, 식사를 잘해 뼛골에 진액을 보충하고 살을 찌워야 한다

가을이 되면 오곡백과는 물론이고 물고기며 짐승들까지 살이 통통하게 오른다. 이는 앞으로 다가올 겨울을 잘 견뎌내기 위해 온몸에 지방분을 축적하는 본능적인 생리 현상이다.

이와 마찬가지로 사람도 모든 기운을 안으로 거두어들여야 한다. 봄과 여름에는 바깥을 향해 발산했다면 가을에는 마음을 가다듬고 신기神氣를 안으로 모아야 겨울 추위를 잘 이겨낼 수 있다. 특히 가을엔 밥을 잘 먹어서 뼛골에 진액을 보충하고 살을 찌우는 일이 무엇보다 중요하다.『동의보감』「내경」편의 가을 건강법에 대해 알아보자.

가을 세 달은 용평容平(가을에 만물을 거두어들이고 다시는 성장하지 않는다는 뜻)이라고 한다. 이때에 천기天氣는 쌀쌀해지고 지기地氣는 깨끗해진다. 이때는 밤에 일찍 자고 아침에는 일찍 일어나야 한다. 닭이 울면 일어나서 마음을 안정하고 쌀쌀한 가을의 기분이 없게 하며 신기를 거두어들여 가을 기운에 적응하게 하고 마음속에 다른 생각이 없게 함으로써 폐기肺氣를 맑게 한다. 이것이 가을의 기운에 맞게 거두어들이는 도이다. 이것을 거역하면 폐를 상하고 겨울에 가서 삭지 않은 설사를 하며 간직하는 기운을 도와주는 힘이 적어진다.

가을철은 폐왕간쇠肺旺肝衰한 계절로 폐는 왕성하고 간이 쇠약해지

는 때이다. 아침 저녁으로 온도차가 심해지고 하루가 다르게 추워지기 시작하므로 폐 기능이 왕성해야 이에 적응할 수 있다. 하지만 선천적으로 폐가 약한 사람이나 과도하게 폐를 지치게 하면 기침, 천식, 가래 등 호흡기 질환으로 고생하게 되므로 주의해야 한다. 또한 가을에는 조증燥症이라 하여 피부가 거칠어지면서 여러 가지 피부병이 오기 쉽다.

다시 한 번 강조하건대, 가을에는 무슨 음식이든 가리지 않고 골고루 먹어 살을 찌우도록 한다. 요즘엔 모두 다이어트를 한다고 야단들이지만 비만해지지 않을 정도라면 충분히 먹어도 괜찮다. 가을에도 제철 음식을 먹는 게 좋으며, 특히 감 등 단맛이 나는 과일이 좋다.

겨울, 일찍 자고 늦게 일어나 찬 기운에 몸이 상하지 않도록 한다

겨울은 신왕심쇠腎旺心衰한 계절로 고양固陽(양기를 응축시킨다는 뜻)의 시기이다. 즉, 봄과 여름에 쓸 에너지를 충전해야 한다는 의미다. 인체는 사계절의 정기를 받아 그와 함께 변화하는데, 가을 겨울에 이 정기를 함양하지 못하면 겨울철 찬 기운에 손상을 입게 된다.

겨울철에 흔한 증상으로는 감기, 기침, 천식, 알레르기성 비염, 한랭성 두드러기 등이 있다. 여기서 한랭성 두드러기란 추운 곳에 가거나 찬물에 손을 담그면 두드러기가 생기는 증상을 말한다. 심할 경우 심장에 부담을 느끼는 사람도 있다.

『동의보감』에 나온 겨울철 건강법도 양기를 발산하지 않고 저장하는 데 강조점을 두고 있다.

이때는 일찍 자고 늦게 일어나되 반드시 해가 뜬 뒤에 일어나야 한다. 마음에 숨겨두는 일이 있거나 남에게 보이지 못할 물건을 가지고 있는 것처럼 하며, 추운 데가 아니라 따스한 방에 있으면서 살갗으로 땀이 흘러나와 갑자기 기운이 빠져나가지 않게 해야 한다. 이것이 겨울철에 순응하는 것이며 간직하는 기운을 돕는 방법이다. 이것을 거역하면 신腎이 상하여 봄에 가서 위궐병(손발에 힘이 없어서 잘 쓰지 못하거나 손발이 싸늘해지는 병)이 생기고 봄에 나는 기운을 돕는 힘이 적어진다.

봄, 여름, 가을과 달리 겨울에는 일찍 자고 늦게 일어나 찬 기운에 몸이 상하지 않도록 해야 한다. 이때 이부자리 위에서 간단히 스트레칭을 하거나 실내에서 가벼운 맨손 체조를 한다면 더욱 좋을 것이다.

또한 겨울철에는 너무 덥게 지내지 않도록 한다. 땀이 날 정도로 난방이 잘 된 곳에서 생활하면 양기가 몸 밖으로 발산되어버린다. 가뜩이나 부족한 양기가 빠지고 나면 몸이 허약해져 겨울은 물론이고 봄이나 여름에도 힘들어질 수밖에 없다.

겨울은 봄을 준비하기 위해서 있는 것이며, 양기를 함양하고 비축하는 계절이라는 사실을 잊어서는 안 된다. 다시 말해 앞으로 다가올 일 년을 위해 연료 탱크에 기름을 채우는 시기이다. 특히 겨울철에 덥게 지내면 봄에 온병溫病에 걸리기 쉬운데, 주로 장질부사 비슷하게 고열 감기가 오랫동안 지속되는 형태로 나타난다.

겨울에 맞는 섭생법은 다음과 같다.

① 옷을 너무 얇게 입거나 너무 두껍게 입지 않는다.

② 실내 온도가 너무 높은 것은 오히려 해롭다.

③ 겨울에는 일찍 자고 늦게 일어나는 것이 좋다. 반대로 여름에는 늦게 자고 일찍 일어난다.

겨울에는 차거나 매운 음식이 좋다. 냉면 등 찬 음식을 적당히 먹으면 양기를 응축시키므로 오히려 몸이 더워진다. 또 김치나 매운탕 등 매운 음식은 몸에 열을 내준다. 손발이 냉하거나 시린 증상으로 고생한다면 생강차를 수시로 복용하면 아주 좋다.

05

건강하게
술 마시는 법

예로부터 술은 '오곡의 진액이요 미곡의 정화精華이므로 사람을 유
익하게 한다'고 하였다. 우리나라 한의학의 고전으로 꼽히는 『의방유
취』에도 적당히 술을 마시면 풍風과 찬 기운을 없애고 몸 안의 나쁜
기운을 몰아내며 혈맥의 순환을 돕고 약의 효과를 높일 수 있다고
되어 있다. 남성의 경우 하루에 한 잔 정도, 커피에 코냑이나 브랜디
를 몇 방울 떨어뜨려 마시면 기혈의 순환을 도와주므로 건강에 아주
좋다.

하지만 지나치면 인체에 해를 끼치는 독이 된다. 한의학에서 술은
열이 많으면서 독도 많은 것으로 본다. 게다가 술은 중독성이 있어

서 육체뿐만 아니라 정신까지 병들게 할 수 있다. 숙취를 비롯해 술로 인한 질병을 '주내상酒內傷'이라 하는데 이는 다양한 증상으로 나타난다.

술에 의해 나타나는 첫 번째 증상은 손 떨림이나 손 저림이다. 술로 인해 피부 호흡이 제대로 이루어지지 않아 일어나는 일이다. 또 구역질을 하거나 헛배가 부른 것 같기도 하고 배가 자꾸 나오면서 숨이 차는 증상도 생긴다. 헛배가 부르고 가스가 차서 하루에도 몇 번씩 대변을 보러 다니는 경우도 있다. 그래도 이 정도는 가벼운 증상이라 할 수 있다. 주독이 더 심해지면 술로 인한 열독熱毒이 위쪽으로 솟구쳐 폐를 손상시키는데, 이렇게 되면 헛기침을 하거나 천식으로 발전하는 수가 있다.

주독은 피부병도 일으킨다. 온몸이 가렵다고 호소하는 환자나 알레르기성 피부염으로 고생하는 환자들 중에는 과음이 원인인 경우가 상당히 많다. 때로는 종기가 생기면서 심하게 아프기도 하고 땀띠처럼 벌겋게 돋는 경우도 있는데, 술을 마시면 더 심해지는 특징이 있다.

이 밖에도 주갈酒渴이라 하여 술로 인해 당뇨병에 걸리기도 하고, 감기는 아닌데 감기 같은 증상이 오랫동안 지속되기도 한다. 심한 경우엔 간질 발작 비슷하게 이유 없이 쓰러지는 사람도 있다. 또한 치질로 고생하거나 심장병에 걸리기 쉽고, 눈이 자꾸 침침해지다가 더 심하면 실명하는 수도 있다.

요즘엔 여성들도 술을 많이 마시는데, 같은 양의 술을 마시더라도 남성에 비해 주내상에 걸릴 가능성이 높으므로 더욱 조심해야 한다. 여성은 체질적으로 몸에 화가 많아서 술로 인한 열독을 쉽게 해독하지 못하기 때문이다. 체내에서 화와 열독이 만나면 폭발하는데 이것이 병으로 나타나는 것이다.

이렇듯 주독의 폐해는 엄청나지만 여러 이유로 어쩔 수 없이 술을 마셔야 하는 사람도 있다. 술로 인한 주내상을 예방하려면 술을 적당량 마시는 게 최선이지만, 그러지 못할 경우엔 주독이 몸에 쌓이지 않도록 해야 한다. 알코올이 몸 밖으로 빠져나가는 길은 세 가지로 소변, 땀, 구토를 통해서이다.

술 마시고 난 뒤 속이 아주 답답할 때 구토를 하고 나면 술이 깨면서 시원해지는 것도 알코올이 체외로 빠져나갔기 때문이다. 그렇지만 자주 토하게 되면 식도가 상하므로 조심해야 한다. 음식물을 아래로 내려 보내는 식도의 털들이 거꾸로 서면서 손상을 입는 것이다.

결국 땀과 소변으로 알코올을 자연스럽게 배출시켜야 하는데, 이때도 조심해야 할 것이 있다. 숙취를 푼다고 술 마신 다음날이면 꼭 사우나를 하는 사람이 있지만 땀을 통해 주독이 빠지면서 체내의 정기精氣까지 나갈 수 있으므로 너무 자주하는 것은 금물이다. 또한 뜨거운 한증탕도 피해야 한다. 사우나를 하려면 미지근한 물에서 20분 내외로 가볍게 하는 것이 좋다. 가장 바람직한 방법은 적당한 운동이나 육체노동을 통해 자연스럽게 땀을 흘리는 것이다.

소변으로 알코올을 배출시키려면 이뇨 작용이 있으면서 몸에도 좋은 녹차를 뜨겁게 마시는 것이 좋다. 그러나 차도 많이 마시면 신장을 상하게 할 수 있으므로 지나치지 않도록 주의한다.

특히 술 마신 뒤 찬물을 마시거나 냉음료를 마시는 것은 절대 피해야 한다. 술이 깨지 않았을 때 찬 음료를 마시면 곧장 신장으로 들어가 손상을 입히기 때문이다.

『동의보감』은 인체에 해를 주지 않으면서 술 깨는 법에 대해 다음과 같이 말하고 있는데 손쉬운 방법이면서 효과도 좋으므로 꼭 실천해보길 권한다.

술을 마시고 취하면 우선 뜨거운 물로 여러 번 입안을 헹궈낸다. 술에 많이 취한 상태라면 뜨거운 욕탕에서 얼굴을 여러 차례 씻으면 좋다. 또 굵은 소금으로 치아를 닦은 뒤 따뜻한 물로 가셔내도 좋은데, 이때 세 번 이상은 하지 말아야 한다.

술독을 푸는 데는 갈근(칡즙)이 좋은데, 갈근은 처서에서 춘분 사이에 캔 것을 사용해야 효과를 볼 수 있다. 특히 갈근은 입술과 눈두덩이 두툼하고 얼굴이 둥글넓적하면서 배가 나오고 젖가슴이 두툼한 양명형 체질에 잘 맞는다.

술안주로는 두부를 넣은 명태찌개나 동태찌개가 좋다. 보통은 몸을 보하고 소주의 독을 없앤다는 잘못된 생각으로 돼지고기 삼겹살을 많이 먹지만 이는 잘못된 상식이다. 그보다는 콩이나 명태를 많이 먹으면 좋은데, 이는 옛날부터 한방에서 해독 효과가 있다 하여 즐겨 애용하던 식품이다. 더욱이 콩은 신腎 기능도 보하고 원기를 돌워주는 효과가 있다.

다음은 음주 후에는 꼭 피해야 할 것들이다.

① 술을 마시면 찬바람을 많이 쐬지 않도록 한다. 음주 후에 찬바람을 쐬면 입이 삐뚤어지거나 안면마비가 올 수 있다.
② 술 마신 후에는 억지로 식사를 해서는 안 된다. 소화 장애를 일으킬 수도 있으며, 심할 경우엔 뱃속에 적취(덩어리)가 생기기도 한다.
③ 음주 후에는 성생활을 금하는 것이 좋다. 음주 후에 성생활을 하면 정기가 심하게 손상되어 수명이 단축되며, 이때 임신이 되면 아기의 건강에 나쁜 영향을 끼친다.

이러한 금기 사항은 언뜻 생각하기엔 별것 아닌 듯싶지만 실제로는 잘 지켜지지 않는 것들이다. 건강을 지키는 비결이 바로 여기에 있다. 아무리 좋은 건강법이라도 스스로 실천하지 않으면 소용이 없는 것이다.

06

솔로가
조심해야 할 것

최근 결혼 연령이 점점 높아지고 있고 비혼을 선택한 사람들도 많다. 거기다 이혼율도 증가 추세라 점점 혼자 사는 사람들이 늘고 있다. 아직까지 우리 사회에서는 성을 공론화하는 데 익숙하지 못하다. 하지만 성생활이 원만히 이루어져야 생체 리듬이 조화롭게 작용한다는 것은 진리이다.

다음은 혼자 사는 여성에게 나타나는 증상들이다.

- 광대뼈 부위가 불그스름하면서 얼굴에 기미가 낀다.
- 만성 감기 증상에 시달린다.

410   ○   생긴 대로 병이 온다

- 새벽녘이면 아랫배가 살살 아프고 잠을 설친다.

- 항상 피곤하며 매사 의욕이 없다.

- 오후가 되면 머리가 맑지 못하고 두통이 심하다.

- 시끄러운 것을 싫어하고 밝은 불빛을 피한다.

- 사람 만나기를 꺼린다.

- 사소한 일에도 잘 놀란다.

- 유난히 땀을 많이 흘린다.

- 어깨에서 열이 나고 허리와 옆구리가 아프다.

- 음부가 가렵고 분비물이 많아진다.

- 이유 없이 하혈하기도 한다.

- 입맛이 쓰고 식욕이 없다.

- 눈에서 지나칠 정도로 광채가 난다.

이러한 '홀로병' 증상들은 대개 주기적으로 반복되는 특징이 있다. 사람마다 다르지만 3개월 정도의 간격으로 비슷한 양상을 보인다. 그리고 생리 때가 되면 불편한 증상들이 더욱 심해진다. 물론 혼자 사는 모든 여성이 이러한 증상을 겪는 것은 아니다. 성 기능이 발달한 사람, 유방과 유두가 큰 사람, 피부가 까무잡잡한 사람, 눈썹이 진하거나 눈에 눈물이 많은 사람들에게 더 많이 발생한다.

만약 이런 생김새의 여성에게 홀로병 증상이 나타났을 경우에 이를 적절히 치료하지 않고 내버려두면 자궁에 혹이 생기거나 자궁근종의 원인이 된다. 한방에서는 생지황, 시호를 중심으로 한 '억음지황한'이나 시호, 황금, 반하를 중심으로 한 '시호억간탕'을 처방하는데 '사물탕'을 체질에 맞게 가미해 투여하기도 한다.

피부가 아주 까무잡잡한 40대 부인이 내원했다. 친구의 소개로 왔다는데 온 얼굴에 기미를 뒤집어쓴 듯 거뭇거뭇하고 혈색이 좋지 않았다.

"새벽이면 아랫배가 살살 아파서 잠이 깨요. 그러고 나서는 아침이 될 때까지 엎치락뒤치락 제대로 잠을 못 이루죠. 항상 감기 기운을 달고 있어서 머리가 맑은 날이 없어요. 어떨 땐 머리가 깨질 듯이 아프기도 하구요. 두통약을 아무리 먹어도 소용이 없네요."

그 외에 다른 증상은 없느냐고 묻자 몸이 안 좋아서 그런지 피로감을 많이 느끼고 만사가 귀찮다고 했다. 두통은 오전과 오후, 언제 더 심하냐고 묻자 오후라고 대답했다.

부인의 생김새와 호소하는 증상을 종합해보니 홀로병이라 판단되었다. 검은 피부색과 기미, 그리고 유난히 반짝이는 눈빛, 호소하는 증상이 이를 뒷받침해주었다. 매우 조심스럽게 혹시 혼자 사시냐고 물었더니, 5년 전 이혼한 후에 아이들을 키우며 혼자 산다고 대답했다.

환자의 여러 가지 증상과 여건을 고려해서 '가미시호억간탕'을 처방하였다. 투여한 지 얼마 안 되어 일단 두통이 가시면서 다른 증상들도 점차 호전되었다. 얼굴에 끼어 있던 기미가 조금씩 엷어지더니 혈색도 좋아지기 시작했다.

07

운동이 노동이
되어서는 안 된다

현대인, 특히 도시인들의 생활은 매우 정적靜的이다. 가까운 거리
도 차를 이용하고 기계를 이용해 가사노동을 하고 직장에서는 손가
락으로 키보드만 두드리면 된다. 이처럼 생활 속에서 운동량이 부족
해지자 여러 가지 건강상의 문제점이 생겨나게 되었다. 인체 내의 기
혈이 잘 돌고 혈맥血脈의 운행이 조화를 이루어야 건강이 유지되는
데, 운동 부족으로 그 균형이 깨어져 버렸다. 아무리 잠을 자도 피곤
하고 항상 소화가 안 되고 비만과 성인병에 시달리게 된 것이다.

결국 사람들은 모자란 운동량을 채우기 위해 헬스클럽에 가고, 조
깅을 하고, 배드민턴을 치고, 집안에 운동기구를 들여놓는다. 적당한

운동은 기혈의 순환을 도와주므로 더없이 좋은 선택이다. 그러나 운동이 지나치면 오히려 건강을 해칠 수 있다. 즉 운동을 노동처럼 해서는 안 된다는 말이다.

운동선수들을 보면 쉽게 이해가 간다. 운동선수들만큼 튼튼하고 체력이 좋은 사람들이 어디 있겠는가. 하지만 매일 긴 시간을, 그것도 몇십 년간 지속적으로 운동하다 보면 신체에 무리가 갈 수밖에 없다. 야구 투수들은 어깨통증으로 고통받고 마라톤 주자들은 근육통과 다리 경련으로 고생한다. 우리가 잘 알고 있는 어느 마라톤 선수도 결국엔 발바닥 수술까지 받고 은퇴의 길로 접어들었다.

운동을 할 때에도 반드시 지켜야할 법도가 있고 금기 사항이 있게 마련이다.

① 여성은 운동 시 땀을 너무 많이 흘리지 않도록 해야 한다.

여성에게 땀은 곧 혈血이다. 따라서 여성은 땀을 많이 흘리면 좋지 않다. 평상시에 특별한 일을 한 것도 아닌데 땀을 많이 흘리는 여성이라면 한번쯤 건강 체크를 해보도록 한다. 몸이 허약해졌거나 신체 기능에 이상이 생겼을 가능성이 높기 때문이다.

여성은 아무리 좋은 운동이라 해도 땀을 줄줄 흘릴 만큼 해서는 안 된다. 이런 경우 처음에는 신체에 나쁜 영향을 미치는지 잘 모르지만, 이것이 지속되면 차츰차츰 신체에 여러 가지 이상 현상이 나타난다. 본래 땀이 잘 안 나는 여성이 땀구멍을 열겠다면서 무리하게 운동이나 사우나를 하면, 건강이 악화되는 경우가 많다. 땀으로 혈이 많이 빠져나가면 피부가 거칠어지고, 심한 경우 이유 없이 하혈을 할 수도 있다. 여성들은 등에 땀이 촉촉이 밸 정도로 운동하는 것이 가장 좋다.

② 병을 앓았거나 과로로 체력이 떨어져 있을 때는 운동을 삼간다.

어떤 이유로든 체력이 떨어졌다는 것은 체내의 에너지가 부족하다는 의미다. 이때 무엇보다 충분히 휴식을 취하는 것이 급선무다. 운동은 되도록 피해야 한다. 이를 지키지 않고 욕심을 내어 운동을 하면 심폐 기능이 저하되면서 심각한 지경에 이를 수 있다.

③ 너무 이른 새벽이나 밤늦게 운동을 하는 것은 좋지 않다.

인체는 구조상 낮에는 일하고 밤에는 자도록 되어 있다. 특히 밤에 잠을 충분히 자야 간담에서 혈血을 순조롭게 조성하기 때문에 건강하게 생활할 수 있다. 혈이 부족하면 눈에 핏발이 서기 시작하면서 체력도 떨어지고 피로감에 시달린다.

그렇다면 너무 이른 새벽과 밤늦은 시각의 기준은 무엇일까? 바로 해가 뜨고 지는 것이다. 해가 떠 있는 동안에 모든 활동이 이루어져야 한다는 의미다. 해가 뜨지 않은 캄캄한 새벽이나 심야에는 영위營衛가 불능不能해서 기혈이 잘 돌지 않는다는 말이 있다. 이 시각에 운동을 하면 억지로 신체의 조화를 깨는 셈이므로 건강을 해친다.

새벽이나 심야에 운동을 하는 직장인들이 많은데 별로 바람직한 방법이 아니다. 새벽에 운동을 하더라도 가급적 해가 뜬 이후에 하도록 한다.

④ 운동 후 땀이 식지 않은 상태에서 찬물 샤워나 목욕은 피한다.

운동을 하면 열이 나면서 땀을 많이 흘리게 된다. 그래서 열기도 식히고 땀도 씻어낼 겸 찬물로 샤워를 하는 경우가 많은데 아무 생각 없이 하는 이 행동은 상당히 위험하다. 운동 후 땀이 많이 난다는 것은 피부에 있는 땀구멍이 활짝 열려 있다는 표시다. 외부의 공기 역시 안으로 쉽게 침범할 수 있다는 뜻이기도 하다.

이때 갑자기 찬물로 샤워를 하거나 차가운 물속에 텀벙 들어가면 활짝 열려 있는 땀구멍으로 외부의 찬 기운이 침범하게 된다. 그러면 오한이 들거나 감기에 걸리는 등 여러 가지 질병이 올 수 있다. 그러므로 운동을 한 다음에는 너무 뜨겁거나 차가운 물로 샤워하지 말고 되도록 따뜻한 물로 씻는 것이 좋다.

⑤ 목욕한 후에는 가급적 찬바람을 쐬지 않는다.

헬스클럽의 샤워실이나 사우나에 가면 대부분의 사람들이 선풍기 바람으로 머리를 말리곤 한다. 이것도 건강을 위해서는 피해야 할 일 중의 하나다. 몸의 열기가 식지 않은 상태에서 찬바람을 쐬면 두풍頭風이라 하여 어지럼증과 두통, 안면마비 증상으로 고생할 수 있다. 머리에서 찬바람이 난다고 얘기하는 것도 바로 이 두풍에 의한 현상이다.

⑥ 운동 후 찬물을 마시는 것도 좋지 않다.

운동 후 대부분의 사람들이 하는 행동이 있다. 찬 생수를 벌컥벌컥 들이키는 것이다. 운동선수들은 경기가 쉴 때 근육이 굳을까 봐 두꺼운 옷이나 커다란 타월로 몸을 감싸는데 찬물은 서슴없이 마시는 모습을 볼 수 있다. 이렇게 찬물을 많이 마시는 일이 계속되면 인체에 담음이 생겨 건강을 해치는 만병의 근원이 된다.

눈 밑이 컴컴해지며 어지럽고 이유 없이 가슴이 두근거리기도 한다. 또 소변이 잦고 시원찮으며 몸에 멍울도 잘 생긴다. 갑자기 살이 빠지거나 살이 찌는 원인이 되기도 하며 중풍을 초래할 수도 있다. 운동 후에는 말할 필요도 없거니와 평상시에도 물은 상온에 두었다가 먹는 것이 좋다.

08

찬물은 되도록
마시지 않는다

사람들은 좀 더 깨끗한 물, 좀 더 몸에 좋은 물을 마시기 위해 애를 쓰지만 지구 환경 자체가 오염된 현실에서는 한계가 있는 것이 사실이다. 결국 최선의 방법은 물을 끓여 먹는 것이다. 물에 옥수수나 보리, 결명자 볶은 것을 넣어 끓이면 맛도 좋고 몸에도 좋다. 곡물을 볶을 때 살짝 탄 부분이 물맛도 구수하게 해주지만 중금속 등을 흡수하기 때문이다.

결명자는 예로부터 간기肝氣를 돋우는 식품으로 애용되어 왔다. 이보다 더 좋은 것으로는 상지차, 즉 뽕나무 가지를 들 수 있다. 봄철에 물오른 뽕나무 가지를 잘라 물에 넣고 달여 마시는 상지차는 풍과 비만을 예방하고 소화 작용을 돕는다.

이처럼 어떤 물을 마시느냐도 중요하지만 물을 어떻게 마시느냐도 그에 못지않게 중요하다. 근래엔 물이라고 하면 당연히 냉장고 속의 물이나 냉온수기의 냉수를 연상한다. 너나없이 찬물을 예사로이 마시게 되어 이것이 건강에 해롭다는 사실을 인식하는 사람이 별로 없다. 변비를 치료하겠다며 새벽에 냉수를 들이키는 사람도 있는데, 이 방법이 변비에 도움이 되는 체질도 있지만 도리어 악화시키는 체질도 있다.

찬물을 오랫동안 마시면 인체의 장기들이 위축되면서 기혈의 운행이 나빠진다. 기혈이 잘 돌아가지 않고 한 곳에 뭉치게 되면 만병의 근원인 담음이 생기는데, 담음이란 진액이 제대로 진액화 되지 못함으로써 생긴 찌꺼기라 할 수 있다. 담음이 생기면 주로 다음과 같은 증상들이 나타난다.

- 눈 밑에 숯을 칠해놓은 것처럼 어둡고 컴컴하다.
- 속이 느글느글하면서 메슥거린다.
- 어지럼증이 생기며 두통이 오기도 한다.
- 배에서 꾸르륵거리는 소리가 난다.
- 소변이 잦고, 소변을 본 후에는 시원치가 않다.
- 몸에 멍울이 잘 생긴다.
- 갑자기 살이 찌거나 살이 빠지기도 한다.
- 이유 없이 가슴이 두근거린다.

- 심해지면 중풍이 올 수도 있다.
- 명치와 배꼽 중간을 누르면 통증이 있다.

이러한 담음은 냉수뿐만 아니라 날것이나 생것을 많이 먹었을 때도 나타난다. 생선회나 육회도 너무 많이 먹지 않는 것이 좋으며, 과일 역시 한두 쪽 먹는 것으로 충분하다. 앉은 자리에서 귤을 열 개, 스무 개씩 먹는 사람도 있지만 무슨 음식이든 편벽되게 먹으면 건강을 그르친다.

특히 냉장고 속 음식을 즐기는 식습관은 꼭 고쳐야 한다. 현대인들은 대부분 물이나 과일이 차지 않으면 먹지 않으려 한다. 음식이 상하지 않게 보관하기 위해 냉장고가 있는 것이지, 음식을 차갑게 먹으라는 의미가 아니다. 물은 되도록 상온에 두고 먹도록 하고, 날것이나 생것도 지나치게 먹지 않도록 유의해야 한다.

아주 사소해 보이는 생활 법도들부터 바로잡아 나갈 때 비로소 건강한 생활을 할 수 있다.

CHAPTER
— 06 —

이렇게 하면
무병장수한다

01

지산선법

　지금부터 소개하려는 지산선법은 나의 스승이신 지산 선생님께 전수받은 선도 수련법이다. 여기서 선도仙道란 신선의 길을 뜻한다. 신체 단련을 통해 건강과 장수를 추구하고 정신통일과 수양을 통해 도통의 경지에 이르려는 것이다.

　선도는 질병의 치료나 건강 유지를 넘어서 인간 능력의 최대 한계점까지 계발하고자 한다. 그 범위도 넓어 일상생활(즉 앉고 서고 잠자는 자세, 식사, 보행)에서부터 단련, 도인법, 복기법, 소식법, 방중술, 양생법 등에 이르기까지 놀라울 정도로 치밀하고 방대하다.

　그렇다면 선도는 의학과 어떤 관련이 있을까? 병이 난 후에 다스리는 것이 의술이라면 병들기 전에 다스리는 것이 선술이다. 그렇다면 건강을 지키기 위해 하는 운동과는 무엇이 같고 무엇이 다른지 알아보자.

선도와 운동의 차이

|

선도나 운동은 건강을 위해 몸을 단련한다는 점에서 같다. 그러나 운동은 주로 신체 근육의 활동을 통하여 건강을 추구하는 반면, 선도는 조신調身 · 조식調息 · 조신調神을 통해 기혈을 전신에 유통시켜 질병을 치료 및 예방하고, 불로장생을 추구하며, 궁극적으로는 신선의 경지에 이르는 방법이다. 한마디로 운동은 기운을 소모시키는 데 반해 선도는 기운을 축적시키는 수련법이라 할 수 있다.

선도 수련은 모든 질환에 활용할 수 있다. 특히 난치병을 앓고 있는 사람들에게 효과가 있다. 비만, 고혈압, 정력 감퇴, 조루증, 여성 요실금, 당뇨병, 신경통, 신경성 질환, 기미, 자궁 질환 등으로 고생하는 분들에게 특별히 선도를 권하고 싶다.

선도를 통해 조잡한 육체가 정묘한 육체로 개조되고, 우주의 생기가 인체를 자양하게 되며, 적절한 약과 음식 조절이 더해져 불로장생과 신인합일의 경지에 도달하게 된다는 것이 선도의 개념이다.

선도 수련을 할 때는 성생활과 음주를 금하는 것이 좋다. 모든 질병은 몸이 감당할 수 없는 일을 억지로 할 때 생기게 되므로 정신적이든 육체적이든 노고를 적게 해야 한다. 물론 너무 움직이지 않는 것도 문제가 된다. 적당히 움직이는 것이 가장 좋다.

의식하는 곳에 기혈이 통한다

삶의 기본은 공기를 마시고, 음식을 먹고, 잠을 자고, 성생활을 하는 것인데 이중 가장 중요한 것이 호흡이다. 숨을 내쉬어 기를 내보내는 것은 양이 열리는 것, 숨을 들이마셔 기를 들여보내는 것은 음을 닫는 것이다.

호흡법으로는 단전호흡을 제일로 친다. 단전은 오장육부의 근원이고, 십이경맥의 원천이며, 호흡의 문이고, 삼초의 본원이기 때문이다. 호흡은 '사기邪氣를 막는 신神'이라고까지 칭해진다. 단전호흡을 생활화 하면 생기의 근원이 튼튼해져 원기가 왕성해지고 생명력의 근원이 든든해지기 때문에 건강하게 장수하는 삶을 누릴 수 있다.

그렇다면 단전호흡은 구체적으로 어떻게 우리의 몸을 건강하게 할까?

선도에서는 '의식하는 곳에 기혈이 통한다'고 한다. 인체의 어느 부위에 정신을 집중하면 그곳으로 기운이 가고 기운이 움직일 때 혈이 돈다는 의미다. 선도에서는 정신과 육체의 합일을 꾀한다. 그러므로 체행體行을 할 때는 육체의 특정 부위에 의식을 고정해야 한다. 좀 더 높은 수준에서, 이는 육체를 의식에서 해방시키는 방법이고 감각의 통일을 훈련하는 방법이기도 하다.

힘을 빼고 바르게 앉는다

|

먼저 몸을 바로잡아 척추를 바로 세우고, 전신의 힘을 빼고 앉는다. 가늘고 조용히 숨을 코로 들여 마시면서 원하는 곳에 의식을 집중한다.

인체에는 7개의 정궁이 있는데 생명력의 원동력이 될 뿐 아니라 내기內氣를 저장하고 생명활동을 왕성하게 하는 기관이다.

선도의 행법 중에 중요한 것은 심신의 긴장을 풀어주는 것이다. 선도의 특징은 힘을 주는 것이 아니라 힘을 빼는 데 있다. 신체의 긴장을 완전히 푸는 것이 불로장생의 길이다. 양생의 도를 아는 사람은 하루 15분간의 이완으로 하루의 긴장을 완전히 풀 수 있다고 한다. 또한 선도 수련은 몸뿐만 아니라 정신 수련도 가능한 것이 특징이다.

선도에서는 앉는 자세가 중요한데 가부좌, 반가부좌, 궤좌 중에서 자신의 몸에 맞는 것을 선택하면 된다.

- 가부좌: 인도인들이 힘을 빼고 평형을 잡기 위해 앉는 자세
- 반가부좌: 가부좌가 안 되는 사람을 위한 약식 자세(좌측 다리가 위쪽)
- 궤좌: 일본인들이 습열을 배제하기 위해 앉는 법(무릎 꿇고 앉기)

모든 행법의 준비 동작, 고치법

|

모든 행법을 행하기 전에 눈을 감고 아래위의 이를 맞부딪치게 하는 고치법叩齒法을 36회 시행한다. 이때 숫자를 거꾸로 세면서 한다. 숫자를 거꾸로 세는 이유는 정신을 집중하기 위해서다. 이때 눈은 위쪽 눈꺼풀에 힘을 빼고 살짝 내려 감는 것이 좋은데, 이는 힘을 기르기 위해서다.

전후 운동: 산택통기법(삼관통기법)

|

① 바른 자세로 앉아 무릎에 손을 얹고 곡지와 명문을 의식한다.(곡지혈은 팔을 굽혔을 때 팔꿈치 옆의 움푹 들어간 곳, 명문혈은 제2 요추와 제3 요추 사이로 배꼽의 맞은편)

② 허리를 구부려 등뼈를 하나하나 굽힌다는 느낌으로 숨을 내쉰다.

③ 극점에서 숨을 잠시 멈추고 고치법을 하면서 폐기閉氣(항문을 조이는 것) 한다.

④ 목부터 들고 숨을 들이쉬면서 등뼈를 위에서부터 하나하나 편다고 의식하면서 허리를 펴서 제자리로 돌아온다.

⑤ 극점에서 다시 숨을 멈추고 고치법과 폐기를 한다.

⑥ 이를 36회 반복한다. 이마에 땀이 약간 날 정도가 좋다.

설명에 있는 '폐기'란 기가 새지 않도록 하는 것으로, 항문을 조여서 항문의 탄력성을 기르는 훈련이다. 항문이 굳게 닫힐 힘이 없으면 인체의 전체 기능이 쇠퇴했음을 뜻한다. 항문에 병이 있으면 대체로 양기가 부족하다.

항문과 성기능은 매우 밀접한 관계를 갖고 있다. 항문의 탄력은 정력뿐 아니라 젊음의 지표이기도 하다. 항문의 탄력성을 기르는 훈련이 폐기법인데, 이 훈련을 할 때는 눈을 감는 것이 요령이다.

산택통기법은 신수腎水를 길러준다. 행법 중에 숨을 멈추고 항문을 조이는 폐기법은 요가에서 생명의 근본이 새나가지 않게 해준다는 '물라반다'와 유사하다. 이 행법은 임맥, 독맥, 충맥의 결합을 강화해 항문 주위의 질병, 여성의 요실금, 남성의 조루증, 정력 감퇴 등의 예방과 치료뿐 아니라 노화 방지에도 효과가 있다.

또한 인체의 조직 구성을 강화시켜 얼굴이나 신체가 삐뚤어진 것을 바로잡아주는 효과도 있다. 숫자를 세서 정신을 집중하는 것, 들숨날숨을 조절하는 것, 전후 굴신운동을 하는 것이 삼위일체가 되면 심신합일心身合一의 경지에 오를 수 있다고 한다.

상하운동: 택천쾌법

앞에서 설명한 삼관통기법의 강도를 높인 것이 택천쾌법인데, 하늘을 쳐다보는 자세가 특징이다. 이 행법은 서서 하는 것이 원칙이나 처음 하는 사람들은 어지러워서 쓰러질 수도 있으므로 앉아서 하도록 한다.

① 가부좌가 되면 가부좌로, 안 되면 편안한 자세로 앉는다. 숨을 들이쉬면서 팔을 올려서 손깍지를 끼고, 손바닥이 위로 가게 뒤집으면서 머리를 들어 하늘을 쳐다본다. 이때 힘을 빼고 곡지를 의식하면서 등뼈를 세워야만 손이 바르게 올라간다.

② 이 자세에서 숨을 내쉬면서 천천히 허리를 굽히며 두 손을 앞으로 내리는데, 손바닥이 바닥에 닿을 때까지 내리면 된다. 이때 등뼈를 쭉 펴고 명문(요추 2번과 3번 사이)부터 내려가야 한다. 어깨부터 내리면 안 된다.

③ 최대한으로 허리를 구부려 숨을 내쉰 후에, 숨이 다 빠지도록 배를 한 번 더 눌러 손을 앞으로 더 밀어준다.

④ 극점에서 잠시 숨을 멈추고 하나, 둘, 셋 동안 머문다. 이때 고치법을 하면서 항문에 힘을 주어 폐기 한다.

⑤ 그다음 숨을 들이쉬면서 허리를 세우고 손을 거두어들인 후, 양팔을 좌우로 벌리면서 올리는데, 어깨 높이로 수평이 될 때까지는 손등이 위로 향하게 하고, 수평이 된 이후부터는 손바닥이 위로 향하게 해서 수직이 될 때까지 올린다. 이때 얼굴은 정면을 향해야 한다.

⑥ 다시 손깍지를 끼고 손바닥이 위로 향하게 뒤집는 것과 동시에 목을 뒤로 확 젖히며 하늘을 본다.

⑦ 극점에서 잠시 숨을 멈추고 하나, 둘, 셋 동안 멈춘다. 이때 고치법을 하면서 항문에 힘을 주어 폐기 한다.

⑧ 처음부터 동작을 반복한다. 이마에 땀이 날 정도로 반복한다.

이 행법은 삼관통기법에 고개를 드는 행법이 추가된 것이다. 고개를 뒤로 젖히면 등뼈가 직선으로 서게 되고 뇌수가 골수로 내려온다. 고개를 숙이면 뇌수가 정지되어 뇌수와 골수의 상태를 조절할 수 있다. 마치 펌프질로 물을 퍼 올리는 것과 같다. 이 행법은 심기心氣를 좋게 하고 기경팔맥 중 독맥, 임맥, 충맥의 결합을 강화시킨다.

좌우운동: 귀비법

|

① 정좌를 한 후, 왼손 엄지가 위로 가도록 두 손을 깍지 낀다.

② 깍지 낀 상태로 손을 앞으로 내밀어, 자기 숨에 맞추어 숨을 내쉬면서 어깨 높이까지 수평이 되게 올린다.

③ 숨을 멈춘 상태에서 손은 오른쪽으로 머리는 왼쪽으로 동시에 수평으로 최대한 확 돌렸다가 원상태로 돌아온다.

④ 자기 숨에 맞추어 숨을 들이쉬면서 손을 아래로 내린다.

⑤ 이번엔 반대 방향으로 동일한 동작을 한다.

⑥ 전신에 열감이 나고 이마에 땀이 날 정도로 반복한다.

귀비법은 비장의 기능을 좋아지게 한다. 기경팔맥의 대맥과 음교맥, 양교맥, 음유맥, 양유맥을 강화하는 효과가 있다.

표리운동: 오수와법

|

① 팔다리에 힘을 빼고 눕는다. 이때 양발 간격이 15센티미터가 되도록 한다. 팔은 몸통과 수직이 되게 옆으로 펴고 손바닥이 위로 가게 한다.

② 자기 숨에 맞춰 내쉬면서 팔다리를 위로 들어 올린다.

③ 위쪽 극점에서 손바닥의 방향을 바꾸어 준다. 극점에서 잠시 숨을 멈추고 고치법과 폐기를 한다.

④ 숨을 들이쉬면서 팔다리를 내린다.

⑤ 다시 아래 극점에서 손바닥의 방향을 바꾸어 준다.

⑥ 이때 숨을 멈추고 고치법과 폐기를 한다.

⑦ 이 동작을 반복한다.

이 동작은 오장의 기능을 활성화시키고 십이경맥의 기혈 운형을 원활하게 한다. 또한 육음六淫(바람, 추위, 더위, 습기, 건조, 화열)을 배제하는 기능을 강화한다.

일점응시법

①먼저 자신이 태어난 달의 방향에 맞추어 가부좌 자세로 앉는다.

- 음력 1~3월: 동방
- 음력 4~6월: 남방
- 음력 7~9월: 서방
- 음력 10~12월: 북방

②앉은 방향 앞 1.5미터 거리에 지름 1센티미터의 점을 자신의 눈 높이에 붙이고 응시한다.

③명문과 곡지를 의식하면서 전신의 힘을 빼고 계속 응시한다. 이 때 가급적 눈을 깜빡이지 않는다.

④최소 하루 15분을 하고 이후 계속 시간을 늘려간다.

⑤검은 점이 붉게 보일 때까지 계속 수련한다.

선도에서 신기神氣를 기르는 운동으로 계속하면 집중력 향상에 큰 효과를 볼 수 있다.

02

오관도인법

오래 살려면 곤륜崑崙을 닦아야 한다는 말이 있다.

곤륜을 강화하는 방법에는 여러 가지가 있다. 손 비벼 눈 마사지하기, 코 마사지하기, 얼굴 비비기, 귀 잡아당기기, 머리카락 쓸어 넘기기, 이 맞닿게 하기(고치법), 귀밑머리 두드리기 등이 모두 여기에 해당한다. 이는 모두 오장의 구멍인 오관, 즉 이목구비를 단련해 양기가 제대로 운행되게 하는 방법인데 하는 방법도 간단하다.

① 먼저 손바닥을 열이 나게 비벼서 두 눈에 대는 것을 14회 하면 눈이 밝아지고 풍이 사라질 뿐 아니라 눈에 예장(눈의 겉 부위에

예막이 없어 눈동자가 속으로 가려지는 병증)이 없어진다.

② 귓바퀴를 횟수에 상관없이 문지른다. 이것을 '성곽을 닦는다'고 하는데 신기를 보해주고 청력이 약해지는 것을 막아준다.

③ 중지로 콧마루 양쪽을 20~30회 문질러 겉과 속이 모두 열이 나게 한다. 이것을 '중악에 물을 댄다'고 표현하는데 폐를 윤택하게 하는 방법이다. 감기를 비롯해 각종 호흡기질환을 예방해준다. 특히 코가 크거나 피부가 흰 사람은 더 열심히 하는 것이 좋다.

④ 열이 나게 손바닥을 비빈 후에 이마를 문지르는 것을 '천정을 닦는다'고 한다. 발제혈(콧마루 위)까지 14~21회 문지르면 얼굴에서 저절로 빛이 난다. 얼굴이 빛난다는 것은 오장육부가 건강해진다는 뜻이다.

⑤ 머리카락을 자주 빗어주면 눈이 밝아지고 풍을 없애준다. 도가에서는 늘 새벽에 빗질을 120회씩 한다고 한다.

지금까지 소개한 도인법은 매일 하는 것이 중요하다. 하루 이틀에 효과를 볼 수 있는 운동은 아니지만 꾸준히 하면 이보다 쉽고 효과적인 운동이 없다.

03

내 몸 살리는
무병장수 뜸

　나는 매일 아침 출근하자마자 뜸을 뜬다. 벌써 15년째 유지하고 있는 습관이다. 뜸에는 여러 가지 효능이 있기 때문이다.

　첫째는 피로를 풀어준다. 아침에 뜸을 뜨지 않으면 하루 종일 피곤하고 힘들어서 환자를 보지 못한다. 둘째는 중풍을 예방하기 위해서이다. 나는 중풍에 걸리기 쉬운 체질이라 미리 예방하는 차원에서 하고 있다. 셋째는 세포를 활성화시켜서 노화를 지연시키기 위함이다. 뜸은 세포의 움직임을 활발하게 한다. 생명력이 쇠약해진 세포에 자극을 주어 힘이 나게 하거나 재생시키는 역할을 한다.

　뜸은 혈액 순환을 개선시켜주므로 건강도 좋아지고 면역력 강화에도 도움이 된다. 특히 마비를 회복시켜주는 효과가 뛰어나서 중풍으로 인한 마비로 고생하는 사람들에게는 꼭 필요한 치료다. 또한 해독에도 효과가 있다. 이렇게 좋은 것을 하지 않는다면 자신의 몸을 위하지 않는 것이나 다름없지 않겠는가.

뜸이란 쌀알 절반 크기의 뜸쑥을 태워 몸에 약한 화상을 입히는 것이다. 뜸을 해본 사람만이 뜸의 쾌감을 안다. 뜨거운 열감이 시원한 느낌으로 몸 구석구석으로 퍼져 나가고 몸이 날아갈 듯 가뿐해지는 느낌은 대체할 것이 없다. 뜸자리는 백회, 곡지, 족삼리, 기해, 관원, 중완, 폐유, 고황수, 신수, 견정, 풍시, 절골, 삼음교 등이다.

중풍을 예방하기 위한 자리에는 3장을 뜨고 건강을 위한 자리에는 5장 정도 뜬다. 무병장수하기 위한 필수적이고 효과적인 건강법으로 강력 추천한다.

04

침술 치료의
중요성

일침이구삼약一鍼二灸三藥이라는 말이 있다.

병에 걸렸을 때 첫 번째가 침이고, 두 번째가 뜸이고, 세 번째가 약이란 뜻이다. 침이 왜 첫 번째인지에 대해서는 여러 해석이 있지만, 가장 효과가 빠르고 쉽게 대처할 수 있기 때문이라는 해석이 가장 합리적이라 본다. 비용적인 면에서도 약보다는 침이 접근이 쉽고, 또 아무리 좋은 약이라도 진찰, 진단, 처방과 함께 달이고, 먹을 때까지 시간과 노력이 많이 투여되기 때문일 것이다.

2017년 2월 초 미국내과학회가 10년 만에 요통 가이드라인을 개정하면서 요통의 1차 처방으로 약물보다 침, 수기치료(추나 등) 등 한의학적 치료를 권고했다고 한다. 꼭 약물을 써야 할 때도 마약성 진통제나 스테로이드 등은 가급적 쓰지 말라고도 했다. 부작용이 적고 효과가 좋은 침술을 1차 처방으로 꼽았다고 볼 수 있다. 수술하지 않아도 되는 환자, 오랜 시간 치료해야 하는 만성 통증 환자에게 침술은 좋은 치료 대안이 된다.

이 외에도 편두통, 경추통, 생리통, 야뇨증, 만성 변비, 설사, 소화기계 질환, 비뇨생식기 질환, 슬관절 통증, 시차 적응, 무리한 운동 후 통증, 피로 회복, 노인성질환 등 다양한 질환에 침술을 이용하여 긍정적인 효과를 보았다는 논문과 체험 사례들이 무수히 나와 있다. 과거에는 근거가 없다고 공격받던 침술이 이제는 과학적인 근거로 무장까지 하게 된 것이다. 수천 년 동안 경험으로만 이어온 침술이 드디어 날개를 달기 시작했다고 볼 수 있다.

침이라고 하면 모두 같은 줄 알지만 사실 다양한 종류의 침법이 있다. 체침, 체질침, 동씨침, 사암침, 오행침, 아시혈침, 화침, 온침, 도침 등이 그것이다. 그런데 아직까지 침 치료가 정당한 대우를 받지 못한 것은 침 치료의 효과를 검증받지 못해서이다. 검증을 위해서는 논문으로 써야 하는데 똑같은 이름의 질병으로 진단받은 사람 모두에게 동일한 시술을 해야 된다는 것이 전제되어야 한다. 하지만 모든 사람은 유전적 체질이 다르고, 몸 안에서 나타나고 있는 현상이 다르고, 또 살아가는 환경이 다르기 때문에 같은 질병(현상)이 나타났다 하더라도 진단과 치료법이 달라야 한다.

별것 아닌 가벼운 질환에는 어떠한 침법을 써도 일정 부분 효과가 있지만 난치병, 오래된 병에는 체질적인 요소, 주변 환경 등 다양한 요소를 고려하여 침 치료를 해야 하는 것이다. 이런 이유로 양질의 논문이 나오기는 쉽지 않은 것이 현실이다.

재미있는 사례가 있다. 오랫동안 왼쪽 발뒤꿈치 부위의 통풍으로 고생했다는 남자 환자가 내원했다. 치료가 잘 되지 않자 지인이 소개해준 양봉하는 분께 벌침을 맞았다고 한다. 그 후 발이 너무 심하게 붓고 디딜 수도 없이 아파 발의 앞부분으로만 걸어왔다는 것이다. 누워서도 발을 내려놓지 못할 정도로 통증이 심했다고 한다.

발뒤꿈치 부위는 족태양방광경의 경맥과 족소음신경의 락맥이 흐르는 곳이다. 이분의 모습을 보니 하관이 빠져 간장과 신장이 약한 체질이었다. 따라서 좌측의 방광경락 통증을 조절하기 위하여 속골 곤륜을 자침하였는데, 그 즉시 발뒤꿈치 통증이 경감되어 발을 내려놓은 채로 나머지 시술을 할 수 있었다. 우측에는 신경락의 불균형을 조절하기 위해 태계혈과 연곡혈을 자침하였다.

25분쯤 후 환자는 왼발 뒤꿈치로 걸어서 집으로 갔다. 이틀 후 환자는 침을 한 번 더 맞기 위해 본원까지 두 시간 거리를 달려왔다. 물론 모든 사람들이 이런 드라마틱한 효과를 보는 것은 아니지만, 침 치료는 분명 효과가 빠르고 부작용이 적은 좋은 치료법임에는 의심의 여지가 없다. 하지만 침술 치료 하나만으로는 한계가 있다. 그래서 일침 이구 삼약이 있는 것이다. 오래된 만성병, 허약해서 생기는 병에는 뜸 치료와 한약 투약이 병행되어야 한다. 그러니 한의사의 정확한 진단과 처방이 가장 중요하다 하겠다.

05

토판염으로
양치하라

온갖 양생법 중에서 치아를 건강하게 유지하는 것보다 중요한 것은 없다. 자연 상태의 천일염인 토판염으로 양치를 하면 치아 건강은 물론이고 치아가 흔들리거나 잇몸이 가라앉는 증상, 잇몸에서 피가 나는 증상에 많은 도움을 준다. 한의서에 의하면 소금으로 양치를 하고 고치법을 하면 5일이 지나지 않아서 치아가 튼튼해진다고 했다. 치아는 오복이라 해서 건강 유지에 매우 중요한 요소이다.

요즘은 임플란트 시술을 많이 하는데 임플란트는 죽은 치아나 다름없다. 절대 자신의 치아만큼의 기능을 할 수 없다. 내 치아를 뽑는 일엔 매우 신중해야 한다. 이렇게 소중한 치아를 지키는 간단한 생활

습관이 바로 소금으로 양치를 하는 것이다. 소금 양치를 하면 치아만 튼튼해지는 것이 아니라 구취 예방에도 도움이 된다.

이때 소금은 정제염이 아닌 토판염을 사용하는 것이 좋다. 매일 토판염으로 양치하면서 몸의 원기를 돋우는 한약을 투약한다면 더욱 좋다. 과도한 성생활을 하거나 스트레스를 많이 받는 사람, 선천적으로 신장이 약한 사람은 치아가 약하고 상하기 쉬우므로 치아 건강에 더욱 신경을 써야 한다.

여담이지만 요즘은 소금 섭취에 대해 부정적인 사람들이 많다. 소금은 무조건 적게 먹는 것이 좋다는 것이 상식이 되었다. 하지만 신장은 염분 농도를 적절하게 유지해주기 때문에 이미 합성화학물질로 신장의 기능이 약해진 환자를 제외하고는 섭취하는 염분의 농도에 그다지 신경을 쓸 필요가 없다. 신장은 필요 이상으로 체내에 들어온 염분을 소변으로 배출하고, 필요량 이하로 들어오면 수분만 배출함으로써 혈액량과 혈압을 조절한다.

골다공증을 예방하기 위해서도 적절한 염분 섭취를 통해 다양한 미네랄을 뼈 조직에 보충해줄 필요가 있다. 소금에는 39퍼센트의 나트륨과 60퍼센트의 염화물 외에 마그네슘, 황, 아연, 칼륨, 칼슘, 요오드 등 각종 미네랄이 적절하게 들어 있어서 대사 작용과 신경 활동을 돕고, 혈류량을 조절해 혈압을 유지시켜준다.

따라서 독으로 작용하는 화학염이나 미네랄을 제거한 정제염이 아닌 천일염은 큰 걱정 없이 섭취해도 된다. 내가 말하는 소금은 다양한 먼지, 풀 부스러기, 흙, 모래 등을 통해 각종 미네랄이 풍부하게 섞인 천연 소금이다. 가장 많이 소비하는 정제염에는 미네랄이 없고, 합성 나트륨은 자연에 존재하지 않는 독이다. 정제염은 여러 번 물에 씻고 고온에서 화학 처리해 오직 염화물과 나트륨만 남긴 것이다.

거기에 상품 가치를 높이기 위해 표백제, 요오드, 불소 등을 혼합하고 응고되지 않도록 하기 위해 규산알루미늄으로 된 첨가제인 안티케이킹을 섞는다. 다시 말해 정제염이나 화학염은 소금이 아니라 가공식품이다.

천연 소금인 토판염은 우리 몸을 이롭게 하는 아주 중요한 물질이므로 매일 토판염으로 양치를 해서 치아 건강을 지키길 바란다.

06

소변 잦은 어르신을 위한
전립선 강화 운동

노인의 경우, 소변을 자주 보고 소변을 본 후에도 시원하지 않으며 소변을 참을 수 없는 것이 만병의 근원이라 했다. 노인은 오장육부의 정기가 고갈되어가는 과정에 있기 때문에 오장육부의 상태를 나타내는 대소변 문제를 우선적으로 치료하는 것이 중요하다. 소변이 잦거나 참을 수 없는 것은 진액이 새는 현상이다. 대변이 잘 안 나오는 노인성 변비는 진액이 고갈되었음을 뜻하는 것으로 치매의 전조증상이라 해도 과언이 아니다.

소변이 잦으면서 참을 수 없는 것은 다리에 힘을 없게 만들고 무릎 관절이나 허리 관절 등을 아프게 한다. 이런 경우 여러 가지 치료약이 있으나 오늘은 운동법으로 이를 극복하는 방법을 말씀드리려 한다. 즉 신수혈을 마찰하는 것이다.

우선 밤에 자기 전에 침대에 걸터앉는다. 숨을 멈춘 상태에서 혀를 입천장에 올려붙이고 위를 보면서 항문을 조이고 신수혈 부위를 엄지와 검지 사이로 옆구리를 마사지하듯이 120회 문지른다. 오래 할수록 좋다. 참고로 신수혈은 손을 허리에 자연스럽게 얹으면 엄지가 닿는 부분이다.

운동을 다 마치면 고치법을 하고 잠자리에 들면 된다. 주로 신기가 허냉하여 소변이 잦은 증상에 좋은 방법이다.

07

선현들의
건강법

몸의 근본인 정을 가장 잘 만드는 것이 쌀미음이다. 새벽에 쌀미음을 한 그릇 들면 장수를 한다는 말이 그래서 나왔다. 장수의 묘약인 보정단補精丹을 쌀미음과 같이 들면 더욱 좋다. 물론 쌀미음만으로도 좋다. 새벽에 일어나 쌀미음을 먹으면 가슴이 뚫리고 위胃를 보양한다. 진액이 생겨나고 하루 종일 기분이 상쾌하다. 만생종 멥쌀로 미음을 진하게 푹 쑤어서 먹는 것이 좋다.

아침에 일어나서 무심코 딛는 발이 건강을 지킬 수 있다면 놀라는 사람들이 많을 것이다. 한의서에 의하면 아침에 자리에서 일어날 때 왼발을 먼저 딛는 것이 좋다고 했다. 선현들의 격언에 의하면 새벽에 잠자리에서 일어날 때 왼발을 먼저 디디면 하루 종일 재앙이 없고 사귀와 악귀를 물리칠 수 있다고 했다.

배부르면 서서 소변을 보고 배고프면 앉아서 소변을 보라고도 했다. 새벽에 서서 소변을 보다가 혼절하는 것을 우려해서 나온 말일 것이다.

식후에는 100~300보를 걸으면서 배를 문질러주도록 한다. 술은 취하게 마시지 말고, 몸으로 일하면 온갖 병이 생기지 않는다 했다. 밤에는 늘 발을 씻고 누워야 하며 배불리 먹지 않는 것이 장수의 비법이다. 선현들이 전해주는 무병장수의 비법이다.

질병 및 증상별 찾아보기

※의학용어뿐 아니라 환자가 불편해 하는 증상으로도 찾을 수 있도록 구성했다.

◇ 당신은 언제나 옳습니다. 그대의 삶을 응원합니다. – 라의눈출판그룹

생긴 대로 병이 온다

초판 1쇄 | 2020년 8월 14일
　　2쇄 | 2022년 8월 31일

지은이 | 조성태 박재준 조윤희
펴낸이 | 설응도　　　　편집주간 | 안은주
영업책임 | 민경업　　　디자인 | 박성진

펴낸곳 | 라의눈

출판등록 | 2014년 1월 13일 (제2019-000228호)
주소 | 서울시 강남구 테헤란로78길 14-12(대치동) 동영빌딩 4층
전화 | 02-466-1283　　　팩스 | 02-466-1301

문의(e-mail)
편집 | editor@eyeofra.co.kr
영업마케팅 | marketing@eyeofra.co.kr
경영지원 | management@eyeofra.co.kr

ISBN 979-11-88726-64-6　03510

※ 이 책의 저작권은 저자와 출판사에 있습니다.
※ 저작권법에 따라 보호를 받는 저작물이므로 무단전재와 복제를 금합니다.
※ 이 책 내용의 일부 또는 전부를 이용하려면 반드시 저작권자와 출판사의 서면 허락을 받아야 합니다.
※ 잘못 만들어진 책은 구입처에서 교환해드립니다.